思考障害

評価法と基礎

共著

福島県精神保健福祉センター
畑　哲信

藍野大学医療保健学部・教授
岩波　明

昭和大学医学部精神医学・助教授
中込和幸

福島県立医科大学神経精神医学・教授
丹羽真一

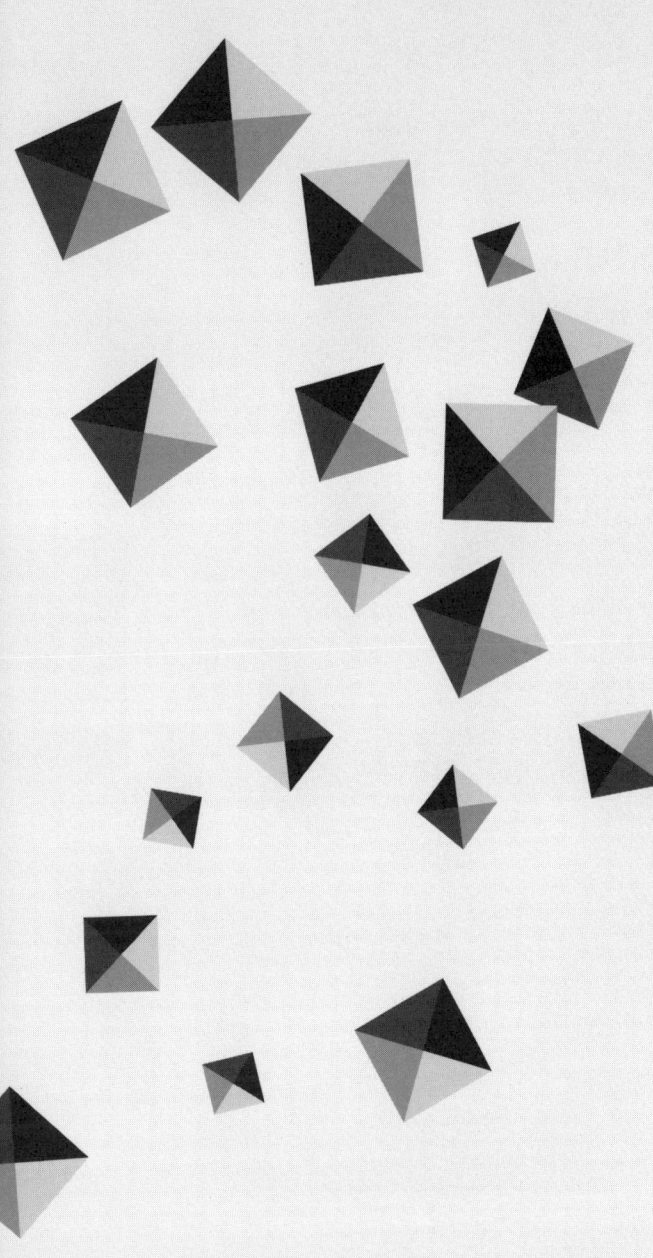

株式会社 新興医学出版社

序　文

　精神科医療にたずさわる者にとって，思考障害は最初にマスターしなければならない概念の一つである．しかし，いざ思考障害について学びはじめてみると，どうも，とっつきにくいという感じを抱いてしまう．本書は，思考障害を深く研究しようとする専門家はもちろん，認知精神医学やその他の研究にたずさわる研究者から，思考障害という概念はどうも理解が難しいと感じている初学者まで，研究や臨床技術の習得の参考書として用いることができるようにと書かれたものである．とくに，評価尺度は，研究の手段として用いることができるだけでなく，日常の臨床でもぜひ使っていただければと思う．日々の診察の中で毎回使うということは無理としても，入院時や退院時，リハビリテーションへの導入時などの節目節目に用いていただきたい．そうすることで，より深く患者を理解したり，治療方針を立てたりするための手助けとなるだろうし，思考障害の概念自体の理解を深めるためにも役立つだろう．

　本書は大きく2部から構成されている．前半は，思考障害についてのこれまでの研究成果をまとめた．II，III項では思考障害研究の基礎となる思考研究について，最近の認知心理学や脳科学の研究成果もふまえて紹介した．IV，V項では思考障害の概念について，その歴史的な背景とあわせて紹介した．VI，VII項では，いよいよ思考障害研究について紹介した．VI項では，さまざまな思考障害研究の中でも，臨床に直結する内容を紹介した．すなわち，思考障害が種々の臨床症状の中でどのように位置づけられるか（1），疾患特異性（2），精神分裂病などの疾患の縦断経過における意義（3），精神疾患の素因との関連（4）である．さらにVII項では神経心理学や解剖学，生化学，精神生理学など，さまざまな手法を用いた思考障害の生物学的研究を紹介した．まず，思考障害概念と深いかかわりを持つ認知心理学の領域から，注意（1），記憶（2），概念形成・問題解決・判断・推論（3）といった機能が思考障害にどのように関わっているかを示した．次に，解剖学（4），生化学（5），精神生理学（6）のそれぞれの研究手法を用いた研究を紹介した．VIII項では，思考障害研究の今後として，思考障害研究の問題点と，思考障害研究が今後，目指す方向について述べた．さらに，付録として，本文中で紹介した認知心理学や神経心理学などの諸検査について，詳しく紹介した．

　本書の後半は，思考障害の評価尺度をまとめた．とりあげた尺度は，アンドリアセンによる「思考，言語，コミュニケーション障害評価尺度（TLC）」，ホルツマンらによる「思考障害指標（TDI）」，ハーロウらによる「ハーロウ・マレンゴ思考障害スケール」である．いずれも英語の原文を邦訳して紹介するとともに，著者らによる簡易マニュアル，信頼性等の基礎データ，著者らによる実例集を載せている．原文にも実例がいくつか紹介されているが，言葉の違いのため，言語新作などの言語的な側面を含む項目については日本語にすぐに応用できないも

のもあり，著者らによる実例を付した．実際に使ってみるとわかることだが，思考障害項目の定義を読んだだけでは正確な評価は難しい．「これを思考障害としてよいのだろうか」「これはどの項目にあてはまるのだろうか」などといった場合に，その都度，実例を参照しながら評価すると，より信頼性を高めることができる．

　本書を執筆するにあたり，評価尺度の翻訳，掲載の許可をいただいた，池田八郎先生，アンドリアセン先生，ホルツマン先生，ハーロウ先生，図の掲載の許可をいただいた伊藤正男先生に御礼申し上げる次第である．また，新興医学出版社の編集部には，校正に次ぐ校正にも関わらず，辛抱強くお手伝いいただいた．おかげで納得のできるよい本ができたと思う．重ねて御礼申し上げる．

　　　　　　　　　　　　　　　　　　　　　　　　　　　　　　　　　　畑　哲信

目　次

思考障害研究の現在 ……………………………………………………………1

Ⅰ．はじめに …………………………………………………………………………1

Ⅱ．思考とは …………………………………………………………………………2

Ⅲ．思考研究 …………………………………………………………………………3
　1．思考研究の歴史 ………………………………………………………………3
　　a．連合主義 …………………………………………………………………3
　　b．行動主義 …………………………………………………………………4
　　c．ゲシュタルト心理学 ……………………………………………………4
　　d．認知心理学 ………………………………………………………………5
　2．思考心理学の思考障害研究への影響 ……………………………………12
　3．思考の脳科学 ………………………………………………………………13
　　a．思考の脳基盤 ……………………………………………………………13
　　b．思考研究の脳科学的手法 ………………………………………………17
　　c．思考に関する生物学的研究の最近の成果 ……………………………18
　　d．まとめ・脳科学の成果の思考障害研究への応用 ……………………25

Ⅳ．思考障害とは ……………………………………………………………………25

Ⅴ．思考障害研究の歴史 ……………………………………………………………26
　1．精神分裂病の思考障害概念の確立 ………………………………………26
　2．精神分裂病に特徴的な思考障害の探求 …………………………………27
　　a．連合弛緩 …………………………………………………………………27
　　b．概念形成ないしカテゴリー形成の障害 ………………………………28
　　c．暗喩の障害 ………………………………………………………………29
　　d．認知の焦点づけの障害 …………………………………………………30
　　f．論理的思考の障害 ………………………………………………………30
　　g．言語研究 …………………………………………………………………30
　3．精神分裂病の思考障害の定量的評価尺度の開発 ………………………32
　4．思考障害の評価尺度 ………………………………………………………33

a．思考，言語およびコミュニケーション障害評価尺度 …………………………34
　　　b．思考障害指標 ………………………………………………………………………35
　　　c．ハーロウ・マレンゴ思考障害スケール …………………………………………37
　　　d．小児思考形式障害評価尺度 ………………………………………………………38
　　5．日本における思考障害研究 ……………………………………………………………39
　　　a．分裂病患者のコトバの検討 ………………………………………………………39
　　　b．構文テスト …………………………………………………………………………39
　　　c．欧米の思考障害評価尺度の日本への導入 ………………………………………40

VI．思考障害についてのこれまでの知見 …………………………………………………41
　　1．思考障害と他の臨床症状との関連 ……………………………………………………41
　　　a．陽性症状・陰性症状との関連 ……………………………………………………41
　　　b．3症状群モデルとの関連 …………………………………………………………42
　　　c．情動と思考障害 ……………………………………………………………………43
　　　d．その他の臨床指標，知能 …………………………………………………………43
　　2．思考障害の疾患特異性，精神分裂病の素因との関連 ………………………………45
　　　a．思考障害の疾患特異性 ……………………………………………………………45
　　　b．思考障害の疾患特異性についての研究のまとめ ………………………………49
　　3．思考障害の縦断経過・精神分裂病の予後指標としての思考障害 …………………49
　　4．思考障害と精神疾患の素因との関連 …………………………………………………52
　　　a．思考障害の素因と環境因 …………………………………………………………52
　　　b．精神疾患患者の家族における思考障害 …………………………………………52
　　　c．思考障害の成因についての研究 …………………………………………………55

VII．思考障害の病態をめぐる生物学的研究 ………………………………………………57
　　1．注意と思考障害 …………………………………………………………………………57
　　　a．注意機能の評価 ……………………………………………………………………57
　　　b．数唱課題と思考障害 ………………………………………………………………58
　　　c．CPT・SPAN と思考障害 …………………………………………………………59
　　　d．参照ミスを用いた検討 ……………………………………………………………59
　　　e．まとめ ………………………………………………………………………………59
　　2．記憶と思考障害 …………………………………………………………………………60
　　　a．記憶機能と思考障害 ………………………………………………………………60
　　　b．単語記憶における文脈効果 ………………………………………………………62
　　　c．初頭効果と思考障害 ………………………………………………………………63
　　　d．作業記憶と思考障害 ………………………………………………………………64
　　　e．意味的プライミングと思考障害 …………………………………………………66
　　　f．まとめ ………………………………………………………………………………67

3．概念形成・問題解決・判断・推論 ……………………………………………69
　　4．思考障害についての解剖学的知見 ……………………………………………72
　　　a．思考障害と脳画像所見との関連 …………………………………………72
　　　b．てんかん患者の思考障害評価に基づく，思考障害の脳局在への示唆 …73
　　　c．まとめ ………………………………………………………………………74
　　5．思考障害に関連する生化学的知見 ……………………………………………75
　　　a．思考障害に対する中枢刺激薬の影響 ……………………………………75
　　　b．未服薬精神分裂病患者における思考障害と血中アミン代謝産物濃度の関連 …75
　　6．思考障害と精神生理学的指標との関連 ………………………………………77

VIII．思考障害研究の今後 …………………………………………………………79
　　1．思考障害の疾患特異性の研究 …………………………………………………80
　　2．精神疾患の病態理解の要としての思考障害研究 ……………………………80
　　3．思考障害の生物学的研究 ………………………………………………………81

IX．まとめ ………………………………………………………………………………82

付録：思考障害と関連した諸検査 …………………………………………83

　　1．概念形成の検査 …………………………………………………………………83
　　2．抽象化機能検査 …………………………………………………………………85
　　3．問題解決機能検査 ………………………………………………………………87
　　4．注意機能検査 ……………………………………………………………………88
　　5．統語法に関する機能 ……………………………………………………………90

参考文献 ………………………………………………………………………………97

評価尺度 ………………………………………………………………………………109

A．思考，言語およびコミュニケーション障害評価尺度 ………………………110
　　1．談話の貧困（寡言，思考の貧困）……………………………………………112
　　2．談話内容の貧困（思考の貧困，無論理思考，語唱，陰性思考形式障害）…113
　　3．談話促迫 …………………………………………………………………………114
　　4．談話散乱 …………………………………………………………………………114
　　5．接線的談話 ………………………………………………………………………115

6．脱線（連合弛緩，観念奔逸） ……………………………………116
   7．支離滅裂（言葉のサラダ，ジャーゴン失語，分裂言語，錯文法） ………117
   8．非論理性 …………………………………………………………118
   9．音連合 ……………………………………………………………119
  10．言語新作 …………………………………………………………119
  11．語近似（錯語，換喩） …………………………………………120
  12．迂　　遠 …………………………………………………………121
  13．結論のない談話 …………………………………………………121
  14．保　　続 …………………………………………………………122
  15．おうむ返し ………………………………………………………122
  16．途　　絶 …………………………………………………………123
  17．かたい談話 ………………………………………………………123
  18．自己への関係づけ ………………………………………………124
  19．錯語，音韻的 ……………………………………………………124
  20．錯語，意味的 ……………………………………………………125

思考，言語，コミュニケーション障害尺度（TLC）：使用の手引き ……………128

TLC のための面接の手引き …………………………………………………131

TLC 例文集 ……………………………………………………………………133

B．思考障害指標（TDI）スコア・マニュアル ……………………………136

TDI カテゴリー一覧（改訂） …………………………………………………138

TDI レベルおよびカテゴリーの説明 …………………………………………139
   1．不適切な距離 ……………………………………………………140
   2．軽薄反応 …………………………………………………………143
   3．漠然 ………………………………………………………………144
   4．独特な言語化と反応 ……………………………………………144
   5．単語発見困難 ……………………………………………………148
   6．音連合 ……………………………………………………………149
   7．保続 ………………………………………………………………149
   8．矛盾した結合 ……………………………………………………150
   9．関連づけ・継続反応 ……………………………………………152
  10．特異な象徴 ………………………………………………………153
  11．風変わりな反応 …………………………………………………154

12．混乱 …………………………………………………………………………155
　13．連合弛緩 ……………………………………………………………………156
　14．作話的結合，不能，奇妙 …………………………………………………157
　15．戯曲的作話 …………………………………………………………………158
　16．断片化 ………………………………………………………………………158
　17．流動性 ………………………………………………………………………160
　18．不条理な反応 ………………………………………………………………161
　19．作話 …………………………………………………………………………162
　20．自閉的論理 …………………………………………………………………163
　21．混交反応 ……………………………………………………………………163
　22．支離滅裂 ……………………………………………………………………164
　23．言語新作 ……………………………………………………………………164

思考障害指標（TDI）：使用の手引き ……………………………………………166

C．奇妙で独特な思考の評価：陽性思考障害の包括的指標 …………………179

ハーロウ・マレンゴ思考障害スケール ——日本語版の信頼性検討—— ………198
　1．はじめに ……………………………………………………………………198
　2．評価法のトレーニング ……………………………………………………198
　3．対象と方法 …………………………………………………………………199
　4．結　果 ………………………………………………………………………199
　5．考　察 ………………………………………………………………………201

精神分裂病患者の思考障害に対するハーロウ・マレンゴ思考障害スケール
（日本語版）の有用性の検討 ………………………………………………………203

Ⅰ．対象と方法 ………………………………………………………………………203
　1．対　象 ………………………………………………………………………203
　2．方　法 ………………………………………………………………………204

Ⅱ．結　果 ……………………………………………………………………………205
　1．分裂病群と健常群の比較 …………………………………………………205
　2．分裂病群における各総計点と背景因子との関連 ………………………206
　3．分裂病群における病型間の比較 …………………………………………208

Ⅲ．考　察 ……………………………………………………………………………210
　1．思考障害スケールとしての妥当性 ………………………………………210

2．思考障害と背景因子 …………………………………………………………211
　3．WAIS 一般理解テストと諺テストの評点の差異 …………………………212

日本版ハーロウ思考障害尺度：使用の手引き ……………………………………214

参考文献 ………………………………………………………………………………231

索引 ……………………………………………………………………………………235

思考障害研究の現在

I．はじめに

> 思考障害とその評価

　思考障害があると，話の意味がよく通じないとか，変なことを言うとかいったように感じられる。「あの人の話はいつもまわりくどい」とか「どうも現実にはありそうもないことばかり話している」といったような場合である。精神科の診療場面のように治療行為に伴う場面となれば，こうしたおおまかな判断ではなく，思考障害をどのように評価するか，思考障害の重症度を何に基づいて判定するか，という評価法や基準を明確にして評価することが必要である。しかし，これは容易なことではない。例えば，話がわかりにくいという場合，自分にはわかりにくくても，別の人が聞くとよくわかるということもある。専門的な話で，話を理解するだけの十分な知識を持っていない場合などである。だから，皆が一致して，これは思考障害であると評価できるためには工夫が必要である。さらに，思考障害の研究を進めていくためには，話がわかりにくいというだけでなく，どうわかりにくいかというようにきちんと整理することが必要となる。

> 思考障害の研究がなぜ大切か

　さて，臨床場面で思考障害というと，まず精神分裂病(注)における思考障害が思いうかぶ。それは，思考障害が精神分裂病の基本障害のひとつとされ，精神分裂病の病態を研究する重要な手がかりとなってきたからである。少し極端な言い方をすると，「精神分裂病はどんな病気か」という疑問に対して，「精神分裂病の様々な症状は思考障害をもとにして出てきているのであり，思考障害が精神分裂病の本質である」と考えられてきた。実際には，精神分裂病の症状のすべてが思考障害によって説明できるわけではない。また，思考障害は，精神分裂病以外の疾患，例えば躁病，うつ病，それに脳梗塞などの脳器質性疾患でも認められる。しかし，思考障害は，精神分裂病においては疾患の本質に関わる重要な症状であることは間違いないし，その他の疾患においても，精神分裂病ほどではないにしても，重要な精神症状の１つであることには違いない。

（注）：精神分裂病の病名は，日本精神神経学会において統合失調症と名称変更することが提唱された。しかし分裂感情病などの関連疾患の名称については十分に検討されていないなどの理由で，本書では精神分裂病の名称を用いた。

思考障害の重要性は，このような病態研究におけるものだけではない。病気の治療という点でも思考障害は重要である。まず，思考障害そのものを改善するということが大きな治療目標となる。さらに，思考障害に伴って生じてくる様々な生活面の障害をいかに有効に援助していくかということも，治療の上で大切である。思考障害について，後に述べるように，様々な研究が行われている。その中には，治療に直接結びつくものもあれば，すぐには患者さんの役に立たないものもある。しかし，いずれの研究も，最終的にはよりよい治療を目標とするものである。

思考研究と思考障害研究

ところで，思考障害の研究は，思考の研究，すなわち健常者の思考についての研究成果に負うところが大きい。思考障害についての最初のまとまった研究は，クレペリン Kraepelin によると考えられる。クレペリンは精神医学の基礎を築いたとされる人物であり，思考障害についても，詳細な分類を行っている。その際，クレペリンがよりどころとしたのは，当時の連合主義心理学の考え方であった。その後の思考障害研究も，ゲシュタルト Gestalt 心理学にしろ，認知心理学にしろ，いずれも健常者の思考研究の成果をもとにして行われてきた。現在は思考障害の脳科学的研究が盛んに行われるようになってきたが，これももちろん，思考についての脳科学的研究の発展があってこそである。

このように，思考障害の研究は，思考についての基礎的な研究から恩恵を受けているが，そればかりではない。脳機能が障害されたときに思考がどう影響されるかを研究することで，思考が実際にどのように営まれているかを解明する手がかりが得られるということもある。思考障害を研究することは，思考やそれを支える脳の働きを，より実態に即して理解できるように導くものである。

本編では思考障害研究の現在の到達点について述べるとともに，今後の思考障害研究について，問題点と目指すべき方向について考察する。

II．思考とは

思考というとどのような例が考えられるだろうか。例えば「今度の休日はどうすごそうか」とか，「お腹がすいたけど何を食べようか」とか，あるいは映画を観た後に「よかったね」と回想するのも思考と考えられる。もちろん，数学の問題を考えたり，哲学的な思索にふけるというのも思考である。こうした思考にはどのような特徴があるだろうか。

思考は認知心理学的に，「与えられた刺激事態に対して，すぐに外的反応をすることを差し控えて，なんらかの意味で適応的な内的過程を進行させるという機能」と定義され，次のような特徴を備えている。すなわち，刺激事態の中から問題点を抽出し（問題性），それに対する外的反応をいったん停止し（延滞性），問題解決に向かって内的過程を進行させる（指向性）

とともに，その際，前提から結論までが論理的なつながりを持つように監視する（論理性）という特徴である（新版心理学事典 1981）。

このように，思考は認知心理学的な立場から理解されているが，ここに至るまでには，連合主義心理学から，ゲシュタルト Gestalt 心理学を経て認知心理学の発展に至る心理学の歴史があった。以下にその歴史を簡単に概観する。

III. 思考研究

思考についての研究がいつから行われはじめたかというと，古くはプラトン Platon やアリストテレス Aristoteles の時代にまでさかのぼらなければならないだろう。しかし，それらの諸説を概説することは本書が目標とする範囲を越えると思われる。ここでは，思考の心理学的研究と，最近の脳科学の成果について重点をおいて概説する。

1．思考研究の歴史

a．連合主義

思考の心理学的研究は連合主義に始まると考えられる。連合主義とは，感覚や観念の間の連合によって心的現象を説明しようとする理論である。連合主義の理論の端緒は，古くはBC 400 年頃アリストテレスにまでさかのぼるとされる。連合というのは，感覚や観念が心の中で互いに結びつき合っているという考えをさす。ひとつの物事を見たり思いうかべたりしたときにそれと関連する別のことを連想する。それは，頭の中でこの 2 つの物事が結びつきあっているから可能なのであり，この結びつきを連合と言う。アリストテレスは，こうした連合について，どういった場合に結びつきやすいかという法則を示した。これは連合の 3 法則と呼ばれ，類似の法則，対比の法則，接近の法則である。これは，2 つのものが互いに似ているとか，あるいは反対の性質を持つとか，あるいは 2 つの事柄が時間的ないし空間的に近接して認められるといった場合に連合が行なわれるとするものである。

こうしたアリストテレスの考えはその後，17～18 世紀イギリスの経験論哲学を経て連合主義に受け継がれていく。経験論は人間の心の成り立ちについての 1 つの考え方である。経験論では，最初，心はいわば白紙の状態であり，そこにさまざまな経験を通して心的現象が形成されていくと考えられる。連合主義は，この経験論からの流れをくんで，生得観念を認めないという立場をとる。つまり，人間が生まれる前からあらかじめ用意されているような観念はないとされる。そして，一切の知識が連合を通して経験によって獲得されると考えられている。連合主義の意義は，こうした考えを，実験によって検証するという立場を確立したことにある。

すなわち，こうした連合の法則性についての研究を行ない，類似，接近，因果，対比といった感覚や観念の間の関連によって連合が成立し，その連合の強さも決定されるとした。

それでは連合主義において，思考はどのようにとらえられていたかというと，こうした連合によって形成された観念間の結合にしたがって，観念から観念へと連想していく過程として考えられた。こうした連合主義の考え方は，その後の心理学の発展においても基本的な特徴は受け継がれている。さらに，本書の本題である思考障害の心理学的な考えにも取り入れられている。

b．行動主義

連合主義における客観的態度をさらに押し進める形で現れたのが行動主義である。ここでいう行動とは，刺激Rに対する反応Sとして定義される。行動主義における主張の要点は，心理学的研究においては，主観的な「意識」を対象とするのではなく客観的観察可能な「行動」を対象とすべきであるというものである。研究の実際としては，環境からの刺激Sとそれに対する生体の反応Rを客観的に観察して，S-Rの関連が検討された。たとえば，S-Rの結合が頻度の法則や新近性の法則に従うといったことである。これは学習についての法則として現在も用いられているものである。すなわち，多くくり返す方がよく学習されるし，過去にあったことよりも新しくあったことのほうがよく保持されているというものである。このように，行動主義では，こうした学習については詳細に検討された。しかし，主観性を排除する立場がとられたため，思考過程の詳細についての研究には関心が向けられなかった（新版心理学事典 1981）。

c．ゲシュタルト心理学

連合主義に続く心理学のもう1つの流れはゲシュタルト Gestalt 心理学である。連合主義では個々の「感覚」や「観念」は，それぞれ本質的には相互に関連のない要素として捉えられる。こうした立場は要素主義と呼ばれる。それに対し，ゲシュタルト心理学では，こうした要素主義を廃して，「部分の性質は全体の構造によって規定される」とする全体性を重視する立場をとった。ゲシュタルト心理学は主として知覚の領域で多くの成果を挙げた。すなわち，対象を知覚する際，部分の寄せ集めとして全体を知覚するのではなく，全体としての知覚が行われ，部分の知覚は全体の知覚によって影響を受けるというものである。実験的には反転図形などを用いた実験がよく知られている（図1）。

思考についても，このような全体の構造を重視する考えに基づいて研究が行われた。なかでも，問題解決，特に，過去の経験にないような新しい解決を産み出すような生産的思考についての研究が重要である。生産的思考の過程においては，情報収集および解析の段階から新しい解決方法を発見する「ひらめき」の段階への飛躍が必要であると考えられている。ゲシュタルト心理学では，この「ひらめき」への飛躍の過程が，知覚や概念構造の再体制化によって行われるとする考え方が示されている（大山 1978，新版心理学事典 1981）。この再体制化につい

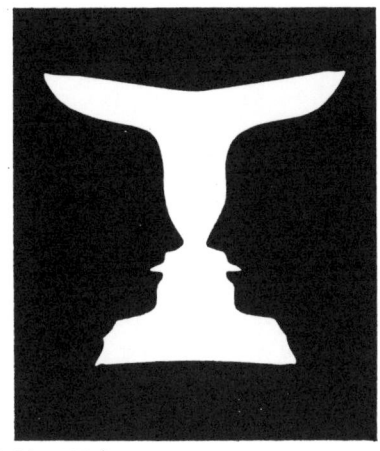

図1 ゲシュタルト心理学 (Rubin 1921)
この図は図−地反転図形（ルビンの反転図形）と呼ばれるもので，ルビン Rubin がゲシュタルト心理学の説明として示したものである。この図には真ん中の白い部分を壺としてみる見方と，外側の黒い部部を横顔としてみる見方がある。真ん中の白い部分を壺としてみている場合には，外側の黒い部分は背景としてやや遠ざかってみえ，白い部分の裏側にまで広がっているように感じられる。一方，外側の黒い部分を横顔としてみた場合には，黒い部分が浮き上がって見え，質量感が感じられる。このように全体をどのように見るかによって，部分の性質が異なって知覚される。こうした実験によって，「部分の性質は全体の構造によって規定される」というゲシュタルト心理学の考え方が実証された。

てはよく数学者ガウス Gauss の小児期の逸話が引用される。ガウスは，1＋2＋3＋4＋5＋6＋7＋8＋9＋10 という計算問題を出されたとき，1と10，2と9，3と8というように5つのペアにして組みなおし，誰よりも早く計算してしまったのである。この場合，このペアへの組みなおしが再体制化である。ゲシュタルト心理学では，こうした再体制化が生産的思考を作り出すと考えられている。

d．認知心理学

20世紀後半に入り，認知心理学が発展する。認知とは，生体の能動的な情報収集・処理活動を総称して言う言葉である（新版心理学事典 1981）。すなわち，知覚，記憶から，概念形成，判断，決定，推論，問題解決といった過程を経て行動に至る情報処理活動であり，そこには言語や注意，情動といった機能が密接に関与する。このうち，概念，判断，推論，問題解決といった機能はより高次な機能と考えられ，認知心理学的には，これらが思考の要素として考えられている。

以下にこれらの認知心理学的機能の研究について述べる。

（1）記　憶

記憶は，判断，推論，問題解決といった機能と比べると実験が容易で，多くの研究が行われている。記憶にはいくつかの種類があり，宣言的記憶と手続き的記憶とに分類されている（図2）。記憶は，その時間経過にしたがって，記銘（符号化）→保持→再生（検索）という過程を

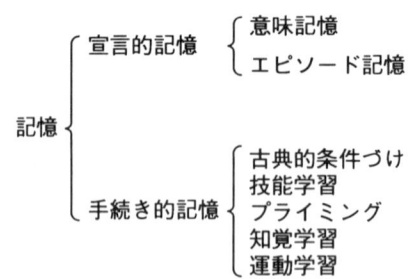

図2　記憶の分類（L.R. Squire 1987 に基づく）

スクワイアによると記憶は宣言的記憶と手続き的記憶とに分けれらる。
宣言的記憶は事柄の記憶である。そのうち意味記憶は言葉の意味の記憶，エピソード記憶はできごとの記憶である。昨日なにをしたかなどといったたぐいの記憶である。
手続き的記憶は認知的作業の手順の記憶である。食事の前に合図の音を聞かせることを繰り返していると音を聞かせるだけで唾液がでるといった古典的条件付け，自転車に乗ったり泳いだりといった運動学習，さらには数学の問題の解き方などの問題解決の手続きの学習なども含まれる。

たどる。すなわち，物事を覚えこみ（記銘），頭の中にとどめておいた（保持）後，思い出す（再生）という過程である。この保持の期間が長いものが長期記憶であり，短いものが短期記憶である。記憶は一般には思考に対して，その材料を提供するとされているが，記憶が思考活動によって影響を受けるという側面も知られている。例えば文章を読んだときに，細かな表現や字面よりも文章の意味の方がよく記憶されるという現象がある。この現象は「処理水準モデル」という仮説を用いて説明されている。すなわち，文章の意味が理解されるためには，判断や推論といった処理が必要であり，細かな字面よりも文章の意味といったように，高次の処理が加えられた方がよく記憶されるというモデルである。

　記憶にはこのほかに，思考と直接関わる機能も提唱されている。すなわち作業記憶である（Baddley 1992）。作業記憶は短期記憶の一部で，ごく短時間の情報の保持と加工を担う特殊な機能である。思考活動においては，感覚刺激からの情報や，長期記憶から呼び出した情報を，アクティブな状態にしておき，それらを照合したり，計算を行ったりなどして，加工する作業が行われる。このように，情報を一時的に保持して加工を行う機能を作業記憶と呼ぶ。作業記憶のシステムは，中心となる中央制御系（central executive system）と下位のシステムである音声ループ（phonological loop）および視空間スケッチパッド（visuospatial sketch pad）から構成されているとされている。このうち，音声ループは言語的情報の保持を，視空間スケッチパッドは視覚的空間情報の保持を主な役割としている。中央制御系の機能は，必要な情報に注意をむけてそれを保持し，適切な処理機能を呼び出して情報の加工を行うものである。すなわち，音声ループや視空間スケッチパッドは宣言的記憶のひとつに，種々の処理機能は手続き的記憶のひとつにおおよそあてはまり，中央制御系は「純粋な注意システムと呼ぶにふさわしいもの」と考えられている。言語理解，学習，論理的思考などの複雑な認知課題は，作業記憶を使って達成できるとされている（図3）。

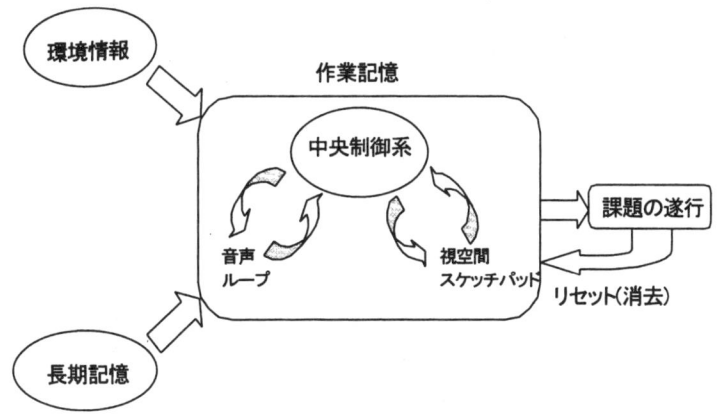

図3　作業記憶
作業記憶は視空間スケッチパッドおよび音声ループと呼ばれる情報の一時的な保存（短期貯蔵システム）と，中央制御系と呼ばれる情報の加工機能の，2つのシステムによって構成される。環境や長期記憶からの情報が一時的に保存され，加工されたあと，課題を遂行するとリセットされる。

（2）概　　念

　私たちが物事を把握するとき，まず「もの」や「ことがら」などの小さな単位にわけて把握する。この小さな単位が概念である。概念は扱いやすいようにうまく整理されて保存されていると考えられるが，これについて認知心理学では，意味ネットワークのモデルが考えられている。すなわち概念は，カテゴリーや属性に従って互いに結びつけられて記憶されているというモデルである。例えば「カナリア」という概念が「鳥」とか「黄色い」といった概念と結びついているといった具合である。実験的には，たとえばあらかじめ「カナリア」という言葉を提示しておくと，その後，「鳥」という反応を求めた場合に反応速度が短縮するというプライミング効果などによって示されている。この現象は，ネットワークによって意味的に近い概念が活性化されることによって生じると考えられ（活性化の拡散），意味ネットワーク・モデルを裏づける証拠としてあげられている（図4）。

（3）判断・推論・問題解決

　判断や推論，問題解決は，より高次の機能であり，思考の主要な機能である。こうした高次の機能の評価には，記憶や計算のような単純な課題よりも，正解に至る道すじが複数あったり，正解そのものがはっきりとしていないような，より自由度の高い課題が必要とされる。そのため，処理に時間がかかったり，課題遂行過程の変動性が高く再現性が得難いなど，研究は容易ではない。そのため，記憶課題のような正答率を調べるような方法ではなく，課題に対して誤った解答を与えたときに，なぜ誤りやすいのかを調べることで，人間の思考の特徴を明らかにし，そのモデルを考えていくという方法を用いている。

　御領ら（御領ら 1993）はいくつかの例を挙げている。1つは帰納的推論における例である。小説中の会話で，「顔のいい人はスタイルもよい」という陳述に対して「Kさんは顔は悪いがスタイルはよい」と誤った反証を述べる例である。「顔のいい人」をA，「スタイルがよい」を

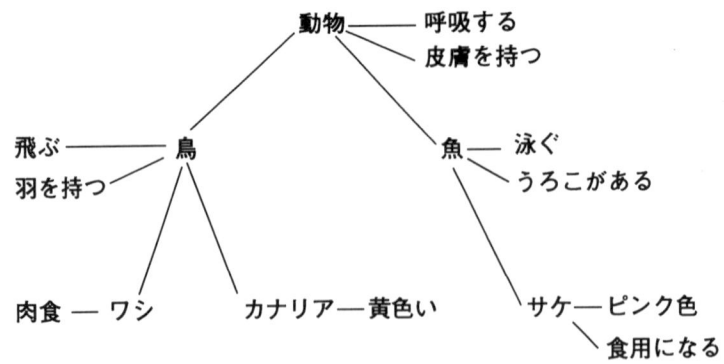

図4　意味ネットワーク
概念は他の概念と互いに結びつきあって保存されている。たとえば「鳥」は「動物」「飛ぶ」「カナリア」などといった概念と結びつきあっている。その結びつき方は，部分集合であったり，属性であったりする。

Bとしてみよう。最初の会話は「AならばBである」と置き換えることができる。次の反証は「AではなくかつBである」と置き換えることができる。これによって「AならばBである」という命題を誤りであると判断しているわけである。しかし，最初の命題では「Aでない」場合についてはなにも言っていないので，反証にはなり得ず，間違った推論が行われている。この例は，「日常の思考ではAならばBであるという条件文をA＝Bと取り違えやすい」という法則として一般化される。

もう1つは確率判断において，日常生活においては事前確率を利用しない傾向があることを示す例である。すなわち，10000人に1人がかかる（事前確率＝0.0001）疾患について感度・特異性が0.95の検査を行って陽性となった場合，ベイズの定理からは事後確率が0.0001×0.95/(0.0001×0.95＋0.9999×0.05)≒0.002であるにもかかわらず，検査の感度・特異性をそのまま用いて，病気である確率が0.95であると錯覚してしまう例である。この例の場合は，「確率判断において事前確率が無視されやすい」という法則として一般化される[注]。

以上の2つの例は，日常的思考が必ずしも論理的な思考を行っているわけではなく，経験に基づくヒューリスティックスを用いて思考を行っていることを示すと考えられる。ヒューリスティックスとは，論理的には正確ではないけれども日常生活場面では大きくはずれることはないような経験則を用いた問題解決方略のことで，上記の例では「AならばBという条件文はA＝Bで代用する」とか「事前確率を無視してもおおよそ問題ない」といった法則がそれにあたる。ヒューリスティックスによる思考は，上記のような特殊な場合には誤った判断がなされ

（注）：「病気であること」をAとする。ふつうには病気である確率は事前確率の0.0001である。しかし，検査で陽性だった人のなかで実際に病気である確率はそれよりも高くなる。これを事後確率という。ベイズの定理は，Aの事後確率＝(Aの事前確率×Aの陽性率)/((Aの事前確率×陽性率)＋(非Aの事前確率×非Aの陽性率))というものである。ここで，「Aの陽性率」は病気であるときに検査が陽性になる確率（感度）で，ここでは0.95である。「非Aの事前確率」は1からAの事前確率を引いた値である。「非Aの陽性率」は病気でないときに検査が陽性になってしまう確率である。病気でないときに検査が陰性である確率（特異性）が0.95なので非Aの陽性率は1－0.95＝0.05である。不特定の人にいっせいに検査をする場合，その中には10000人に1人の割合で本当に病気である人がいると考えられる。10000人いれば，検査で陽性になる人は，病気の人は1×0.95人，病気でない人では9999×0.05≒500人である。そうすると，検査が陽性だった人の中で実際に病気である人は，およそ500人に1人ということで，ずいぶん低い値である。

てしまうが，日常的には大きく誤ることはなく，なおかつ短時間での処理が可能であるとともに，処理機能にかかる負担が少ないという特徴がある。日常的思考の多くはこの方法を用いていると考えられている。

（4）言語と思考

言語と思考の関連については，両者がまったく独立する機能であるとする二元論から，同一の機能であるとする一元論まで，様々な見解がある。ヴィゴツキ Vygotsky は発達論的な立場から，両者が発達のある時点から統一的な機能として発達するようになるとしている。すなわち，言語の発達にはそれを支える抽象的概念の操作の機能が発達することが必要であるし，一方で，こうした抽象的概念操作は言語なしには達成されないと考えられている（Vygotsky 1934）。

神経心理学的には，言語機能には3つの系が関与すると考えられている（Damasio ら 1992）。すなわち，1）概念系，2）単語・文章生成系，3）両者の間をつなぐ媒介系，である。1）は単語が表わす概念の保存を，2）は音韻形成，構語や単語間のつながりの統語法的な制御を，3）は単語と概念との相互の変換を，それぞれつかさどる。これらのうち，1）概念系が特に思考とのつながりが深い。

最近の研究から，概念系は脳内にカテゴリー毎に細分化して存在していると考えられている。その物に接した時に生じる感覚野や運動野における神経活動など，脳のいくつかの領域に分かれて記録していると考えられている。例えば，コーヒーカップについては，形，色やコーヒーの香りといった感覚表象，カップを口に持ってくる時の動きといった運動表象，飲んだ時の心地よさといった情動表象などが，それぞれ対応する脳の領域に記録される。そして，コーヒーカップを見たときには，こうしたさまざまな要素がほとんど同時に再構成されて再生されるのである（図5）。これらは，概念のうちでも，いわば物と自己の非言語的な，具体的な相互関係が表象化されているわけである。

概念系においては，こうした非言語的な相互関係が，言語と結びついて記録されている。言語は主に側頭葉の言語野に記録されている。言語の特徴は，言語自体が表象化・組織化されている点にある。すなわち，言語は幾層ものレベルをなすカテゴリーに階層化されており，言語表象をもとに抽象化が実現される。「民主主義」といった単語を例にあげると，この単語によって表現される概念は無数の側面を有しているにもかかわらず，1つのシンボルで表すことが可能となっている。このように，言語を用いることによってはじめて，ヒトは極めて複雑な概念を作り上げ，これらの概念を操作することができるのである。

（5）人工知能

思考は脳によって担われる。脳では，神経細胞が互いに結びつきあって情報交換をしている。そして，環境や自分自身からのさまざまな情報を解析し，それに対応した行動を行うように，指令を出しているのである。こうした人間の脳の働きはひとつのコンピュータになぞらえることができる。人工知能による研究では，コンピュータを用いて，人間の脳による情報処理をシミュレートし，脳の機能を解明する試みが行われている。もちろん，コンピュータは人間

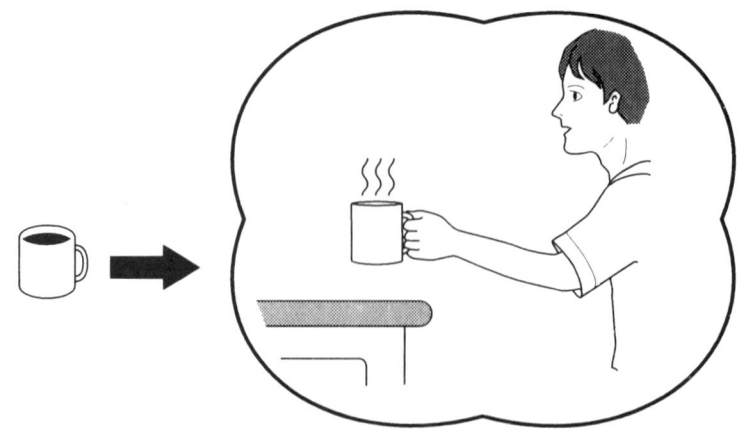

図5　概念
コーヒーカップという概念がどのように脳に記録されているかを例としてあげてみる。コーヒーカップの形，色やコーヒーの香りといった感覚表象，カップを口に持ってくる時の動きといった運動表象，飲んだ時の心地よさといった情動表象などが，それぞれ対応する脳の領域に記録されている。コーヒーカップを見たときには，こうしたさまざまな要素がほとんど同時に再構成されて再生されるのである

のように手足を動かして活動するわけではないし，詳しい脳の働きや神経細胞の性質については，未知の部分が多い。コンピュータでのシミュレーションはあくまでシミュレーションであり，これが脳の情報処理をそのままあらわしているわけではない。しかし，脳や神経細胞の性質が，こうした人工知能ないし情報工学の知識を得て，初めて理解できるという場合もある。ここでは，脳での情報処理の理解に役立つような2つのモデルを紹介する。

並列分散処理

現在，脳での情報伝達に近いモデルとして並列分散処理 parallel distributed processing を用いたモデルがよく用いられている（図6）。脳では神経細胞が多方向性に連絡しあうネットワークを形成していて，情報交換は同時並行して多方向性になされている。ただ，図に示したように，ある部位の神経細胞は主として入力情報処理を受け持ち，別の部位の神経細胞は出力部分を受け持つというように分化している。このように，各神経細胞が並列に配置され，その結合のパターンに従って情報が処理されるモデルを，並列分散処理モデルという。脳での神経細胞間の情報伝達をよくシミュレートするモデルであると考えられている。

このモデルを用いると，学習の過程もよく説明することができる。すなわち，種々の入力に対して適切な出力情報が得られるように徐々に神経細胞間の結合の強さ（これをシナプス結合強度という）を少しずつ変えていくという操作を加えていく。すると，どのような入力に対してもおおよそ適切な出力が得られるようにシステムが変化していく。実際，脳では，神経細胞どうしのシナプス結合が変化することが知られており，学習が，こうしたシナプス結合強度の変化によって担われていると考えられている。並列分散処理モデルを用いたシミュレーションとしては，単語のスペルに対してその読みを学習させたり（Seidenbergら 1989, Plautら 1996），単語の意味のカテゴリー構造を学習させる（McClellandら 1995）といった実験が行われている。そして，その学習の仕方は，実際にヒトが同様な課題を行ったときと相似であ

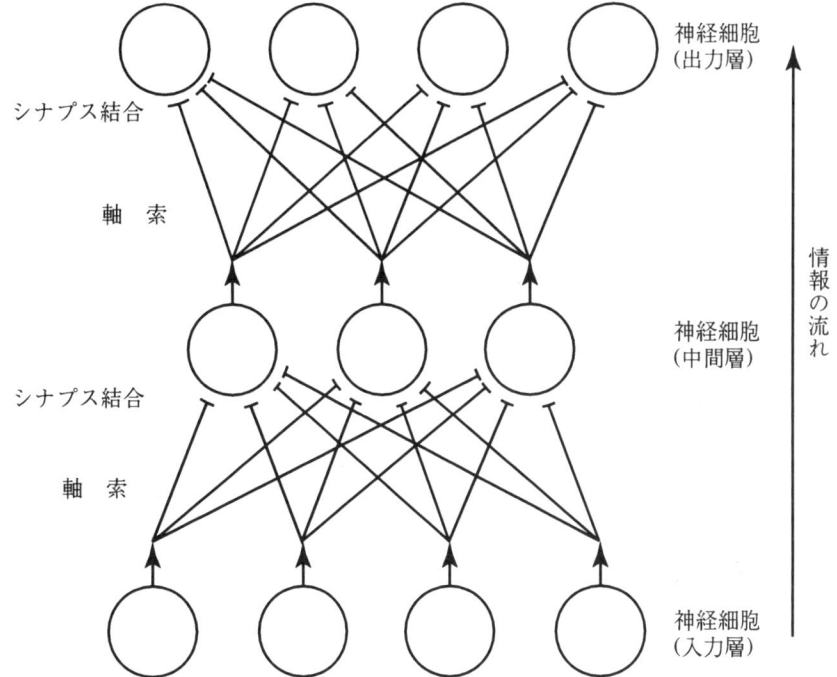

図6　並列分散処理
脳では神経細胞が軸索という線維を伸ばし，シナプス結合を介して多方向性に連絡しあうネットワークを形成している。情報交換はこのネットワークにしたがって同時並行して多方向性になされている。ただ，図に示したように，ある部位の神経細胞は主として入力情報処理を受け持ち，別の部位の神経細胞は出力部分を受け持つというように分化している。このように，各神経細胞が並列に配置され，その結合のパターンに従って情報が処理されるモデルを，並列分散処理モデルという。

り，また，システムに手を加えることで，たとえば失読症に類似した状態を作ることもできる。もっとも，このモデルは決して万能ではなく，マクレーランド McClelland ら（McClelland ら 1995）は，この並列分散処理による学習様式は，潜在記憶（手続き的記憶）や長期の記憶についてはあてはまるが，短期の記憶については別なシステムの関与を考える必要があると述べている。

　上で述べた並列分散処理の考え方はどちらかというと細胞レベルの話だが，脳全体の働きについても同じような考え方が取り入れられている。さきほど，概念が脳内にカテゴリー毎に細分化して存在しているということを述べたが，この考え方も並列分散処理の考え方に対応したものである。概念に限らず，種々の機能はいくつかの領域で分散して担われていて，たとえば注意とか言語とかいった機能も，複数の領域が互いに連絡をとりながら並列して活動することによって担われていると考えられている。これによってより迅速で効率的な処理が実現されているのである（Mesulam 1990）。

プロダクション・システム

　次にもう1つのモデルであるプロダクション・システム production system を紹介しよう。プロダクション・システムという考え方は並列分散処理の考え方とは別の側面からみたモデルであり，相反するものではない。並列分散処理が基本的な脳の作動原理であるとすると，脳の

働きを表すシステムがプロダクション・システムと考えてよいだろう。人工知能の研究においては，推論や問題解決および記憶という認知機能全体を包含するシステムを作成することが試みられており，その基本構造として考えられているのがプロダクション・システムである（市川ら 1994）。

プロダクション・システムはプロダクション集合，データ集合とインタープリタの3つの要素から構成される。プロダクションは「もしAならば」という条件部と「Bを行う」という行動部からなり，呼び込まれたデータとプロダクションの条件部とが合致すればプロダクションが実行される。このプロダクションの実行にあたって，複数のプロダクションの競合の解消や新しいプロダクションの生成を担当するのがインタープリタである。個々のプロダクションは単純なものであるが，複数のプロダクションが連続して実行されることによって，推論や問題解決などの複雑な機能を遂行することができる。

こうした人工知能のシステムは，例えばヒトにおける作業記憶についての研究と対応づけられ，思考研究に多くの示唆を与えるものである。おおよそ対応づけると，プロダクションは情報処理の手続き的記憶に，データは音声ループや視空間スケッチパッドなどの宣言的記憶および感覚入力に，インタープリタは中央制御系にあたると考えられている。

2．思考心理学の思考障害研究への影響

これまでに述べたような思考の心理学的研究は，それぞれ，思考障害研究に応用され，思考障害概念を作り上げる上での基礎となっている。例えば連合主義心理学の考え方は，クレペリン Kraepelin やブロイラー Bleuler の思考障害理論のもとになっている。すなわち，クレペリンは思考過程の障害を連合主義心理学の考え方に基づいて整理している。また，ブロイラーは連合主義心理学に基づいて「連合弛緩」という概念を用い，これを精神分裂病の基本障害として疾患に本質的な障害であると考えた。

クレペリン，ブロイラー以後の思考障害理論の多くは，認知心理学的な思考理論とつながりを持つ。ゴールドシュタイン Goldstein による「具体性」やキャメロン Cameron の言う「過包含」，さらにはゴーハム Gorham らによる「陰喩の障害」といった思考障害概念は，概念形成や抽象化といった認知心理学的概念を基礎としている。そのほか，ワイナー Weiner らは「論理的思考の障害」や「述語論理」といった概念を用いて，推論の障害について検討している。

このような認知心理学的な概念は，思考障害の概念を作り上げる上での基礎となっているだけでなく，思考障害を実験的に評価し定量化する上でも役立っている。例えば，「概念構造」の検査として，意味ネットワークのモデルに基づいた，意味的プライミング semantic priming の検査があげられる（Ⅶ-2e. p 66 参照）。この検査を精神分裂病患者に適用して，その概念構造の特徴を実験的に評価する研究が行われているのは，認知心理学的な成果を思考障害研究にうまく取り入れた例であろう（Spitzer ら 1993, Spitzer ら 1997）。

人工知能については，先ほど述べたように研究が進んできてはいるが，思考という高次機能をヒトの脳が担っている様子を十分に説明するようなモデルができているとまでは言えない。思考障害についても，その背景となる障害された脳の情報処理モデルというのはまだ少ないが，ひとつの研究を紹介する。ホフマン Hoffman は (Hoffman 1997)，思考障害や幻覚などの精神分裂病の症状は，神経細胞間のシナプス結合が過剰に切断された結果であると仮定し，並列分散処理モデルを用いて，そのシミュレーションを行っている。その他，思考障害などの精神分裂病症状と関わっているとされるドーパミン機能について，これが注意機能に与える影響のシミュレーションなども行われている (Servan-Schreiber ら 1998 a，Servan-Schreiber ら 1998 b)。このように，人工知能を用いることによって，私たちの脳機能についての理解が深められることが期待される。もっとも，人工知能で行うことができるのはあくまで脳の情報伝達のシミュレーションである。したがって，実際のヒトにおける研究成果を参照しつつ，より，それに近づけていくことが求められる。

3．思考の脳科学

a．思考の脳基盤

思考は脳によって担われる

　思考は脳によって担われる。そのなかでも多くの脳構造が思考活動を支えている（中島ら 1994）（図7，8，9，10）。脳に含まれる細胞のうち，情報の伝達をつかさどっているのは主として神経細胞と呼ばれる細胞である。神経細胞は互いに結びつきあって情報交換をしているのである。脳の表面の部分は大脳皮質と呼ばれるが，大脳皮質は神経細胞が多く集まっている領域であり，運動の統御や感覚情報の受容など，さまざまな機能が営まれている。思考についても，大脳皮質がその活動の中心の場であると考えられる。

思考の座は連合野である

　大脳皮質はその神経細胞投射の解剖学的特徴によって，一次皮質から連合野，さらに前頭前野に至る階層構造をなしていると考えられている。この階層構造は，系統発生学的な特徴とも対応づけられていて，より高次の領域は系統発生学的にもより新しい領域である。つまり，高次の領域であるほど，より進化の進んだ動物で発生し，発達した領域である。この中で，一次皮質というのは，運動の統御や感覚情報の受容などに直接関わっている領域である。それに対して，連合野は，こうした一次皮質からの情報をまとめて，より高次な機能を営む領域と考えられている。連合野のなかでも，側頭・頭頂・前頭連合野は，新・新皮質と呼ばれ，系統発生学的に，さらに新しい領域にあたる。感覚，運動，認識，言語といった情報がこれらの領野で統合的に処理され，思考活動の主座であるとされる。特に，前頭前野は，大脳皮質階層構造の

中で最高次の領域として，他の連合野や辺縁系からの入力を受け，これらの情報を統合的に処理する上位回路であると考えられている。その具体的な機能についてはまだ十分に解明されていないが，ベンソンBensonによると，（1）欲動，（2）順序化，（3）実行制御，（4）未来記憶，（5）自我意識といった高次の機能が担われているとされる。それぞれ，思考の動機づけの機能，情報を時間的に関連づけて統合する機能，行動の選択・監視・結果の予測の機能，未来の活動を計画し実際に行動するまで維持する機能，自我の可能性を過去や未来も含めて熟考する機能であり，概念，判断，推論といった思考機能を用いた高次の機能である（Benson 1994）。

思考活動には脳の様々な領域が関わっている

以上のような大脳皮質の働きに対し，皮質下構造は大脳皮質の働きを支える機能を果たしており，これらが協調しあいながら思考活動が担われると考えられている。すなわち，脳幹は覚醒レベルの維持を，視床は感覚入力の中継を，大脳基底核は皮質の神経回路網の安定化機能を，小脳は大脳皮質機能のシミュレーションモデルとしての機能を，視床下部は摂食や性行動などの本能的行動や自律神経系の反応を発現する機能を，それぞれ担っているとされる。さらに海馬，扁桃体，帯状回を含む辺縁系は大脳皮質の情報処理からは独立しながらも，修飾的・協同的な機能を担うとされ，特に重要である。すなわち，辺縁系は，感性的な情報処理を担って大脳皮質における情報処理を修飾したり評価したりする働きを持ち，行動における動機づけ，注意，空間的定位と探索，学習，想起などの基本装置として働くとされる。特に海馬は辺

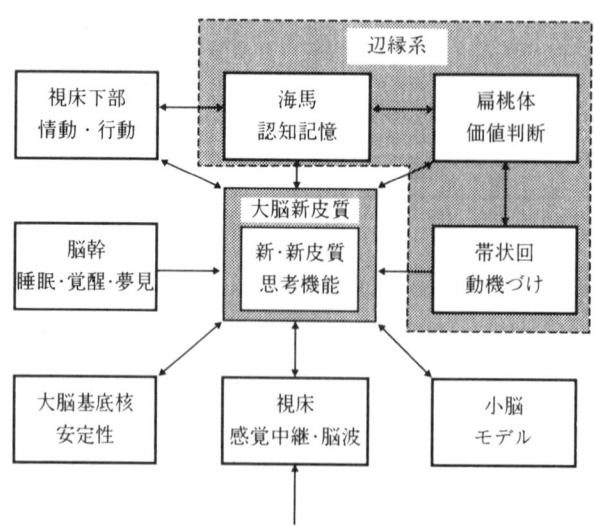

図7 脳の思考システムの全体像（中島ら1994より引用）
思考が行われる中心となる場は大脳皮質であるとされるが，その中でも連合野（新・新皮質）が重要である。それに対し，海馬，扁桃体，帯状回を含む辺縁系は大脳皮質の情報処理からは独立しながらも，修飾的・協同的な機能を担うとされる。さらに，皮質下構造は大脳皮質の働きを支える機能を果たしており，これらが協調しあいながら思考活動が担われると考えられている。

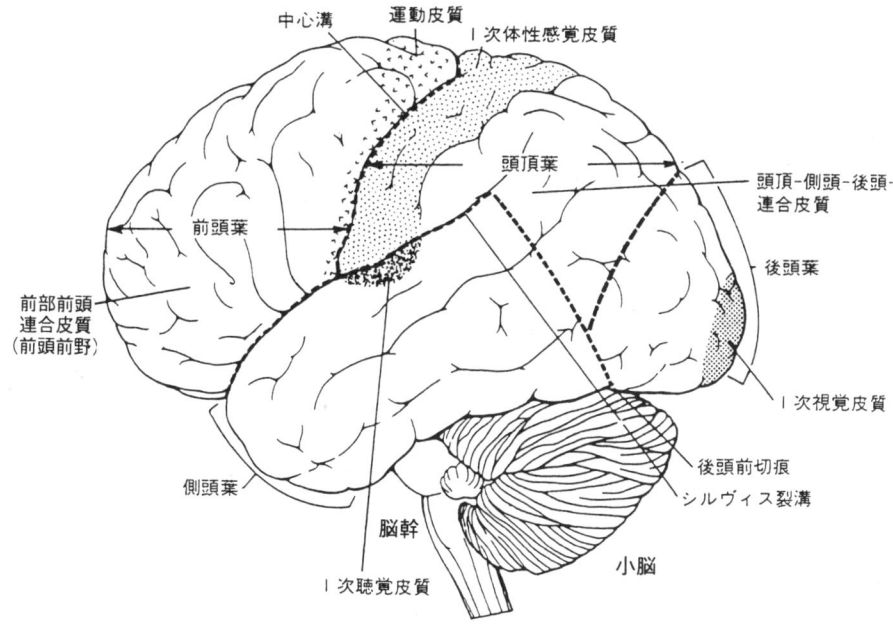

図8　脳の外側表面
大脳の表面は大脳皮質と呼ばれる層によって被われている。図は大脳皮質を左側から見た図で，図の左側が前方，右側が後方である。大脳皮質は前頭葉，頭頂葉，後頭葉，側頭葉に分かれている。大脳皮質の内側に大脳基底核や視床があるが，外側からは見えない。大脳の下部には脳幹，小脳がつながっている。

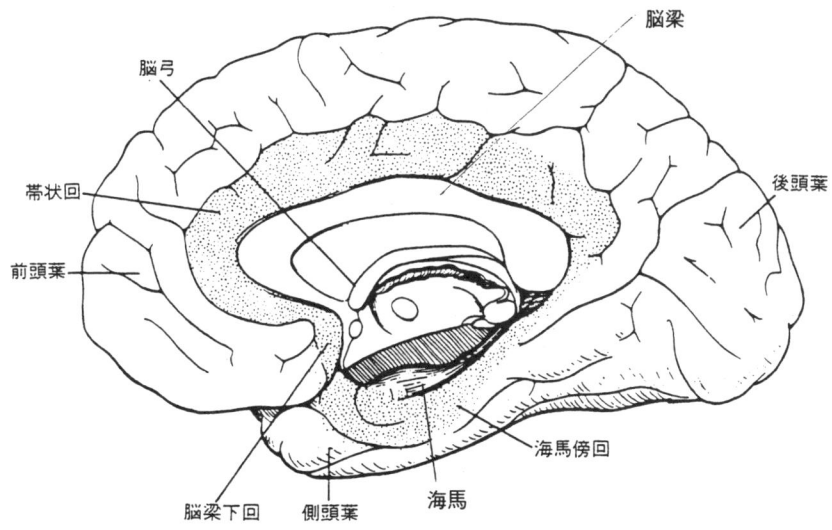

図9　脳の内側表面
大脳は左右1対に分かれていて，それぞれ真中で内側に折れこんでいる。左右大脳半球は脳梁でつながっている。図は右大脳半球を内側から見た図である。図の左側が前方，右側が後方である。帯状回は大脳半球のこの内側に折れこんだ部分にある。海馬傍回の向こう側（外側）に折れこんだ部分が海馬である。

16　思考障害研究の現在

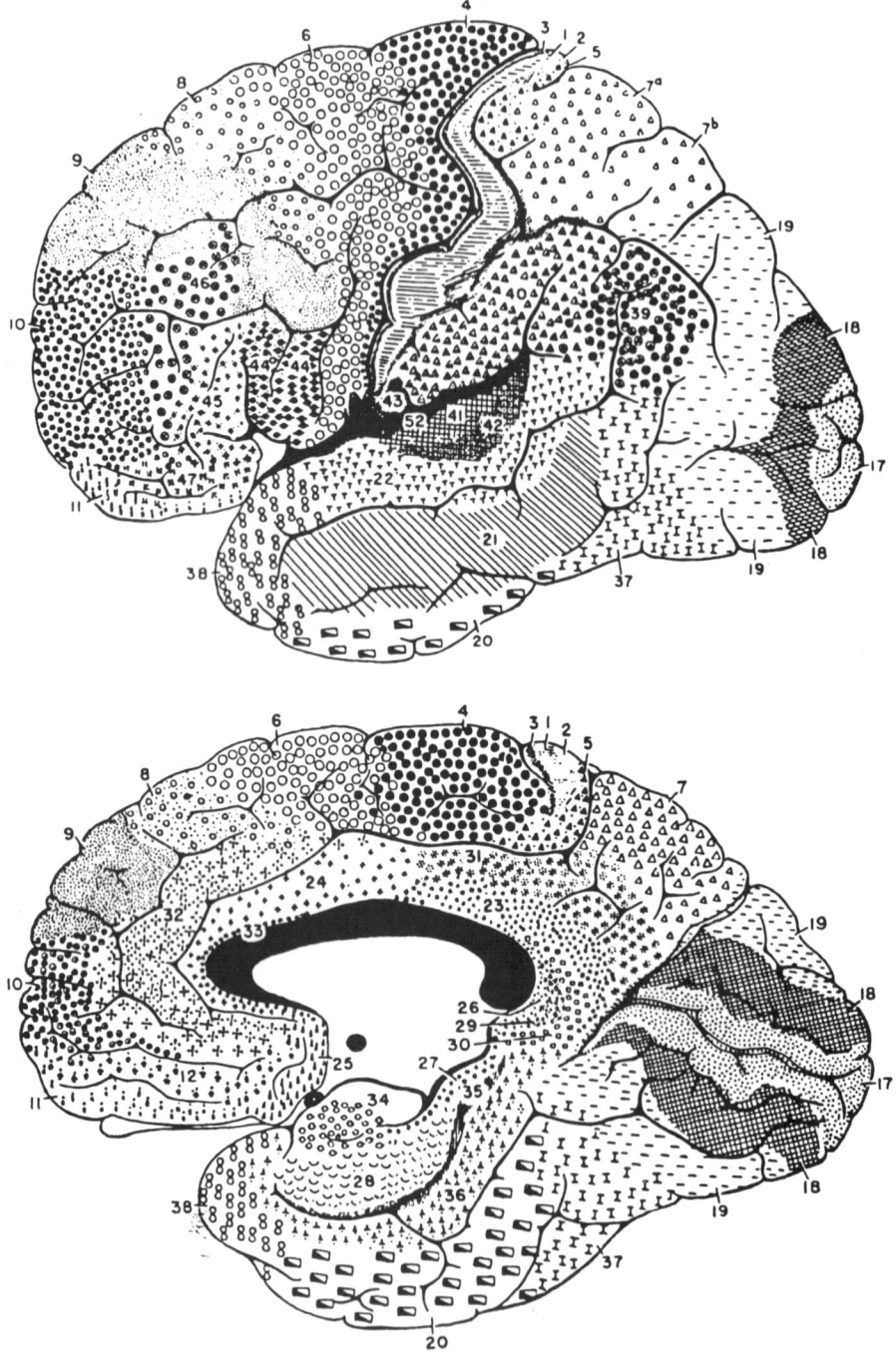

図10　ブロードマンによる大脳皮質の区分
上は大脳の左半球を外側から見た図。下は右半球を内側から見た図。いずれも図の左側が前方，右側が後方である。ブロードマンは種々の動物の脳について組織学的な研究を行ない，神経の分布や皮質構造の違いから大脳皮質を52の領域に区分した。ヒトでは48〜51に相当する領域が欠如し，48の領域に区分される。

縁系の中心的な領域とされ，記憶や学習に関わる神経回路の中で特殊な役割を担っている（大島 1993）。こうした，動機づけ，注意，記憶，学習が思考活動を支える重要な機能であることは言うまでもない。

b．思考研究の脳科学的手法

神経心理学的研究

思考の脳基盤については，これまで，神経心理学的研究が行われてきた。神経心理学とは，脳のどの部分に障害があるとどのような認知・行動上の障害が出てくるかということを調べる学問である。主に脳血管障害などの脳損傷患者を対象として種々の検査を行い，障害されている機能を調べるという方法を用いる。思考に関わる検査手法としては，たとえばロンドン塔テスト Tower of London Test（付録：ロンドン塔テスト）が挙げられる。ロンドン塔テストは，心理学的には問題解決機能を反映する課題とされるが，神経心理学的研究によって，前頭葉機能が必要とされることが示されている。これは，長さの異なる3本の棒に3種類の色分けされた球が通されており，それを少ない手順で目標とする状態に並びかえるという課題である。この課題の遂行のためには，玉を動かした場合にどういう状態になるかという予測を行い，それをもとに初期状態と目標状態との間に中間的な目標を設定し，そこに至る手順を決定し，それを記憶しながら玉を動かしていくことが必要である。従って，ベンソンのいう順序化，実行制御，未来記憶といった機能が関連すると考えられる。実際，前頭葉損傷患者がこの課題遂行に障害を持つことが示されており，こうした問題解決機能の一部が前頭葉によって担われていることが示唆されている。

神経心理学的研究の限界

このような脳損傷患者を用いた神経心理学的研究で，多くの成果が得られた。しかし，神経心理学的手法には，脳損傷患者を扱うという点で問題がある。まず，脳損傷については，特定の脳領域の損傷であっても，他の脳領域の間を連絡する神経線維が同時に損傷されることがある。この場合には，本来，別の脳領域で担われている機能に障害が生じてしまう。また損傷されていない他の脳領域が損傷領域の機能を代償するなどの現象が生じる。この場合，予想される障害がはっきりと現れないことになる。また，前頭葉については，他の脳領域で担われている機能を統合する機能を持っていると考えられる。したがって，前頭葉の機能だけを示すような課題を作ることは難しく，前頭葉の機能を反映するとされる課題でも，他の脳領域の損傷によって成績が低下してしまうという難しさがある。従って，このような脳損傷患者の研究では，脳機能のおおよその局在を知ることができるが，本来，その損傷された脳領域がどのような機能に関与していたかについては，正確にはわからないのである。

最近の脳科学研究の手法

こうした問題に対して，最近ではポジトロンCT（positron emission tomography, PET）

や機能的核磁気共鳴画像（functional MRI, fMRI），脳磁図（magnetoencephalography, MEG）など，新しい検査技法が開発され，脳研究を進める力となっている。これらは，脳の各部分の働きを調べることができ，機能画像検査という。そして，これらを用いた研究を機能解剖学的研究という。PET は少量の放射性物質を使って，脳の各領域の血流や代謝などを測定することができる。脳の血流といっても，脳梗塞など，脳の血管の異常を調べるだけではない。脳の血流は脳の活動に従って増減するので，血流を測定することでその活動の程度を知ることができる。fMRI の場合は，放射性物質を使わず，磁気を利用して，人体に悪影響がより少ない方法で，脳の各領域における血流を測定することができる。MEG もやはり磁気を利用して，脳のどこでどのような電気的活動が行われているかを調べることができる。神経細胞は電気的活動によって情報を伝えるので，電気的活動を知ることで，脳のなかで情報がどのように伝わっていくかが明らかとなるのである。

　これらの検査を用いると，手術など行うことなく，被検者にほとんど悪影響がない状態で，脳のどの部分でどのような機能が行われているかということを調べることができる。また，神経心理学的検査では課題の遂行成績によって機能を評価するが，これらの検査では脳の活動そのものを評価することができるため，課題の遂行に至る脳活動の過程を評価することができる。

　もっとも，これらの検査にも制約がないわけではない。例えば，PET は時間解像能が悪く，せいぜい数分間にわたる脳の活動の平均を調べることができるのみで，それより短時間の活動を調べることは難しい。MEG では，背景活動のノイズを消去するために，課題を数十回くり返し施行することが必要となる。こうした制約はあるものの，これらの検査によって脳科学が飛躍的に進歩したことは確かである。

　思考と関連する研究として，現在のところ，こうした検査技法を用いて，大脳新皮質や辺縁系を中心として，その機能が調べられている。これらの検査を用いて調べられているのは，記憶，注意といった基本的な認知機能が主である。しかし，作業記憶，概念や文法の認知などの言語機能，運動の抑制，運動や音楽のイメージ，計算といった，より思考と関連の深い機能についても研究が行われ始めている。以下にそうした例をいくつか紹介する。

c．思考に関する生物学的研究の最近の成果

（1）注　意

　注意というと普通，「注意深い」というような言葉で言い表されるイメージが浮かぶだろう。この場合，「細かなところに気がつく」といった意味になる。これは注意機能の中でも，「注意の幅」とか「注意の強さ」といったものにあてはまるだろう。付録に掲載した課題では SPAN（span of apprehension task）が主に注意の幅を調べる検査である。そのほかに，「注意の持続」という側面も注意機能として取り上げられる。たくさんの製品のなかから，欠陥商品を抜き出すといった作業にあたるものである。CPT（continuous performance test）がこの側面を調べる代表的な課題である。そのほかには，「選択的注意」というものが挙げられる。人込みや電車の中で会話をしていても，相手の言葉を聞き分けることができるように，雑音の

中から特定の種類の音だけを聞き分けるような機能のことである。

　カーターCarterらはCPT遂行に関わる脳領域をfMRIを用いて検討し，帯状回が注意機能に深く関わることを示している（Carterら1998）。CPTは0から9までの数字をコンピュータのディスプレイ上にランダムに提示し，特定の数字が現れたときにボタンを押す課題である。これを，たとえば1が表示された次に9が表示された場合にのみボタンを押すというふうにすると，注意に対する負荷がより大きくなる（付録：CPT，SPAN）。ここではこの方法が用いられた。その結果，ボタンを押し間違えたとき，および1のあとに9以外の数字が提示されたときや1以外の数字のあとに9が提示されたときなどの難しい場合に，帯状回（ブロードマン24/32野　図10（p 16）参照）の血流が増え，この部分が賦活されることが示された。

　パルドPardoらは同様に，ストループテスト（付録：ストループテスト）施行に関わる脳領域をfMRIを用いて検討し，やはり帯状回が注意機能に関わることを示した（Pardoら1999）。ストループテストは色の名前が名前の示すのとは異なった色でかかれたものを提示し，そのかかれた色の名前でなく，文字に用いられた色を答えるという検査で注意検査の一つである。たとえば，赤い文字で「緑」と書いてあるような場合，「赤」と答えることが求められる。パルドらは，ストループテスト施行中にPET検査を行い，特に帯状回が賦活されることを示した。ストループテストについては，ペターソンPetersonらがfMRIを用いて，さらに詳細に検討している（Petersonら1999）。ペターソンらは健常者34名を対象としてストループテスト施行中の脳機能の変化を検討した。各脳領域について因子分析を行った結果，7因子が特定された。すなわち，感覚のチューニング，感覚情報の符号化，選択的注意，運動のプログラミング，反応の監視とエラーのチェック，運動出力，課題のモニタリング（作業記憶）といった因子である。これらの機能が，並列的に処理され，そのすべての因子に帯状回前部が関わっていた。ストループテストでは色の名前づけ（上記の例では「赤」）と名前の読み（「緑」）という2つの処理が行われる。正しく課題を遂行するためにはその一方を優先させなければならないのだが，帯状回はこの2つの処理を調節して正しい反応に導く役割を担っていると考えられた。

（2）記　　憶

　記憶機能についても，その機能を担う脳の部分について研究が行われている。グラスビーGrasbyらは，言語性記憶課題の系列位置効果を用いて，海馬の機能を検討した（Grasbyら1993）。複数の項目を記憶するとき，最初に提示された項目と最後に提示された項目は，中間で提示された項目よりもよく記憶される。これが系列位置効果で，最初の項目がよく記憶される現象を初頭効果，最後の項目がよく記憶される現象を新近効果と呼ぶ（図11）。グラスビーらは心理学的実験から，この両者を除いた，中間で提示された項目の記憶が，長期記憶を反映するとして，この記憶にかかわる脳の部位を検討した。その結果，長期記憶は主として海馬（図12）によって担われていることを示した。

　また，ガブリエリGabrieliらは，符号化と検索とで賦活される脳領域が異なることを示した（Gabrieliら1997）。符号化というのは，見たり聞いたりした情報を，記憶情報として脳に刻み込まれるように変換することを言う。記銘とも呼ばれ，簡単に言えば，新しくものを覚え

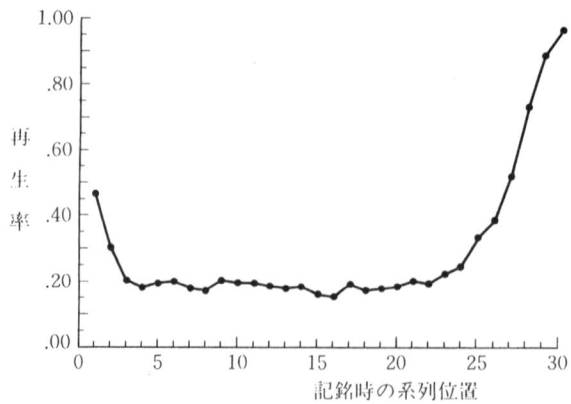

図11　系列位置効果
複数の項目を記憶するとき，最初に提示された1～2項目と最後に提示された6～7項目は，中間で提示された項目よりもよく記憶される。これが系列位置効果で，最初の項目がよく記憶される現象を初頭効果，最後の項目がよく記憶される現象を新近効果と呼ぶ。

ることである。符号化を通して，物事が長期記憶として貯えられる。検索は，このようにして貯えられた情報を，引き出すことを言い，想起とも呼ばれる。ガブリエリらはこの2つの機能を担う脳部位について，fMRIを用いて，詳細に検討した。その結果，符号化の課題では海馬傍回の後ろの方が特に賦活され，検索の課題では海馬支脚の前の方が特に賦活された。海馬傍回は他の大脳皮質から海馬への情報の入力を，海馬支脚は海馬から大脳皮質への出力を担っているとされる。長期記憶は大脳皮質に貯えられるとされており，海馬はこうした長期記憶への情報の入力や，そこからの情報の引出しなどの役割を果たしていると考えられる。

作業記憶について霊長類を用いておこなった実験

作業記憶は記憶として分類されるものの，従来の記憶概念とはやや異なり，思考と関連が深い機能であると考えられている。作業記憶の研究としては，ゴールドマン-ラキシGoldman-Rakicら（Friedmanら1994, Funahashiら1993, Sawaguchiら1991, Williamsら1995）がサルに遅延反応課題を行った研究が挙げられる。遅延反応課題は，短時間，標的刺激を提示した後，標的を隠し，時間をおいて標的刺激の位置をあてさせる課題で，作業記憶を用いる課題とされている。ゴールドマン-ラキシらは，PETを用いた研究，およびサルの脳に薬物を投与した研究を行い，前頭前野が作業記憶に関わっていること，その中でも，ドーパミンdopamineのD1レセプターが強く関連していることを示した。

ヒトにおける作業記憶の脳局在の研究

ヒトにおいても作業記憶の脳内の局在が検討されている。PETやfMRIを用いて作業記憶課題施行中に検査を行い，おおよそ前頭葉背外側部が賦活されるという結果を報告している。作業記憶課題としては，多くは遅延反応課題をもとにしているが，ヒトに適用するために工夫された課題が用いられている。さらに，作業記憶課題を行っている時には，手を動かしたりなど，他の行動に関わる脳の活動が混じってくるので，それを除外するための工夫もされてい

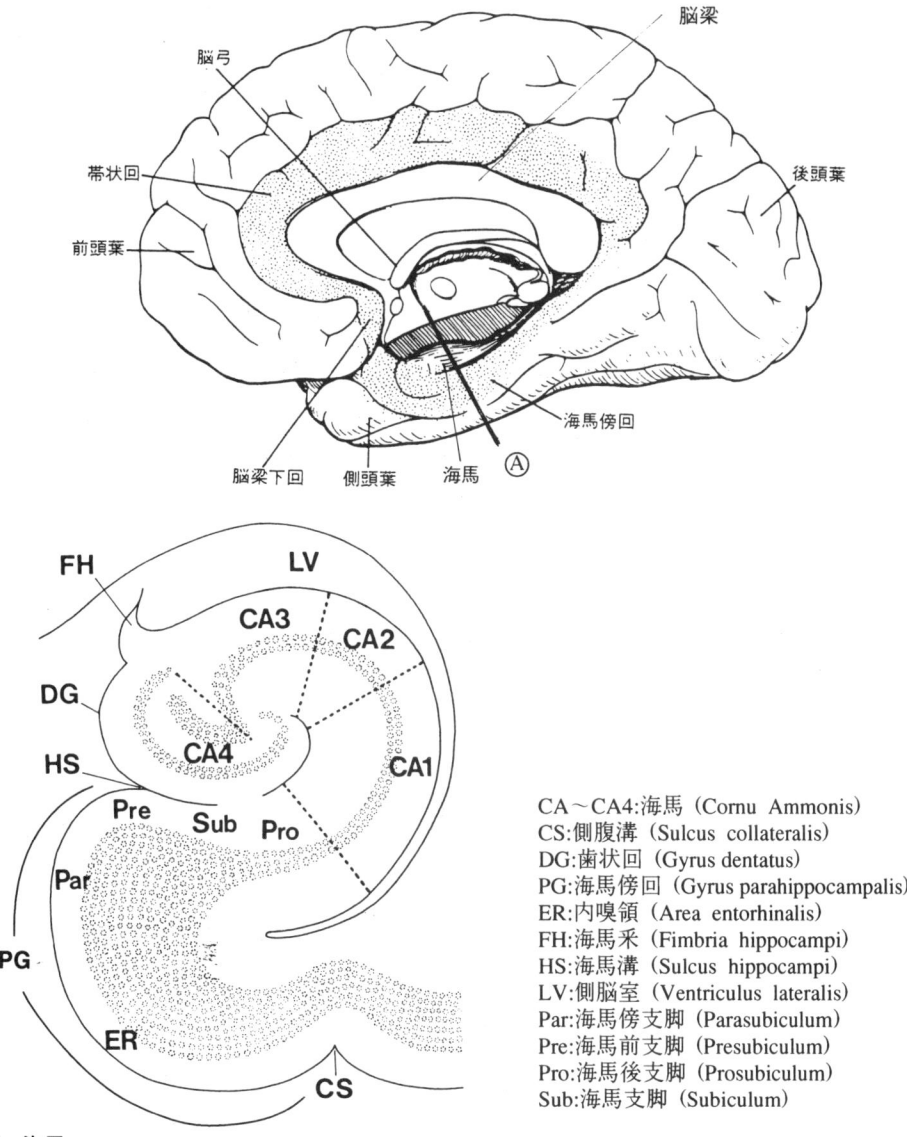

図12 海馬
海馬は側頭葉内側の奥まった部分にあり，前後に細長く伸びている。海馬の内側に隣接する皮質が海馬傍回である。海馬と海馬傍回の間に入り込んだ部分が海馬支脚である。下はⒶで切った横断面を右（後ろ）側からみたもの。小さな丸が細胞体を表す。

る。ジョナイデス Jonides らは予備刺激の3秒後に標的刺激を提示し，それが予備刺激と同じ場所にあったかどうかを判定させる遅延反応課題を用いた（Jonides ら 1993）。この課題を施行中と，記憶負荷をかけないときのそれぞれの PET 画像を引き算して，作業記憶に関わる脳領域を示している。ペトライデス Petrides らが用いた課題（Petrides ら 1993）は，1から10までの数を重複したり欠けたりしないようにランダムに生成させるというものである。課題を遂行するためには，先にどの数字を言ったかということを覚えて，それと異なる数字を言わなければならない。情報の一時的な保持と保持された情報に対する加工が必要であり，遅延

反応課題の一つと考えられる。この課題施行時と，単純に数字を読み上げている時のそれぞれにPET検査を行い，その引き算画像から賦活される部位を特定した。マッカーシ McCarthyら（McCarthyら 1994）が用いた課題は，空間的な遅延反応課題である。スクリーン上の様々な位置に，次々に模様が提示される。新たに提示された図形がそれ以前に提示されたものと同じ位置であれば指で合図するというものである。マッカーシらはこれをfMRIを用いて検査した。これら3つの実験では，ジョナイデスらの実験ではやや下方にずれた領域が示されているが，おおよそブロードマン46野と9野という前頭葉背外側部領域（図10（p 16）参照）が賦活されることが示されている。

以上の課題は，作業記憶の構成要素のうちの，短期貯蔵システムに重きをおいた課題と考えられる。それに対し，デスポジト D'Espositoら（D'Espositoら 1995）は，作業記憶のうち，中央制御部を調べることができる課題として，次のような二重課題を用いた。すなわち，聴覚的に提示された単語の意味判断と視覚的に提示された幾何学的図形の形態判断を同時に行わせる課題である。それぞれの課題は作業記憶課題ではないが，両方の課題を同時に行うためには，それぞれの課題遂行のために効率よく注意を配分しなければならない。デスポジトらは，これを中央制御部の機能と考えたわけである。二重課題施行時のfMRI画像から，それぞれの課題を単独でおこなったときのfMRI画像を引き算した画像を求めた。その結果，やはりブロードマン46野と9野を中心とした前頭葉背外側部と帯状回前部が賦活された。したがって，前の実験とあわせると，短期貯蔵システムに重きをおいた課題と中央制御部に重きをおいた課題と，いずれでも同じ前頭葉背外側部が賦活されるという結果であった。作業記憶のそれぞれのシステムがどのように脳内で局在しているかについてはさらに検討する必要があるが，いずれにせよ，前頭葉背外側部が関わっていることは間違いないようである。

（3）言語機能

概念の脳局在

言語機能は，現在，最も研究が進んでいる領域の1つであると思われる。まず概念についての研究を紹介する。先に，概念系は脳内にカテゴリー毎に細分化して存在し，その物に接した時に生じる感覚野や運動野における神経活動を記録していると考えられていると述べたが，そうした考えを機能解剖学的手法を用いて実証する研究が試みられている。マーティン Martinら（Martinら 1996）は異なるカテゴリーに属する物の絵を見てその名前を言う課題を行ない，脳の活性化部位の違いを調べた。その結果，側頭葉腹側とブローカ Broca領域が各カテゴリーで共通して活性化された。側頭葉腹側は物体の識別（ここでは絵の識別）に，ブローカ領域は言語の出力（ここでは名前を言うこと）に関わるとされる領域である。この2つの領域のほかに，動物のカテゴリーでは左後頭葉内側部が，道具のカテゴリーでは運動前野と中側頭回が活性化された。すなわち，語のカテゴリーによって活性化される部位が異なった。後頭葉内側部は初期の視覚処理をおこなう領域であり，運動前野は運動プログラムを担っている領域，中側頭回は運動に関する言葉を生成するのに関わる領域と考えられる。このように，それぞれの概念が属するカテゴリーによって賦活される脳局在が異なることが示された。

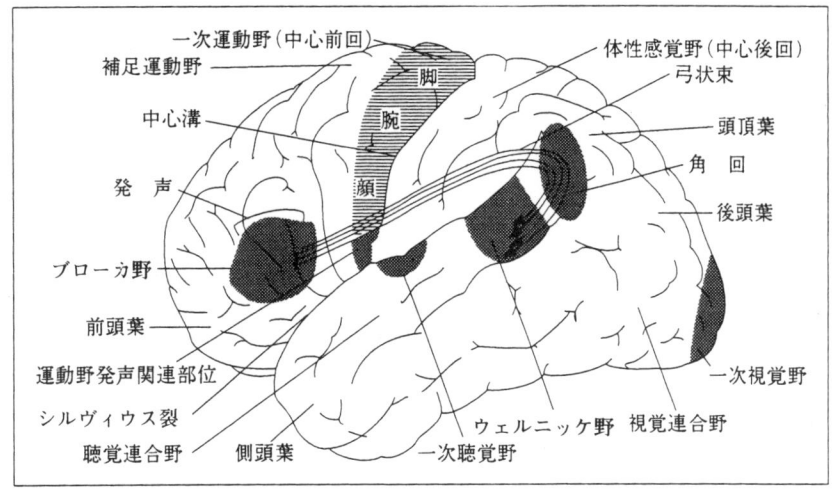

図13　言語野
言語に関わる代表的な領域はブローカ野とウェルニッケ野である。前者は言語の生成に，後者は言語の理解に主として関わっている。ストレムスウォルドらの研究では文法構造の認知はシルヴィウス裂の近辺の領域で行なわれるとされる。

意味の認知と文法の認知に関わる脳領域

次に，文法的な認知についても脳の生理学的基盤が研究されている。ネヴィル Neville ら（Neville ら 1991）は文の意味的情報と文法的情報のそれぞれの処理に関連して出現する事象関連電位（Event-related potentials：ERP）成分の比較を行った。ERPというのは，脳の活動に伴って出てくる脳波で，種々の精神活動に伴って異なった事象関連電位が得られる。ここでは文を読む時に出る脳波を調べた。その結果，意味的情報に比べて文法的情報に対しては，より脳の前方に，しかも読んだあと，より早い時間にERP成分が出現し，両者がそれぞれ異なった脳のはたらきによって担われていることを示した。同様に，ストロムスウォルド Stromswold ら（Stromswold ら 1996）はPETを用いて，文法構造の認知に関わる脳領域を検討した。その結果，文法構造がより複雑な文ほどシルヴィウス Sylvius 裂（図13）近辺の領域がより強く賦活されることを示し，文法的情報の認知がこの領域で行われる可能性を示した。またネヴィルら（Neville ら 1991）は，先に述べた文法的情報に対して出現するERP成分について，言語学者であるチョムスキー Chomsky の生成文法理論をもとにして検討し，文法的逸脱の種類によって出現する成分が異なることを示した。このように，文の意味の認知と文法の認知が脳の異なった領域で担われており，同じ文法の認知といっても文法の種類によって脳の局在が異なることが示された。

（4）判　　断

思考の機能の1つである「判断」については，機能画像検査による検討はまだないが，脳損傷患者を対象とした研究が報告されている。ベシャラ Bechara らは，種々の脳領域に損傷のある患者を対象としてギャンブル課題を行い，その成績を比較した（Bechara ら 1998）。ベ

シャラらが対象としたのはいずれも前頭葉損傷患者で，腹内側損傷患者9名，背外側/高位内側損傷患者10名で，健常者21名を比較対照群とした。ギャンブル課題は，4つのカードの山のいずれかから1枚ずつカードを引いていく課題である。そのうちの2つの山は配当は高いが損失も大きく，結果的にマイナスとなり，もう2つの山は配当は少ないが損失も少なく，結果的にプラスとなるように工夫されている。後者の山から引いたカードの数と前者の山から引いたカードの数の比を成績とする。さらに比較対照課題として，遅延反応課題を行った。これは4枚のカードのうちの2枚を表向きに提示したあと，裏返しにし，数十秒後に，表になっていたカードがどれだったかを答えてもらうものである。カードを伏せている間は干渉課題として意味のない文を声を出して読んでもらう。これらの課題を各被検者に行ったところ，腹内側部のより前方の損傷でギャンブル課題の成績が不良で，右側背外側/高位内側損傷で遅延反応課題の成績が不良であった。このように，前頭葉はさまざまな思考機能に関わるが，前頭葉のうちでも機能局在があり，判断機能には前頭葉の腹内側のより前方の領域が関わると考えられた。

（5）反応の抑制

思考には反応をいったん差し控え，内的過程を進める延滞性という機能があるとされているが，こうした機能と関連すると考えられる研究が行われている。佐々木ら（Sasakiら1993）はヒトの前頭葉においてno-go電位を示している。no-go課題は，例えば，最初，赤のランプが点灯すると右のボタンを，緑のランプに対しては左のボタンを押すことを学習した後，次に緑のランプに対して，今度は何もしないことを求めるという課題である。すなわち前者は反応形成の課題であるのに対し，後者は反応抑制の学習の課題である。no-go電位はこの反応抑制の学習に関わって出現する脳の電気的活動である。佐々木らは，MEGを用いて，ヒトにおけるno-go電位の局在を検討し，これが前頭葉に出現することを示した。すなわち，こうした反応の抑制過程に前頭葉が関わっていることを示したわけであり，思考機能の重要な要素が前頭葉によって担われている可能性があること示している。

（6）イメージ，思考

思考活動では反応を抑制している間に内的過程が進められる。この内的過程のうち，意識に上る部分が表象，ないしイメージであると考えられる。このうち，運動のイメージについて，関与する脳領域がPETを用いて検討されている。すなわち，ステファンStephanら（Stephanら1995）は上肢の運動イメージによって賦活される脳領域をPETで測定した。その結果，前頭前野とともに，補足運動野，運動前野などの運動の選択に関連する領域や，頭頂葉上部の感覚統合に関連する領域が賦活されることを示した。実際に運動を行う場合にも，これと近い領域が賦活される。しかし，運動のイメージによって賦活される領域は，補足運動野や運動前野ではより前方（吻側）に，頭頂葉上部ではより後方（尾側）に位置するというように，実際の運動の実行に際して賦活される領域とは区別されることが示された。

また，佐々木らは（Sasakiら1993），音楽のイメージや暗算といった思考課題遂行に関わ

る脳領域について，MEG を用いて検討している。佐々木らは，こうした思考課題遂行中に，Fmθ（エフエムシータ）と呼ばれる脳波が前頭葉に出現し，これが前頭葉の広い領域を動的に移動することを示した。現在のところ，Fmθ が脳のどのような活動を反映するかについては明らかとなっていないが，佐々木らは，Fmθ が思考活動中の前頭葉の活動を反映する可能性があるとし，思考活動を支える前頭葉の機能についてさらに理解を深める結果を報告している。

d．まとめ・脳科学の成果の思考障害研究への応用

以上のように，思考の脳基盤について，新しい研究手法を用いて多くの研究が進められている。先にも述べたように，現在のところは比較的単純な課題の遂行に関わる脳の活動が主に検討されているが，今後は問題解決や推論といったより複雑な機能についても，詳細に検討されることが望まれる。

一方，こうした思考の脳科学の成果が，精神分裂病を主とした思考障害の研究に取り入れられはじめている。例えば，思考と関連する機能として問題解決や概念の変換があげられる。これらを測定する課題として，ロンドン塔テスト Tower of London Test や，ウィスコンシンカード分類テスト Wisconsin Card Sorting Test などについて，それぞれアンドリアセン Andreasen ら（Andreasen ら 1988）およびワインバーガー Weinberger ら（Weinberger ら 1986）が課題施行中に PET 検査を行って検討し，精神分裂病患者ではこれらの成績が不良であるとともに，課題による前頭葉の賦活が健常者よりも少ないという結果を報告している。

こうした特定の課題に反映された機能以外に，臨床的に評価した思考障害についても，その脳基盤が検討されている。本書ではこうした臨床的に評価した思考障害研究について主に述べる。脳基盤についての研究としては本稿の後半で詳述するが，現在のところは，主として，注意や記憶の課題成績，言語や認知機能を反映する精神生理学的指標，生化学的指標，あるいは脳形態学的指標などと，患者の陳述をもとにして評価された思考障害指標との関連を統計学的に検討する研究が行われている。

さて，以上，思考研究についての概要を述べてきた。以下の章では，いよいよ思考障害研究について述べていく。まず思考障害概念の発展について述べ，次に思考障害についての臨床的研究，さらに思考障害の脳科学的背景の研究を紹介する。

IV．思考障害とは

思考障害は思考内容の異常と思考形式の異常に分類されている。思考内容の異常とは，表現された思考そのものの異常であり，妄想がその代表である。それに対し，思考形式の異常は，概念の形成や概念操作の方法，論理の進めかた，思考の速さや量といった側面の異常をさす。

あとでも述べる例だが、「私は男です。キリストは男です。だから私はキリストです」というような場合を考えてみよう。このうち、私はキリストですという部分はもちろん実際には私はキリストではないので妄想であり、思考内容の障害に分類される。そこにいたる、「私は男です－」のくだりは、論理の進め方の異常であり、思考形式の障害に分類される。

さらに、思考形式の障害は陽性思考形式障害と陰性思考形式障害とに分けられることがある。精神分裂病の症状のうち、幻覚や妄想のように、普通の人にないものが現れるというような症状は陽性症状と呼ばれる。一方、意欲減退のように、普通の人にはあるはずのものがなくなったり少なくなるというような症状は陰性症状と呼ばれる。思考障害についても同様に分類されているわけである。すなわち、陽性思考形式障害は、奇妙な言葉遣い、独特な論理や話の進めかたといった、表現された思考の逸脱を示す。そして、陰性思考形式障害は思考活動そのものが乏しい状態をさす。すなわち、ほとんどしゃべらないとか、話はするが、同じことのくり返しが多かったり間投語が多いなどのために、内容が乏しかったりする障害を示す。後でも述べるが、ブロイラー－Bleulerは連合弛緩を精神分裂病の基本的障害として取りあげ、思考形式の障害がより疾患に本質的であるとする立場を取った。それ以来、思考障害研究としては、精神分裂病における思考形式障害の研究が多く行われている。

V. 思考障害研究の歴史 (表1 思考障害研究の概要)

1. 精神分裂病の思考障害概念の確立

思考障害という言葉を精神医学の用語として整理したのはクレペリンKraepelinである。クレペリンは主著である「精神医学」(Kraepelin 1910) の中で、「思考過程の障害」として思考障害について述べている。クレペリンの思考障害についての考え方は、当時の連合主義心理学に基づいている。クレペリンによると、思考は「表象から表象へとめぐる」こととされる。そして、「秩序立った思考においては —— 1つの普遍的表象に支配されて、表象から表象への連結が方向づけられる」(Kraepelin 1910) とされている。こうした理論に基づいて、クレペリンが思考過程の障害を分類している：(1) 1つの思考過程で同一の表象がくり返し出現する状態：粘着、保続、常同、(2) 種々の機会に同種の表象が習慣的に再生される状態：単調さ、迂遠さ、(3) 表象間の内的連関の欠乏の状態：転導されやすさ、観念奔逸、冗長さ、枚挙、支離滅裂、言葉遊び、音遊び、錯乱である。クレペリンはこれらの思考障害について、どのような疾患でどのような思考障害が出現するかといった、疾患による相違があることを述べている。例えば、粘着や保続は脳器質性障害における思考障害として、また観念奔逸などは躁病で多く認められる思考障害として挙げられている。精神分裂病については、クレペリンが、早発性痴呆としてその疾患概念を確立し、病像を記述した。その中で思考障害についても詳細に記述している。精神分裂病における思考過程の障害および言語表出の異常としてあげられている内容を見てみると、支離滅裂、常同、語唱、思路脱線、伝達欲喪失・寡言、談話促迫、

表1　思考障害研究の概要

思考障害概念の整理・確立（臨床的観察による思考障害評価）
　クレペリン：思考障害概念の整理
　ブロイラー：「連合弛緩」を精神分裂病の基本的障害の一つとして提唱

精神分裂病に本質的な思考障害の探求（認知心理学的課題による思考障害評価）
　ゴールドシュタイン：「抽象的思考の障害・具体性」
　キャメロン　　　　：「概念の過包含」
　ゴーハム　　　　　：「暗喩の障害」
　ワイナー　　　　　：「認知の焦点付けの障害」
　　　　　　　　　　　「論理的思考の障害」

思考障害定量評価尺度の開発（会話をもとにした思考障害評価）
　ホルツマンら：思考障害指標 Thought Disorder Index（TDI）
　アンドリアセン：思考，言語およびコミュニケーション障害評価尺度
　　　　　　　　Scale for the Assessment of Thought, Language and Communication（TLC）
　ハーロウら　　：ハーロウ・マレンゴ思考障害スケール Harrow and Marengo Scale

クレペリン，ブロイラーによって思考障害概念が確立された後，精神分裂病に本質的な思考障害は何かという問題をテーマとして研究が進められた。その後は会話をもとにして思考障害を定量的に評価する尺度が作成され，さまざまな研究に用いられている。

拒絶，言語脱線，内言語，言語新作，文章構造の障害といった異常が指摘されている。

2．精神分裂病に特徴的な思考障害の探求

a．連合弛緩

　クレペリンは思考障害を精神分裂病の主症状の1つとして位置づけた。しかし，続くブロイラーBleulerの精神分裂病における思考障害についての考え方は，単に症状の1つという位置づけにとどまらなかった。すなわち，精神分裂病の基本障害の1つとして連合弛緩をとりあげた。ブロイラーは「精神分裂病を特徴づけるのは思考や感情や外界に対する関係の特異な変化であり，この病気以外では出現することはない」と述べている。すなわち，ブロイラーの考えでは，連合弛緩が，精神分裂病を特徴づける症状の1つであり，他の疾患では認められない，分裂病独自のものであるとされた（Bleuler 1911）。連合弛緩の概念は連合主義心理学の考え方をもとにした概念である。すなわち連合主義心理学においては思考は観念から観念への流れとしてとらえられるが，その観念と観念との結合の異常が連合弛緩である。このブロイラーの考え方を始めとして，それ以後，精神分裂病の根本的な異常はなにかということを探る目的で思考障害が研究されるようになった。

　その後，1930年代から1960年代にかけて，このような精神分裂病の本質を探ることをテーマに，さまざまな仮説のもとに思考障害研究が行われた。ブロイラーのいう連合弛緩のほかに，具体性および過包含という概念形成ないしカテゴリー形成の障害，暗喩の障害，述語論理

表2　思考障害の認知心理学的評価

評価方法	評価する機能
物品分類テスト Object Sorting Test	：概念形成
グリッドテスト Grid Test	：概念の統合度
諺テスト Proverb Test	：暗喩の障害
ウィスコンシンカード分類テスト Wisconsin Card Sorting Test	：概念形成・転換
タイプ・トークン比 Type-Token Ratio	：発話効率
クローズスコア Cloze Score	：陳述の規則性・予測性
参照ミス Reference Failure	：参照機能
構文テスト	：文章構成能力

思考障害の特定の側面について，定量的に評価する課題。課題の詳細は付録に記載した。

を代表とする論理的思考の障害などが，精神分裂病に特徴的な思考障害として検討された。さらに，さまざまな課題が工夫され，これらの思考障害についての研究が行われた。(表2　思考障害の認知心理学的評価法)

b. 概念形成ないしカテゴリー形成の障害

概念形成の障害については，「具体性」と「過包含」という障害が精神分裂病に特徴的な障害として指摘されている。

まずゴールドシュタイン Goldstein は「具体性 concreteness」ないし「抽象的思考の障害」に注目した (Goldstein 1959)。抽象化とは，犬⊂動物，喜び⊂感情というように，対象をカテゴリーに分類し，より高次のレベルに対象を位置づける操作をいう。精神分裂病では，こうした抽象化の構えが障害されているという考え方である。だから例えば，「犬と鳥はどちらも同じ動物である」といっても，「鳥には羽があるけれども犬にはないから同じはずがない」といって反論するといった具合である。このために，精神分裂病患者は些事にとらわれてしまい（具体的思考），全体を見通してプランをたてることができないとしている。もっとも，抽象的思考の能力は成長に伴って身につけていくものなので，こうした具体的思考は，精神分裂病患者だけでなく，子供でも普通に認められるものである。そのため，ヴィゴツキ Vygotsky は精神分裂病の抽象的思考の障害について，発達心理学の立場から，小児期の思考の再活性化としてとらえている (Vygotsky 1934)。

これに対して，キャメロン Cameron は，精神分裂病の思考について「過包含 overinclusion」が特徴であるという考えを示している。「過包含」とは，1つの概念を過剰に幅広くとらえることを言う。例えば，「動物」というのは動くものだから自動車も動物であるというような具合である。これは極端な例であるが，精神分裂病患者は概念間の境界が曖昧で，そのために，思考の流れがそれていってしまうとしている。キャメロン Cameron はまた，「過包含」の成因について，精神分裂病の社会性の欠如のひとつの側面として現れたものであるとして考察している (Cameron 1938)。つまり，自動車は動くものではあるけれども動物とは呼

ばないということは，社会通念として決まっていることであり，精神分裂病では社会性が欠如しているためにこうした考えを身につけることができないという考え方である。

ところで，これら「具体性」と「過包含」は，ある概念について，前者は狭い意味に捉えすぎるという障害を示し，後者は広い意味に捉えすぎるという障害を示すので，互いに逆方向の障害を示しているように思われる。しかし，対象に対して適切な抽象度を保つことができないという点では共通した障害であると考えることができる。

こうした概念形成の異常についてはいくつかの課題が作成され，詳細に検討されている。

物品分類テスト Object Sorting Test (Goldstein & Sheerer 1953, Lezak 1995)（付録：物品分類テスト）は日常的な物品をカテゴリー分類する検査である。いくつかの方法があるが，検査者がある基準に従って物品を分類し，被検者にその分類の基準を答えさせる方法や，逆に被検者に物品を分類させる方法がよく用いられる。精神分裂病患者ではカテゴリー分類の基準が不適切で，抽象度の低い表面的な性質にとらわれる傾向があることが示されている。

ウイスコンシンカード分類テスト Wisconsin Card Sorting Test (WCST) (Lezak 1995) も概念形成に関連する検査である（付録：ウイスコンシンカード分類テスト）。WCSTは，丸や星型などの模様の描かれたカードを被検者に分類させるテストである。基準は模様の形，色，模様の数という3つのカテゴリーのいずれかであるが，被検者には分類基準は教えない。そして，被検者に勝手にカードを分類してもらい，被検者が行った分類が正しいかどうかの，はい，いいえの答えのみを被検者に返す。被検者は，そのはい，いいえをもとにして，分類基準を推測しなければならない。さらに，検査の途中で基準とするカテゴリーを色から形というように，検査者が黙って変えてしまう。被検者は基準が変わったことに気づいて，新たに正しい基準を探し出すという作業が必要となる。WCSTはこのように，カテゴリー形成とともにカテゴリーからカテゴリーへの転換を必要とする検査である。WCSTはこのように，概念形成に関連する検査とされるが，神経心理学的には前頭葉機能を反映する検査の代表とされている。精神分裂病患者では，その一部でWCSTの成績が悪いことや，PETで測定したWCST施行時の前頭葉活動の賦活が健常者に比べて少ないことが報告されている（Weinbergerら1986）。

c. 暗喩の障害

暗喩の障害は主に諺テストを用いて検討されている（Gorham 1956 a, 1956 b, 山口 1974）（付録：諺テスト）。諺を理解するためには，まず諺の字句通りの意味を理解し，それをいったん抽象的なレベルに変換し，さらに現実の生活に適応した具体的な意味を与えるという作業が必要である。精神分裂病患者はこうした機能に障害があり，諺の字句通りの意味から離れられなかったり，もとの意味からかけ離れた意味を与えたりという障害を持つという仮説である。諺テストはこうした機能を検討する目的で作成された検査である。諺テストには，選択肢から諺の意味をあてさせるものや選択肢なしで意味を答えさせるものなどいくつかの種類がある。精神分裂病患者で誤答が多いことが期待されたが，実際には正答率が高い患者も多く，必ずしも精神分裂病に特異的な思考障害を反映する結果とはならなかった。

d. 認知の焦点づけの障害

ワイナーWeinerは（Weiner 1966），ロールシャッハテスト Rorschach test における精神分裂病患者の逸脱した反応についての観察をもとにして，認知の焦点づけの障害という思考障害概念を提唱した。認知の焦点づけとは，適切な刺激に焦点をあわせ，刺激に合った思考の体制化を行い，過剰な連合を抑制する機能である。ワイナーは精神分裂病においては認知の焦点づけの障害が認められるとして，幾つかの特徴を指摘している。その1つは，「刺激の過包含」といわれる特徴で，課題に関係の無い刺激を無視することができず過剰に反応してしまうという点である。第2は社会常識にはずれた思考をするという特徴である。たとえばWAISの一般理解の「森の中で真昼，道に迷ったらどうするか」という質問に対して「交番を探す」と答えるような場合である。また，言語表現が社会的に不適切であったり冗長であるという特徴もここに含まれる。たとえば「これは現在の化石ではなく昔の化石です」というような場合である。第3に，ワイナーは認知の焦点づけの障害として「連合弛緩」も含めている。すなわち「連合弛緩」では思考の筋道の脱線することが認められるが，ワイナーはその背景に，概念間の結び付きが個人的・独断的となるという異常があると指摘した。そして，これを認知の焦点づけの障害の1つとしてとらえている。

f. 論理的思考の障害

ワイナーはさらにロールシャッハテスト場面で観察される異常な思考のうち，論理的な思考の異常についても着目し，以下のような特徴をあげている。第1はわずかな根拠を過剰に一般化して結論づけてしまうという特徴である。たとえばロールシャッハテストにおいて，「ここに炎があるのでこの人達は地獄に落ちた人だとおもいます」というような場合である。第2は「結合的思考」と呼ばれるものである。やはりロールシャッハテストで，「これは長い耳があり羽があるので，羽のはえたウサギです」というような場合で，「ウサギ」という概念自体の境界が不明瞭になって非現実的になってしまっている。第3は「述語論理」と呼ばれる思考障害である。「私は男です。キリストは男です。だから私はキリストです」といったような誤った三段論法がこれにあたる。

g. 言語研究

言語機能のうち，概念については思考障害の一側面として先に述べた。言語機能のその他の側面のうち，言語選択，統語法などの側面は，思考機能から離れて論じられることが多いが，こうした側面の障害を評価する手法が，思考障害評価法として用いられることがあるため，一部をここで紹介する。

1つはタイプ・トークン比 type-token ratio（TTR）（Manschreckら 1981）という指標である。TTRは話された単語の種類と単語の総数の比で，同じ単語を繰り返すほど小さい値を

示すことになる。精神分裂病患者は保続を示したりくり返しの多い冗長な表現を用いることが多いが，TTR は，こうした表現の冗長さの評価方法として用いられる。精神分裂病患者は TTR が低く，表現が冗長であることが実証されている。

　もう1つはクローズスコア cloze score（Taylor 1953）という指標である。これは，被検者の陳述から5つ目ごとの単語を隠し，健常者が隠された単語をあてるという課題を行なう。その正答率から，指標を算出する。患者が述べた言葉が，どの程度，予測しやすいかという，単語選択の予測性を評価する検査である。精神分裂病患者ではクローズスコアが低くなる。つまり，精神分裂病患者の陳述が，文法や文脈によって制約を受ける程度が少ないなどのために，予測しにくく，したがって疎通性が悪い，すなわち話が通じにくいことが示されている。

　クローズスコアについては，次に述べる思考障害尺度で測定した思考障害指標と相関することが示されている。マンシュレック Manschreck ら（Manschreck ら 1979）は，精神分裂病患者においてクローズスコアの指標を求め，一方，面接によってアンドリアセン Andreasen による思考障害指標（TLC，後述）を評価した。その結果，両者に負の相関が認められた。すなわち，クローズスコアで単語の予測性が低いと判断された患者ほど思考障害が重篤であるという結果であった。マンシュレックはこの結果をもとにして，クローズスコアを思考障害の指標として用いた研究を行なっている。また，レイギン Ragin らは，同様にクローズスコアと TLC との関連を示すとともに，クローズスコアが精神症状の改善に伴って改善し，状態依存性の指標であることを示している（Ragin ら 1983，1987）。

　3つめは参照ミス reference failure である（Rochester & Martin 1979, Harvey 1983）（付録：参照ミス）。指示代名詞のような他の語句を参照する語の使いかたは次のように分類される：すなわち，（1）明白な言語的文脈，（2）明白な状況的文脈，（3）暗黙の言語的文脈，（4）不明瞭な参照，（5）あいまいな参照，（6）総称的参照である。このうち（1）〜（3）は何を参照しているかがはっきりとわかる参照のしかたであり，（4）〜（6）は参照しているものがはっきりとわからない参照のしかたである。この（4）〜（6）を参照ミスとして，その頻度をスコアする。TLC を用いて思考障害ありと評価された精神分裂病患者および躁病患者では，健常者および思考障害なしと評価された患者よりも有意に参照ミスが多いことが示されている（Harvey 1983）。また，TLC 項目との相関を調べてみると，参照ミスは陽性思考障害と相関するが陰性思考障害とは相関しないこと，精神分裂病では脱線や談話内容の貧困と相関し，躁病では談話促迫と相関することが示されている（Harvey ら 1986，1990）。そして参照ミスを精神分裂病で縦断的に評価すると，くり返し検査間の相関が高く，経時的に変化が少ないこと（Docherty ら 1988），患者の親でも高値であること（Docherty 1995）から，精神分裂病の素因と関連すると考えられる。さらに，後で述べるが，課題を工夫することで，情動刺激や撹乱刺激による変動を評価することができ（p 59　Ⅶ.1.d，p 43　Ⅵ.1.c），思考障害が情動や注意負荷によって受ける影響が検討されている。

3．精神分裂病の思考障害の定量的評価尺度の開発

　精神分裂病の思考障害については，以上のようないくつかの仮説がたてられたが，これらの仮説をもとにして，1950年代，1960年代に思考障害を測定するためのテストが作成された。すなわち，物品分類テスト Object Sorting Test（OST；Goldstein & Sheeren 1953）（付録：物品分類テスト）や諺テスト（付録：諺テスト）（Gorham 1956 a, 1956 b, 山口ら1974），グリッドテスト Grid Test（Bannisterら 1966, 1971, Hill 1976），（付録：グリッドテスト）などが作成され，抽象化の障害や暗喩の障害などが調べられた（付録参照）。OSTは現在でも多く用いられているが，諺テストやグリッドテストは，精神分裂病患者に適用した場合，再現性が悪かったり，あるいは成績のばらつきが大きく，精神分裂病患者でも成績がよく健常者と変わらない場合があって，現在ではあまり用いられていない。

　これらのテストは条件の統制されたテスト場面において，思考障害の限られた側面を評価するものである。それに対し，診察場面や心理検査場面など，比較的統制度の低い，自由な場面における患者の陳述を素材とする指標が作られるようになった。患者の陳述に現れた思考障害を多面的に，定量的に測定するような思考障害評価尺度である。すなわちアンドリアセン Andreasen, ホルツマン Holzman, ハーロウ Harrow らが1970年代から1980年代にかけて作成した尺度である。

　患者の陳述から思考障害を評価する。これらの尺度の特徴の1つは，思考障害を多面的に捉えているという点である。これまで精神分裂病の思考障害の本質はなにかという点について様々な研究が行われてきた。しかし，思考障害は，こうした1つの側面だけでなく患者の陳述や行動の様々な側面に現れると考えたのである。この点については，実はブロイラーも同様な考え方をしていて，次のように述べている。「特有な連想障害（連合弛緩）は常に存在するが，その部分現象の全てが常に存在するわけではない。連想異常はあるときに途絶という形に強くあらわれ，あるときには思考の断裂という形や，またあるときにはその他の分裂性現象として現れる」と述べている。つまり，「連合弛緩」という異常は常にあるが，それが表出されるときにはさまざまな形をとるということである。思考障害評価尺度についても，こうした考えに基づいて，複数の側面から思考障害を捉えるように尺度が作成されている。

　もう1つの特徴は，思考障害を定量的に評価するという点である。思考障害は健常者には全く認められず，精神分裂病では必ず顕著に認められるというものではない。そうではなく，思考障害というのは正常な思考から異常な思考までの連続体をなしていると考えられている。そのような考えに基づいて，ごく軽度の思考障害から重症の思考障害までを評価することを目標にして尺度が作成されている。この結果，定量化に優れているとともに，精神分裂病患者の思考障害に鋭敏であるという特徴を備えた尺度となっている。これまで，臨床的には思考障害が重症であるとか軽症であるとか，漠然とした評価が行われていたのに対して，こうした尺度を用いて，この患者の思考障害は何点であるというように，具体的な数字で思考障害の程度を示

すことができるようになったのである。

　以上のような特徴を備えているために，これらの尺度は多くの研究で用いられている。例えば，精神分裂病患者と健常者との比較だけでなく，精神分裂病と他の疾患における思考障害の比較や，精神分裂病患者の家族の思考障害の検討なども行われている。また，思考障害の生物学的研究にも用いられ，思考障害研究の進展に大きく寄与している。現在も，思考障害研究の多くでこうした尺度が用いられている。以下の章でも，これらの尺度を用いた研究について紹介する。

4．思考障害の評価尺度（表3）（評価尺度の項参照）

　現在，思考障害研究でよく用いられている評価尺度は，1970年代に作成されたものである。こうした評価尺度の例としてはアンドリアセンAndreasenによる思考，言語およびコミュニケーション障害評価尺度 Scale for the Assessment of Thought, Language and Communication Disorders (TLC) (Andreasen 1978 a, 1979 b, 1986)，ホルツマンHolzmanらによる思考障害指標 Thought Disorder Index (TDI) (Johnston & Holzman 1979, Salovayら 1986)，ハーロウHarrowらによるハーロウ・マレンゴ思考障害スケール Comprehensive Index of Positive Thought Disorder (Harrow and Marengo Scale) (Harrow & Quinlan 1985, Harrowら 1986, Marengoら 1986, 杉浦ら 1995)，カプランCaplanらによる小児思考形成障害尺度 Kiddie Formal Thought Disorder Scale (KFTDS) (Caplanら 1989) などがあげられる。これらの評価尺度の内容の詳細については，後編にまとめた。ここでは，簡単にその特徴を見てみる。

表3　思考障害定量評価尺度

思考障害評価尺度	作成者	言語サンプル	施行時間
思考障害指標（TDI）	ホルツマンら	ロールシャッハテストまたはWAIS-R（言語性検査）	40分
思考，言語およびコミュニケーション障害評価尺度（TLC）	アンドリアセン	構造化面接	45分
ハーロウ・マレンゴ思考障害スケール	ハーロウら	WAIS-R（一般理解）および諺テスト	20分
小児思考形成障害尺度（KFTDS）	カプランら	KFTDS物語ゲーム	25分

いずれも思考形式の障害を評価する目的で作成された尺度である。
TDIとハーロウ・マレンゴ思考障害スケールは主に陽性の思考形式障害を，TLCは陽性および陰性の思考形式障害を評価する。

表4　TLC項目

1.	談話の貧困	会話の量が少ない
2.	談話内容の貧困	会話量はあるが内容に乏しい
3.	談話促迫	自発的な会話が過剰
4.	談話散乱	会話が周囲の刺激によって容易に中断される
5.	接線的談話	質問とはずれた答えをする
6.	脱線	会話が本筋から離れた話題に移る
7.	支離滅裂	脈絡なく語句を並べる
8.	非論理性	誤った推論
9.	音連合	音韻によって単語を並べ立てる
10.	言語新作	新しい語を作りだす
11.	語近似	一般的でない語の用い方，一般的でない合成語
12.	迂遠	まわりくどい非本質的な内容を細かく話す
13.	結論のない談話	話題が変化して結論がない
14.	保続	同じ単語，フレーズ，話題を繰り返す
15.	おうむ返し	相手の言葉を繰り返す
16.	途絶	話の途中で発語が中断する
17.	かたい談話	表現が不適切に形式ばっていたりもったいぶっている
18.	自己への関係づけ	個人的な話題に関連づける

TLCは18項目から構成される。1〜11の項目がより重症な思考障害項目とされる。陽性/陰性思考障害，思考/言語/コミュニケーション障害，といった因子に分類される。これは後編で詳述する。

a．思考，言語およびコミュニケーション障害評価尺度 Scale for the Assessment of Thought, Language and Communication Diosrders（TLC）（表4）

　まず最初に，アンドリアセンAndreasenによるTLCを取り上げる。TLCは，先に述べたクレペリンによる思考障害の記述をもとにして，精神分裂病と関連すると思われる思考障害項目を広く集めて作成されており，全部で18の項目からなる。原則として，構造化面接をもとにして評価し，それぞれの思考障害が面接に現れる頻度や程度に応じて，それぞれ，4〜5段階の重症度に評価する。

　TLCの特徴としては，まず，より客観的な証拠に基づいた信頼性のある思考障害評価を行うことに重点が置かれているという点が挙げられる。思考障害は，思考過程の障害という内的な過程を言うので，外から直接に観察できるようなものではない。外から観察できるのは，実際の行動や会話なので，それを観察して，どのような思考によってそうした行動や会話に至ったかを推測することで，間接的に思考障害を評価することになってしまう。したがって，内的過程という点にこだわると，客観的な評価が困難であるということになってしまう。そこで，TLCではそうした内的過程そのものを評価することにこだわらず，内的過程を経て談話として表現されたものを評価の対象としている。そして，より具体的な評価基準を作成して，評価の信頼性を高めるという方法を用いている。その結果，評価項目の中には，実際には思考障害のほかに，言語の障害や，コミュニケーションの障害も含まれてくる。TLCは，そうした項目も合わせて，広く，精神分裂病の談話に認められる障害を評価するような尺度となっている。TLCという名前も，思考障害，言語障害，コミュニケーション障害を含むという意味で

つけられたものである．実際の TLC の項目を見てみると，コミュニケーションの障害として，談話内容の貧困，談話促迫，接線的談話，脱線，など，言語の障害として，支離滅裂，音連合，言語新作，など，さらに思考障害として，談話の貧困および非論理性が取り上げられている．

TLC のもう 1 つの特徴は，「談話の貧困」「談話内容の貧困」といった陰性思考形式障害を示す項目を含んでいることである．次に述べるホルツマンらやハーロウらの尺度は，いずれも陽性思考形式障害のみを評価する尺度になっている．それに対して，陽性思考形式障害とともに陰性思考形式障害をあわせて評価することができるのは TLC の重要な特徴である．陰性思考形式障害については，例えばブロイラーも，連合弛緩のひとつの現れとして解釈している．また，後に述べるように，陰性思考障害は他の疾患よりも精神分裂病に特徴的に認められる思考障害の 1 つとして重要である．ただ，気をつけておかなければならないのは，いくつかの研究から，陰性思考形式障害は，臨床的意義においても，また生物学的背景においても，陽性思考形式障害と質的に異なるものであることが示されていることである．したがって，TLC を用いる場合は，研究の目的に応じて，これらの項目の取り扱いをどうするか判断しなければならない．

b．思考障害指標 Thought Disorder Index（TDI）（表 5）（表 6）

次にホルツマン Holzman らによる思考障害指標 Thought Disorder Index（TDI）を取り上げる．TDI はラパポート Rapaport らによるデルタスコア Δ score（Rapaport 1946）をもとにして作成された．デルタスコアというのはロールシャッハテストにおいて精神分裂病患者に特徴的に認められる異常な反応をまとめ，数値化したものである．TDI はこれにいくつかの項目を加え，さらに評価基準を明確に定めたものである．TDI は 23 の思考障害項目からなるが，ホルツマンらはこれらの項目を「連合弛緩」「結合的思考」「不統合」「奇異な言いまわし」という 4 つの因子に分類している．もともとロールシャッハの指標をもとにして作成されたものではあるが，ロールシャッハ以外に，ウエクスラー成人知能尺度 Wechsler Adult Intelligence Scale（WAIS, WAIS-R）の言語性サブテストを用いることもできる．手順としては，まずこれらのテストを行い，そこでの被検者の発言の逐語記録を作成する．そして，それをもとにして，評価基準にしたがって各思考障害項目を評価していく．各項目は，ちょっとした言い違いのようなものから，言語新作や支離滅裂といった重症の思考障害を示す項目まで含まれる．そのため，それぞれの項目は 0.25，0.5，0.75，1.0 のいずれかの重症度レベルに分類されている．評価は，それぞれの項目がテスト全体でどのくらい出現するかという頻度を計算し，それをロールシャッハテストの反応数または WAIS-R 言語性サブテストの問題数で補正した値を用いる．さらに，これらの項目の得点を 23 項目分足しあわせた値を TDI 総得点として，思考障害の総合指標として用いる．

TDI の特徴は，臨床診断と離れた場面で思考障害を評価することができることである．TLC のような面接場面によって思考障害を評価する尺度では，どうしても診断についての情報が含まれてしまい，それによって評価にバイアスがかかる可能性がある．TDI ではこうし

表5　TDI項目

1.	不適切な距離	
	距離の喪失	対象（ロールシャッハカード）に過剰に感情的に反応を示す
	距離の増加	課題と関連が乏しい話
2.	軽薄反応	課題を妨げるような過剰な冗談や軽口
3.	漠然	表現が曖昧で言いたいことが不明瞭
4.	独特な表現	表現が不正確で奇異
5.	単語発見困難	言いたい単語がなかなか思い出せない
6.	音連合	音韻のみのつながりによって語が羅列される
7.	保続	同一の反応が不自然に繰り返し出現する
8.	矛盾した結合	不自然に部分部分を結合してしまい，現実にあてはまらない
9.	関連づけ	ロールシャッハテストにおいて，前のカードの反応と関連づけて反応する
10.	奇異な象徴	一般的でない不適切な象徴
11.	風変わりな反応	一般的ではない意味がこめられた言いまわし
12.	混乱	被験者が，自分が何を言い，考え，見たのか，わからなくなる場合
13.	連合弛緩	個人的な話題にそれてしまう
14.	作話的結合	2つ以上のものが実際にはありえない形で連結される
15.	戯曲的作話	過剰な修飾でユーモラスな傾向をもつもの
16.	断片化	一つのものの部分部分しか見えないもの
17.	流動性	知覚が安定せず，別な知覚に変化する
18.	不条理	独断的で課題や質問との関連が推測できない反応
19.	作話	過剰な修飾
20.	自閉的論理	独断的な論理づけ
21.	混交	二つの分離した，そして矛盾した知覚が一つの知覚に混ざりあう
22.	支離滅裂	課題との関連性がなく，どのような文脈においてもまったく理解できない
23.	言語新作	被験者が作り上げた実際にはない言葉

TDIは23項目から構成される。1～7と8の一部は0.25，8の一部と9～16は0.5，17～20は0.75，21～23は1.0の重症度に分類されている。

表6　TDIの因子と重症度

因子／重症度	0.25レベル	0.5レベル	0.75レベル	1.0レベル
連合弛緩	不適切な距離 軽薄 音連合 保続	関連づけ 連合弛緩	流動性	自閉的論理
結合的思考	矛盾した結合 奇異な象徴	作話的結合 戯曲的作話	作話	混交
不統合	漠然 単語発見困難	混乱		支離滅裂
奇異な言いまわし	独特な表現	風変わり	不条理	言語新作

断片化を除く22項目は心理学的な意味づけから，4つの因子に分類されている。

表7 ハーロウ・マレンゴ思考障害スケール

総計点	思考障害の全般的評価
Ⅰ．言語の形態と構造	
1．言語の奇妙な形態，使用法	誤った語の使い方，文法的誤り
2．通じ合いの欠如	理解困難な表現
Ⅱ．話の内容：表現された思考	
3．まとまっているがばかげた思考	状況にふさわしくない内容
4．社会習慣から逸脱した反応	非常識な内容
5．奇妙なまたは独特な推理	論理的筋道が逸脱している
6．混乱した思考	文全体としてまとまりがなく混乱している
Ⅲ．混合	
7．ゆきすぎ反応	過剰な明細化
8．混合した反応	私事の混入
Ⅳ．問題と反応の関係	
9．注意が問題の一部に向かう	問題の一部のみに反応する
10．問題の反応の関連の欠如	問題と反応の関連がない
Ⅴ．行動	
11．奇妙な身体的・情動的行動	検査中の異常な表出

5つのカテゴリー，11の項目から構成され，さらにそれとは独立して総合点が評価される。

たバイアスを避けることができる。

　TDIのもう1つの特徴は，その項目の幅広さである。もともとロールシャッハのために作成された指標をもとにしているため，臨床場面でお馴染みの「連合弛緩」などの項目のほかに，「結合」や「混交」といったロールシャッハテスト独特の項目が含まれている。その結果，陽性思考形式障害のみの尺度ではあるものの，知覚の歪みと関連するような種類の思考障害など，幅広い思考障害項目が選ばれている。実際，この特徴を利用して，疾患ごとの思考障害プロフィールの相違を検討するなどの研究が行われ，成果を収めている。

　こうした特徴から，TDIは，現在，思考障害の臨床的研究および生物学的研究において，最もよく用いられている。

c．ハーロウ・マレンゴ思考障害スケール Comprehensive Index of Positive Thought Disorder（Harrow and Marengo Scale）（表7）

　ハーロウ Harrow らの尺度は，ハーロウらが独自に作成した5つのカテゴリーとそこに含まれる11のサブカテゴリーから構成される。5つのカテゴリーはそれぞれ，Ⅰ：言語の形態と構造，Ⅱ：話の内容：表現された思考，Ⅲ：混合，Ⅳ：質問と反応との関係，Ⅴ：行動，である。ハーロウらは精神分裂病の思考障害の特徴として「見通しの喪失」を指摘しているが，これらの思考障害項目はこの考えをもとにしたものである。「見通し」というのは，思考や会話をする際に，内容は妥当か，テーマに一貫性があるか，場面にふさわしいものであるか，用語は正確かなど，全体を見回しながら組み立てていく機能のことである。精神分裂病患者ではそうした機能に障害があるというのがハーロウの考えである。

実際の評価は，ゴーハム Gorham らが作成した諺テストと WAIS の一般理解サブテストからのそれぞれ 12 問，計 24 問をテスト課題として用いる。ホルツマンの TDI と同様に，そこでの被検者の逐語記録を作成する。それをもとにして，各カテゴリー，サブカテゴリーの重症度を，0　0.5　1.0　3.0 の 4 段階に評価する。諺テストまたは一般理解サブテストの 12 問，あるいは両者をあわせた 24 問分の得点を合わせたものがそれぞれのカテゴリーの得点である。また，カテゴリーとは別個に総合評価をやはり 4 段階で行う。これも全問題分足しあわせた値を総合総計点として，思考障害の全般的指標として用いる。

　ハーロウ・マレンゴ思考障害スケールの特徴は，評価が簡便で検査時間も短時間であることである。TLC や TDI は施行するのに 40〜50 分もかかるのに対し，ハーロウ・マレンゴ思考障害スケールの場合，20 分位しかかからない。こうした特徴は，多数の症例に対してくり返し思考障害を評価するような場合に有用で，縦断的研究などで成果を挙げている。また，諺テストについては，それぞれ 12 問ずつからなる 3 種類の異なった形式が用意されている。検査ごとに用いる形式を変えることで，繰り返し検査を行うことによる学習効果の影響を少なくすることができる。

d．小児思考形式障害評価尺度 Kiddie Formal Thought Disorder Scale（KFTDS）（表 8）

　カプラン Caplan らは，会話を引き出すのが難しい小児を対象として思考障害を評価することができるように工夫した尺度を作成した。これが KFTDS である。KFTDS で用いられている思考障害項目は，研究用診断基準 Research Diagnostic Criteria（RDC）と TLC をもとにして作成されている。カプランらの経験から小児患者でよく認められる 4 項目が取り上げられている。この尺度のもっとも大きな特徴は，小児の被験者でも会話を引き出すようにと工夫

表 8　小児思考形式障害尺度（KFTDS）

思考障害項目	定義	例
非論理性	理由づけの仕方が不適切で未熟	「部屋に帽子を忘れてきちゃった，だって彼女の名前がメアリーだったんだもの」
	理由づけ以外での根拠のない不適切な論理	「ベッドに行って笑い終わってからいびきをかきはじめるんだ，そういうときがリラックスしているとき」
	話をしておきながら同時にそのことを否定するような談話	「このお話は嫌いだけどお話としては好きだ」
支離滅裂	統語法の誤りのために談話の内容が理解できない	（それでお話の続きはどうなったの？）「その日魔女いない，次の日がない」
連合弛緩	聞き手が予想しないところで会話内容が関連のない新しい内容に移る	（どうしてそれがティムを好きでないという理由になるの？）「それでお母さん大好きって言ったの」
談話内容の貧困	少なくとも 2 回話そうとして話しにまとめることができない	「ええと-なんだっけ？たぶん-そうだわかった。それで終わりだと思う」

表9　構文テスト評価項目

A．単語の使い方の誤り：慣習からずれた単語の使い方
B．文脈疎：意味が2通り以上に解釈できる文や，前後の関係が不明確な複文
C．文脈欠如：文節ないし単語間の意味がつながらない
D．解答が2つ以上の文からなる（全問中，文の切れ目が5つ以上で減点）
E．無答，単語を抜かした場合，文の終結しない場合，与えられた単語を変化させている場合
F．内容の特異性（1,3,10,11,12番について）
　・特殊な状況，個人的な経験に片寄った記述
　・ありうべからざること，説明不十分で了解できないこと

された課題である。すなわち，KFTDS物語ゲームである。これは3つの部分からなり，1番目と3番目は物語を聞いて再生し標準化された質問に答えるもので，2番目はテーマに沿って自分で物語を作る。物語のテーマは，優しい幽霊の夢，追い出された少年，超人ハルク，魔女・よい子悪い子・不幸な子の4つから選ぶ。全部で20分から25分を要する。カプランらの研究によると，小児患者でもよく会話を引き出すことができるとされている。評価としては，物語ゲーム施行中に出現した思考障害項目の頻度を数え，発語数で割った値を思考障害指標とする。通常，検査場面をビデオに録画したものを用いて評価する。

カプランらは，小児精神分裂病患者，小児側頭葉てんかん患者などに対して，この尺度を用いた思考障害研究を行っている。これらの研究については後述する。

5．日本における思考障害研究

a．分裂病患者のコトバの検討

日本においてもいくつかの思考障害研究が行われている。髙臣は分裂病患者の言語について詳細に検討し，文法の異常，抽象化の障害，比喩表現の異常，書きコトバの異常などを指摘している。髙臣はさらに，これらの思考障害について，防御的態度と自閉的態度のあらわれとして解釈している（髙臣 1954）。髙臣の研究は，特定の尺度を用いたり，統計的解析を行ったものではなく，具体例を交えて精神分裂病の思考障害を詳細に記述したものである。その内容は現在の思考障害概念によくあてはまったものとなっている。

b．構文テスト（表9参照）

日本で作られた思考障害の定量的評価尺度としては，井村らによる構文テストがあげられる（池田 1972，井村ら 1990）。これは数個の単語群を提示して，その単語群を用いて短文を作らせるものである。これによって，文の生成過程の異常を調べるテストである。評価項目は6項目で，できあがった文が，意味の通じないものであったり，言葉の使い方が不自然であったり

した場合，あるいは内容が逸脱したものである場合に得点する。全部で10問ないし20問の問題があり，それぞれの評価点の合計点を指標として用いる。池田（池田 1972）が精神分裂病患者を対象として行った研究では，健常者と比べて精神分裂病患者で高得点となることが示されている。さらに井村ら（井村ら 1990）は構文テストを用いた思考障害の評価と面接場面での疎通性の異常の評価とを縦断的に行い，両者の比較を行った。その結果，両者の間におおむね関連を認めること，および患者によって，また経過によって，両者の間に食い違いが認められることがあることを指摘している。井村らはその食い違いについては，例えば，構文テストでは思考障害を認めるが面接場面ではあまり疎通性に障害がない場合，言語的表現には障害があるが身振りや表情などの非言語的表現には障害がなく，みかけの疎通が保たれていると解釈している。すなわち，患者によっては，言語的表現と非言語的表現の障害のされ方が異なることがあるという結果であった。構文テストは，このように比較的容易に思考障害を評価することができる我が国独自の評価尺度として重要である。しかし，その後，あまり研究が行われておらず，他の尺度との関連や臨床診断による違いなど，臨床的妥当性に関する研究も十分ではない。

c．欧米の思考障害評価尺度の日本への導入

　欧米の思考障害評価尺度については，杉浦ら（杉浦ら 1995）がハーロウ・マレンゴ思考障害スケールの日本語版を作成し，臨床応用している（評価尺度の項参照）。10名の精神分裂病患者を用いて6名の評価者が評価者間一致度を検討し，全般的な思考障害指標についてよい一致度が得られている。しかし，一部のカテゴリーで一致度が悪く，思考障害評価の難しさも示されている。特に，日本語では曖昧な表現が多用されるという特徴が，思考障害の判断の一致を妨げる要因となっている可能性が示されている。齋藤ら（齋藤ら 1997）は日本語版ハーロウ・マレンゴ思考障害スケールを用いて精神分裂病患者の思考障害を評価した（評価尺度の項参照）。その結果，思考障害の総合総計点およびほとんどのカテゴリー総計点で，精神分裂病患者の得点が健常者の得点を有意に上回った。また，精神分裂病患者における思考障害得点は，BPRSを用いた精神症状得点と相関した。このように，一部に改良が必要なものの，今後，精神分裂病を対象とした研究に用いられることが期待される尺度である。このほか，著者らはホルツマンらのTDIを用いた研究も行っており，これについては以下の項で紹介する。

VI. 思考障害についてのこれまでの知見

1. 思考障害と他の臨床症状との関連

a. 陽性症状・陰性症状との関連

　思考形式障害は先にも述べたように，陽性思考形式障害と陰性思考形式障害にわけられる。精神分裂病の症状は，幻覚や妄想のように，普通の人にないものが現れるというような症状は陽性症状と呼ばれる。一方，意欲減退のように，普通の人にはあるはずのものがなくなったり少なくなるというような症状は陰性症状と呼ばれる。これらはそれぞれ，陽性思考形式障害は陽性症状に，陰性思考形式障害は陰性症状に対応づけて考えられている。陰性思考形式障害については，すでに陰性症状評価尺度 Scale for the Assessment of Negative Symptoms (SANS) などの陰性症状評価尺度に含まれている。陽性思考形式障害についても，陽性思考形式障害を評価する尺度を用いた研究で，思考障害と他の陽性症状が関連することが報告されている。例えば，ハーロウ・マレンゴ思考障害スケールでは，横断的に，思考障害得点と臨床症状評価尺度の妄想の得点とが相関するとされている（Harrow & Quinlan 1985）。また，TDI を用いた研究では，急性期には治療によって TDI 得点も簡易精神症状尺度 BPRS で評価した全般的精神症状もともに低下するが，その改善のタイミングについては，TDI 得点の方が先に低下するというように，若干のずれがあることが報告されている（Hurt ら 1983）（図14）。

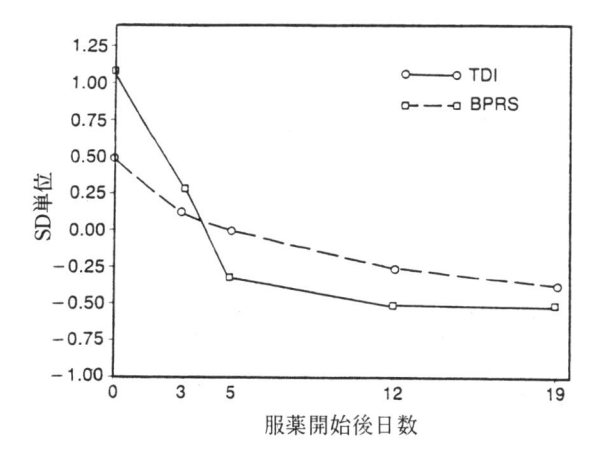

図14　TDI の変化
服薬開始後の TDI と全般的精神症状（BPRS）の変化。縦軸は TDI と BPRS を標準偏差（SD）単位であらわしたもの。TDI は BPRS と同様に改善するが，改善の仕方はより急速である。

表10 リドルらによる3症状群モデル（Liddle ら 1990, Liddle ら 1992 をもとに作成）

症状リスト	局所脳血流/神経心理検査
[精神運動性減退] 談話の貧困，自発運動の減少，無表情， 身振りの減少，感情的無反応，抑揚の欠如	左前頭葉背外側部（BA 46/10）・左頭頂連合野 （BA 39/40）の血流減少/ 概念形成，長期記憶，物品呼称
[解体] 不適切な情動，談話内容の貧困，接線的談話 脱線，談話促迫，談話散乱	右前頭葉背外側部（BA 46/10）・左側頭葉皮質（角 回 BA 39）の血流減少/ 注意，新規記憶
[現実歪曲] 話し掛けの幻聴，被害妄想，関係妄想	左側頭葉内側部（海馬傍回 BA 28）の血流増加/ 図と地の知覚

リドルらは精神分裂病患者の精神症状について因子分析を行い，3つの症状群を抽出した。さらに，種々の神経心理検査，PETを用いた脳局所血流測定と各症状群との対応を検討した結果，それぞれの症状群に特徴的な所見が得られた。なお，局所脳血流について（ ）で示したBA値はブロードマンによる大脳皮質の区分の値である（図10 p.16 参照）。

b．3症状群モデルとの関連

これに対し，精神症状を主成分分析した結果では，思考障害は他の陽性・陰性症状とは独立した症状群を形成するという考え方が示されている。すなわち，リドルLiddleらは精神分裂病の症状を主成分分析して3つの因子を抽出し，その中での思考障害の位置づけを示している。リドルら（Liddle 1987 a, 1987 b, Liddle ら 1990）は精神症状と病歴の包括的評価尺度 Comprehensive Assessment of Symptoms and History（CASH），現在症検査 Present State Examination（PSE）および陰性症状評価尺度 Scale for the Assessment of Negative Symptoms（SANS）とマンチェスター尺度 Manchester scale といった異なった種類の症状評価尺度を用いて評価した慢性精神分裂病患者の症状を主成分分析し，いずれにおいても，精神症状が，精神運動性減退 psychomotor poverty syndrome，解体 disorganization syndrome，現実歪曲 reality distortion syndrome の3つの因子に分かれることを示している（3症状群モデル）。その中で，思考障害については，陰性思考障害に含まれる談話の貧困は精神運動性減退に属した。一方，接線的談話，脱線などの陽性思考障害は解体の因子の主要な症状であり，幻覚や妄想といった陽性症状（現実歪曲）や陰性症状（精神運動性減退）から独立した一症状群を形成した（表10）。このように精神症状が3つの因子にわかれ，陽性思考形式障害がその独立した1因子を形成するという所見は，マッラ Malla ら（Malla ら 1993），更井ら（Sarai ら 1993）が SANS と陽性症状評価尺度 Scale for Assessment of Positive Symptoms（SAPS）または感情障害および精神分裂病評価尺度 Schedule for Affective Disorders and Schizophrenia（SADS）を用いて解析した研究でも認められている。

さらに，リドルら（Liddle ら 1992）はこの3症状群モデルについてPETを用いた研究で，それぞれの症状が脳の異なった部位の異常と関連することを報告した。すなわち，PETを用いて測定した脳局所血流と3症状群の因子得点との相関を検討した。その結果，これらの3症状群の因子得点がそれぞれ異なった脳部位の局所血流と相関した。具体的には，現実歪曲は側頭葉内側部の血流増加と，精神運動性減退は前頭葉背外側部の血流減少，陽性思考障害が主要

項目である解体の因子は側頭葉皮質および前頭葉腹外側部の血流減少と相関した。このように，3症状群がそれぞれ脳の異なった部位と関連することが示された。これによって，臨床症状の分析から得られた3症状群モデルについて，脳の機能局在という生物学的な裏づけが得られたわけである。このような，3症状群と脳局所血流との関連については，カプランKaplanら（Kaplanら 1993）が未服薬分裂病患者について検討して，未服薬分裂病患者においてもリドルらと同様な結果が得られることを確認している。

このように，精神分裂病の3症状群モデルは，臨床症状の解析からだけでなく，生物学的にも裏づけられるモデルであると考えられる。すなわち，この結果からは，陽性思考障害は，他の陰性症状や陽性症状から独立した症状であり，前頭葉や側頭葉の一部の障害と関連することが示唆される。

c. 情動と思考障害

思考形式の障害が精神分裂病に特徴的な障害として研究されたのは，思考内容の障害に比べて，より経時的に安定した指標であると考えられたからであった。しかし，臨床場面では，患者の気分や情動の状態によって，あるいは話題によって話のまとまりが悪くなるということをよく経験する。これまで，こうした情動の影響については客観的な評価が難しくあまり研究が行われていなかったが，ドハティDochertyら（Dochertyら 1994 a, 1994 b, 1996）がこうした点について検討している。ドハティらはTLCおよび参照ミスを思考障害指標として用い，不快な話題と情動的な負荷の少ない話題とを用いて面接を行い，患者の陳述に現れる思考障害を比較した。その結果，精神分裂病患者では不快な話題において著明に陽性思考障害得点が増加し，特に家族歴に精神分裂病の負因のある患者で思考障害得点の増加が顕著であった。ドハティらの研究は情動そのものを測定した研究ではないという方法上の問題があるが，思考障害が情動の影響を受けることを示唆する研究であると考えられる。

こうした研究は，確かに方法論的に難しいものがあるが，しかし，思考障害の治療ということを考えると重要な研究であろう。もしも，思考障害が情動の影響を受けるとすれば，逆に情動を安定させるような働きかけをしたり，あるいは情動的な負荷のかからないように状況や話題を工夫すれば，より思考障害を少なくすることができると考えられるからである。

d. その他の臨床指標，知能

知能との関連

思考障害指標と他の臨床指標との関連については，おおよそ関連はないが，知能と，年齢については高齢者や小児で関連が認められることがある，とまとめることができる。ジョンストンJohnstonらの研究によると，患者でも健常者でも，性別，人種，社会経済的状況とTDI得点との関連がなかった。しかし，知能については，急性期の患者および患者の親を対象として，WAISを用いて思考障害検査を行った場合，TDI得点とIQとの間に負の相関が認められ

た（Johnston & Holzman 1979）。ただ，遺伝負因のない健常者（Arboledaら 1985）や急性期症状が治まった精神分裂病患者（Goldら 1990）ではこうした相関は認められなかった。また，ロールシャッハテストを用いて思考障害検査を行った場合もTDI得点とIQとの間には相関が認められなかった（Johnston & Holzman 1979）。

知能と思考障害の関連については，TLCを用いた研究でも若干の関連があることが示唆されている（Mazumdarら 1994）。すなわち，TLCを用いた，精神分裂病を対象とした研究で，TLC得点は，年齢，性別，教育歴，宗教，社会経済的状況と関連がなかった。しかし，出身地については，都会であるよりも地方である方が陰性思考障害が高得点であるという結果が得られている。また，教育歴について文盲か否かで分けた場合，文盲群では保続が多く，読み書きができる群では談話の転動されやすさ，非論理性，音連合，言語新作などが多いというように，思考障害の種類に相違があるとされている。

年齢との関連

さらに，思考障害と年齢についても，部分的に関連があることが報告されている。まず，一般の成人の患者については，先に挙げたTLCでの報告のように，年齢と思考障害とは関連が乏しいと考えられる。しかし，若年者や高齢者の場合には，年齢と思考障害の関連が認められることが報告されている。若年者については，TDIを用いて，5歳から16歳までの健常者を対象とした研究で，年齢と思考障害得点との間に負の相関が認められることが報告されている（Arboledaら 1985）。また高齢者については，ハーベイらが19歳から96歳までの精神分裂病患者392名を対象として，思考障害を横断的に評価した研究を行っている（Harveyら 1997）。ハーベイらは対象を64歳以上の高齢患者120名とそれ以外の患者272名とにわけ，TLCを用いて思考障害を評価した。その結果，高齢患者では，談話の貧困が有意に高得点であったのに対し，接線的談話，脱線，迂遠，結論のない談話といった，談話の非連続性を反映する項目は低得点であった。高齢患者における談話の貧困は全般的知能尺度であるMini-Mental State（MMS）得点と相関したが，他の思考障害項目とMMS得点は相関しなかった。ハーベイらは，この結果について，加齢に伴って変化しやすい認知的，生物学的要因が，一部の思考障害項目により強く反映されているのであろうと考察している。

このように，思考障害は，知能や年齢と部分的に関連を持つことが報告されている。後述するように，思考障害は，一部の記憶機能や注意機能などの神経心理学的機能，あるいは脳の形態的特徴などの生物学的指標と関連することが報告されている。したがって，思考障害と知能や年齢との関連についての研究を紹介したが，今後はこうした神経心理学的機能や他の生物学的指標を含めて検討する必要があると考えられる。

表11 フォローアップでの思考障害得点の分布

思考障害重症度	精神分裂病患者	分裂病以外の精神病患者	非精神病患者
なし	11%	18%	19%
軽度	44%	36%	49%
中等度	24%	21%	20%
重度	4%	4%	11%
最重度	17%	17%	1%

急性期後のフォローアップにおける思考障害は，精神分裂病患者でも約半数が思考障害なしまたは軽度思考障害に分類された。1回のフォローアップでは精神分裂病と他の精神病との間で有意な差はなかった。

2. 思考障害の疾患特異性，精神分裂病の素因との関連

a．思考障害の疾患特異性

ブロイラーの考え

ブロイラーは連合弛緩を精神分裂病に特徴的な症状であり，他の疾患では出現することはないと考えた。思考障害評価尺度を用いた研究においては，こうした点をまず確認する研究が行われた。すなわち思考障害の疾患特異性についての研究である。疾患特異性については，次のような点を明らかにする必要がある。（1）精神分裂病患者であれば皆，思考障害が認められるか，（2）思考障害というのは，精神分裂病だけに認められて，他の疾患では認められないか。

精神分裂病患者であれば皆，思考障害が認められるか

まず，最初に，精神分裂病患者では，健常者と比べて思考障害があると判定されるかどうかということが調べられた。この点については，アンドリアセン Andreasen，ホルツマン Holzman，ハーロウ Harrow らのいずれの評価尺度を用いた場合でも，入院中の精神分裂病患者の思考障害得点は明らかに健常者の得点を上回ることがわかっている。

もっとも，この結果は，患者と健常者を多人数集めてきて検査をして，比較した結果である。精神分裂病患者の全てに，明らかな思考障害が認められるという訳ではなく，思考障害だけでは健常者との区別が難しい患者もいる。特に，後でも述べるが，急性期を過ぎると，思考障害は改善していく傾向がある。例えば，ハーロウらの研究では，退院後のフォローアップで，精神分裂病患者の約半数は思考障害なしまたは軽度の思考障害と判定されている（Harrow ら 1986）（表11）。

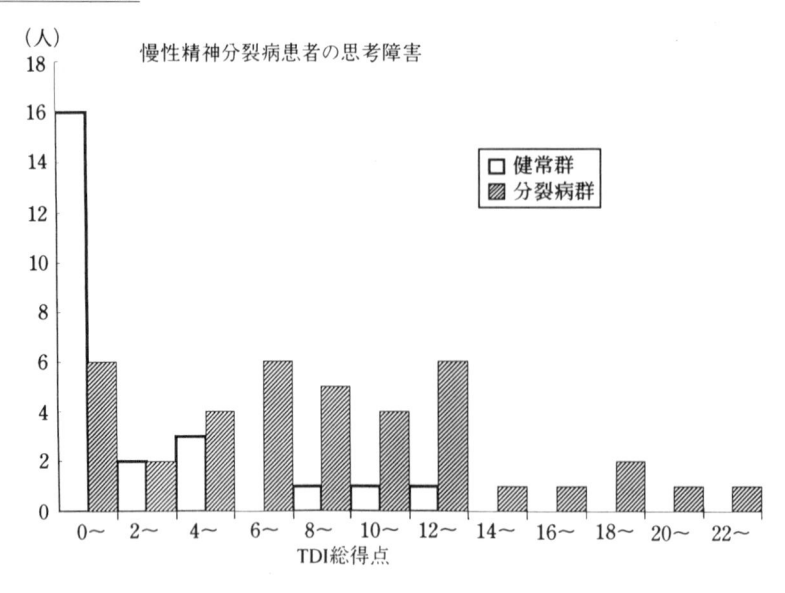

図15 慢性精神分裂病患者と健常者のTDI総得点の比較
TDIを用いると，慢性の精神分裂病についても健常者から判別することができる。

　ここで，著者らが外来通院精神分裂病患者を対象として行った研究について述べる。著者らは（畑ら 1995），慢性期の外来通院患者という比較して安定した患者に対して，TDIを用いて思考障害を評価した。TDIはハーロウ・マレンゴ思考障害尺度と比較して精神分裂病の思考障害に対してより鋭敏であると考えられている尺度である。対象は，慢性の外来通院精神分裂病患者36名と健常者25名である。その結果，TDI総得点が，精神分裂病は7.38 ± 5.69，健常者は1.59 ± 2.93であった。4点をカットオフ値とすると，感度77％，特異性84％で精神分裂病を診断することができた（図15）。山崎らは，やはり病状が安定している精神分裂病患者を対象として，TDIを用いて思考障害を評価し，全般的精神症状尺度 Brief Psychiatric Rating Scale（BPRS）を用いた精神症状との関連を検討した（山崎ら 1998）。その結果，BPRSの思考障害の因子得点とTDI総得点とが相関し，特に「奇異な言いまわし」の因子がよく相関した。したがって，TDIを用いた場合，安定した慢性期の精神分裂病患者においても思考障害が検出できることが示された。
　以上をまとめると，精神分裂病患者は，急性期には思考障害が顕著であるが，症状が軽快した時期や軽症の患者の場合には，健常者と区別がつかない場合もあるといえる。

思考障害は精神分裂病だけに認められるのか

　次に問題となる点は，思考障害が，精神分裂病だけに認められて，他の疾患では認められないかという問題である。精神分裂病と他の精神疾患の思考障害を比較した研究では，思考障害をおおまかに見た場合，必ずしも，思考障害が精神分裂病に特異的に出現するわけではないという結果が得られている。おおまかに見た場合というのは，TDIやハーロウ・マレンゴ思考障害尺度の総計点などを用いて，思考障害の項目を分けないで評価した場合という意味である。こうした指標を用いると，思考障害は精神分裂病以外の疾患，たとえば躁病や脳器質性障害な

どでも認められ，意外にも精神分裂病で認められる思考障害と判別が困難なこともあるという事実が明らかとなってきた。したがって，思考障害は，精神分裂病に限らず，診断を越えて，精神症状に従って非特異的に出現する側面を持つことが示唆された。

精神分裂病と陰性思考障害

しかし，適切な思考障害項目を選んで比較すると，疾患によって思考障害のパターンが異なることが報告されている。まず，アンドリアセンによるTLCを用いた研究を紹介する（Andreasen 1979 b）。対象は，急性期入院治療中の精神分裂病45名，躁病32名，うつ病36名。精神症状以外の話題，例えば身近な出来事や趣味，関心事などについて面接を行った。面接時にその場で，あるいは面接時の録音記録を聞いて，TLCの評価マニュアルに従って思考障害を評価した。その結果，総得点が，うつ病は7.0 ± 7.4点，躁病が20.1 ± 11.1点，精神分裂病が18.0 ± 10.6点であった。すなわち，うつ病は他の疾患よりも有意に低得点であるのに対し，躁病と精神分裂病は差がなかった。しかし，評価項目別にみると，談話内容の貧困は精神分裂病が躁病よりも高いのに対し，談話促迫，談話散乱，迂遠は躁病の方が高得点というように，躁病と精神分裂病で異なるパターンが認められた。アンドリアセンは談話の貧困と談話内容の貧困を陰性思考障害に分類し，談話促迫，接線的談話，脱線，支離滅裂，非論理性などの9項目を陽性思考障害に分類しているが，精神分裂病と躁病とを比較した場合，躁病では陽性思考障害のみが高く，精神分裂病では陰性思考障害と陽性思考障害の両方が高いという点で区別される。ハーベイ Harveyらも同様に，急性期の躁病と精神分裂病の思考障害を比較し，陰性思考障害得点が精神分裂病で高得点であることを示している（Harveyら 1984）。またクエスタ Cuestaら（Cuestaら 1993）もTLCを用いて，精神分裂病，分裂病様障害，分裂感情病躁状態の思考障害を比較している。ここでも，精神分裂病，分裂感情病ともに陽性思考障害項目が高得点となるが，陰性思考障害項目は精神分裂病のみが高得点となるという結果であった。以上のように，精神分裂病で，陽性思考障害項目が高得点となることは躁病や分裂感情病と類似しているが，陰性思考障害項目が高得点となる点で躁病や分裂感情病と異なると考えられる。

陽性思考障害の因子分析

一方，TDIを用いた研究では，陽性思考障害の中でも，疾患によるパターンの相違があることが報告されている。ソロヴェイ Solovayら，シェントン Shentonらおよびダニエルス Danielsらによる研究である。それぞれ精神分裂病と，健常者・躁病・分裂感情病（Holzmanら 1986，Solovayら 1987，Shentonら 1987），躁病・脳器質性障害（Danielsら 1988）を対象に思考障害を評価した。ここで脳器質性障害というのは，主として脳血管障害による右側大脳半球の障害である。まず，思考障害の総合的指標であるTDI総得点で見ると，精神分裂病と躁病，分裂感情病の躁状態，脳器質性障害の間には有意差がなかった。次に，各思考障害項目について因子分析を行った結果得られた因子や，心理学的な意味づけから先験的に分類した因子などを用いて，各疾患に特徴的な因子を抽出した。その結果，各疾患によって高値となる思考障害因子が異なり，それぞれの思考障害を判別できることが示された。因子分析については，それぞれの研究で疾患の組合せが異なるので，因子の構成も若干異なるが，おおよそ一貫して次のような思考障害の疾患による相違が認められた。すなわち，分裂病では「独特な表現」などの言語的な障害を示す項目を含む因子の得点が高くなった。それに対し，躁病や分裂

表12 精神分裂病と側頭葉てんかんの思考障害

	分裂病群	側頭葉てんかん群（精神病症状あり）	側頭葉てんかん群（精神病症状なし）	
TDI総得点	8.9±9.9	11.0±3.6	8.4±5.3	n.s.
連合弛緩	2.1±3.2	1.8±3.3	1.6±2.3	n.s.
結合的思考	1.8±2.6	3.3±2.3	3.6±3.5	P<0.05
不統合	0.6±1.6[a1,b]	4.3±2.0[a2,b]	2.1±3.2[a1,a2]	P<0.0001
奇異な言いまわし	4.0±6.7[a]	1.6±2.0	1.0±1.5[a]	P<0.05

a, a1, a2：P<0.05　b：P<0.01

側頭葉てんかんでは「不統合」が，精神分裂病では「奇異な言いまわし」がそれぞれ特徴的であった。てんかん性精神病では「不統合」が側頭葉てんかんより高値であり，「奇異な言いまわし」は精神分裂病には及ばないものの側頭葉てんかんよりも高値であるという結果であった。

感情病躁状態では「矛盾した結合」「作話的結合」など，不適切な連合や連想を反映する項目を含む因子が高得点となった。また躁病と分裂感情病躁状態とでは，大きな相違はないが，躁病の方がよりふざけた態度と関連するような逸脱が大きい傾向があった。さらに脳器質性障害では知覚を全体としてまとめることができないという「断片的思考」が顕著であった。TDIは陽性思考障害の評価指標であるが，このように，陽性思考障害に分類される思考障害のなかでも，その詳細は疾患によって異なると考えられる。

思考障害の疾患特異性から病態を推測する：側頭葉てんかんおよびてんかん性精神病の思考障害

　著者らはさらに，精神分裂病以外の疾患として側頭葉てんかんを対象として思考障害を測定し（畑ら 1996），側頭葉てんかんにおいても思考障害の測定が有用であることを示した（**表12**）。対象としたのはいずれも外来通院中の側頭葉てんかん患者14名，側頭葉てんかんに伴うてんかん性精神病患者7名と精神分裂病患者39名で，TDIを用いて思考障害を評価した。その結果，これらの疾患の鑑別においても思考障害の測定が有用であった。すなわち，側頭葉てんかん患者では精神病症状のない患者でも精神分裂病患者に匹敵する思考障害を認めたのだが，ホルツマンらが心理学的な意味づけをもとにして分類した因子を用いて思考障害項目を分類して検討を行うと，精神分裂病，側頭葉てんかん，精神病症状を伴う側頭葉てんかんの3群を判別することができた。すなわち，精神分裂病では「独特な表現」などの言語的側面に関連する思考障害項目を含む「奇異な言いまわし」の因子が有意に高得点であった。この点はホルツマンらの研究と同じ結果であった。側頭葉てんかんでは，「単語発見困難」や「混乱」といった，記憶の想起や短期記憶に関わるような思考障害項目を含む「不統合」の因子が高得点であった。したがって，この研究では，「奇異な言いまわし」がより精神分裂病的な思考障害であり，「不統合」はより側頭葉てんかん的な思考障害と考えられた。さらに精神病症状を伴う側頭葉てんかんでは精神病症状を伴わない側頭葉てんかんと比べて，「奇異な言いまわし」と「不統合」の両方が高得点となった。このことから，精神病症状のある側頭葉てんかんは他の側頭葉てんかんに比べて，思考障害の点で側頭葉てんかん的な特徴が強く，さらに分裂病的な特徴も併せもつことが示唆された。このように，思考障害を詳細に検討することで，疾患の病態についての示唆が得られる場合があると考えられた。

b. 思考障害の疾患特異性についての研究のまとめ

以上のように，精神分裂病に特徴的であるとされてきた内容に基づいて作成された思考障害評価尺度であっても，実際に臨床適用してみると様々な疾患で精神分裂病と類似した思考障害が認められることがわかってきた。思考障害には精神症状に伴って，非特異的に出現する側面があるとともに，思考障害を詳細に観察することによって，ある程度疾患の特徴を抽出することができると考えられる。

3．思考障害の縦断経過・精神分裂病の予後指標としての思考障害

以上は思考障害の横断的研究であったが，縦断的研究においては，疾患によって思考障害の経過が異なるとともに，思考障害が予後予測の指標として有用であることが報告されている。

> 精神分裂病では他の疾患と比較して急性期をすぎても思考障害が残る率が高い

ハーロウら（Harrowら 1986a，1986b）およびハート Hurtら（Hurtら 1983）は精神分裂病，躁病，分裂感情病のいずれにおいても，急性期をすぎると思考障害が改善することを示している。しかし，さらに長期間の経過を追った場合，精神分裂病では残存する思考障害が他の疾患よりも多いことが示されている。ここでは，マレンゴ Marengoら（Marengoら 1987）の研究を紹介する。対象は精神分裂病が44名，精神分裂病以外の精神病，すなわち精神病症状を伴う大うつ病，躁病，分裂感情病（躁及びうつ状態）が67名，精神病症状を伴わないうつ病，躁病，その他の非精神病性疾患が80名である。診断は研究用診断基準（Research Diagnostic Criteria, RDC）を用いた。急性期の入院治療を終え，退院して2年後と4年後に思考障害を評価した。その結果，先に述べた通り，精神分裂病でも，半数は急性期からの回復時に思考障害が認められなかった。しかし，他の疾患と比較した場合，精神分裂病では，2回のフォローアップの両方で思考障害が認められる割合（持続的思考障害）や2回のフォローアップのいずれかで思考障害が認められる割合（エピソード性思考障害）が高かった（**表13**）。したがって，精神分裂病では，他の疾患と比較して，急性期後に思考障害が残存する比率が高いと考えられる。

> 思考障害はその後の社会適応および再発の予後を予測する

思考障害が予後予測の上でどのような意味を持つかという点についての研究を紹介する。最初は，先程紹介したマレンゴらの縦断研究では思考障害の経過とともに，1回目のフォローアップでの思考障害と2回目のフォローアップでの社会適応や再入院率との関連が検討されている。社会適応はレーベンシュタイン，クライン＆ポラック Levenstein, Klein & Pollack（Levensteinら 1966）の全般的評価尺度と，シュトラウス＆カーペンターStrauss & Carpen-

表13　思考障害の経過による疾患間の比較

	1回目のフォローアップ時の思考障害	2回目のフォローアップ時の思考障害	精神分裂病患者	分裂病以外の精神病患者	非精神病患者
思考障害なし	−	−	24%	43%	56%
エピソード性	+	−	13%	18%	20%
	−	+	24%	14%	11%
持続性	+	+	39%	25%	13%

ハーロウらは，精神疾患患者の思考障害が2回のフォローアップでどのように変化するかを検討した。分裂病患者は他の精神疾患と比較して持続的に思考障害が認められる患者（+/+）が多かった。

表14　思考障害による社会適応予後予測（(Harrowら　1986）により作成）

[1回目のフォローアップでの思考障害得点と2回目のフォローアップでの社会適応指標との関連]

2回目のフォローアップでの機能評価項目	精神分裂病	精神分裂病以外の精神病	非精神病
全般的機能（Levenstein, Klein & Pollack 1966）	n.s.	n.s.	n.s.
全般的機能（Strauss & Carpenter 1972）	r=.47 P<.001	r=.25 P<.05	r=.35 P<.001
労働機能	r=.38 P<.01	r=.33 P<.01	r=.21 P<.05
社会的機能	n.s.	n.s.	r=.20 P<.05
再入院率	r=.32 P<.05	n.s.	r=.40 P<.001
妄想	n.s.	r=.28 P<.15	n.s.
幻覚	n.s.	n.s.	n.s.

ハーロウらは1回目のフォローアップでの思考障害得点と2回目のフォローアップでの社会適応障害得点との関連を検討した。いずれの疾患でも，1回目のフォローアップで思考障害が大きいほうが2回目のフォローアップで社会適応が悪いという結果が得られた。

ter（Straussら　1972）の全般的評価尺度を用いた。その結果，1回目のフォローアップでの思考障害が重症であるほど2回目のフォローアップでの社会適応が不良で再入院率が高いという結果が得られた。したがって，慢性期の思考障害については，その後の症状再燃の予後の指標になると考えられる（表14）。

　TLCを用いた研究では，アンドリアセンが（Andreasen 1986）6ヶ月のフォローアップ研究を行っている。アンドリアセンの研究では精神分裂病と躁病，分裂感情病の患者をあわせたサンプルを対象としている。急性期に，思考障害を測定し，6ヶ月後に社会適応を機能の全般的評価尺度（Global Assessment Scale, GAS）を用いて評価した。その結果，急性期の思考障害得点のうち，陰性思考障害得点が6ヶ月後の全般的評価得点と負の相関を示した。しかし陽性思考障害得点と全般的評価得点との関連は認められなかった（表15）。またウィルコックスWilcoxはTLCの陽性思考障害と陰性思考障害を併せた指標を用いて思考障害を評価し，これが他の精神症状よりもよく再発予後を予測することを示した（Wilcox 1990）。ウィルコックスは，慢性期の精神分裂病患者を対象としてTLCを用いた思考障害評価とその他の臨床症状の評価を行った。その結果，その後2年間の再発の予後を最もよく予測するのは思考障害得点であった。ウィルコックスは，同様な研究を精神分裂病以外の疾患についても行ってい

表15 TLCを用いた思考障害指標と社会適応予後との関連

	GAS	GASの変化
陽性思考障害	r=−.13 p=.279	r=−.03 p=.796
陰性思考障害	r=−.38 p=.002	r=−.28 p=.02

アンドリアセンはTLCを用いて思考障害を測定，その6ヶ月後の社会適応を全般的尺度（GAS）を用いて評価した。陽性思考障害よりも陰性思考障害の方がその後の社会適応をよく予測した。

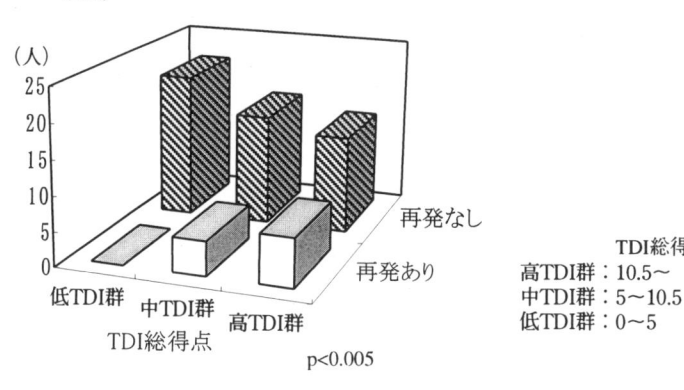

図16　TDIによる再発予測
TDIを用いて思考障害を測定した後，3年間の入院の有無を評価した。開始時のTDI総得点で3群に分けて比較したところ，低TDI群では再発がまったくなかったのに対して，中TDI群，高TDI群となるにしたがって再発率が有意に上昇した。

る（Wilcox 1992）。すなわち，TLCを用いて躁病の思考障害を評価し，再発の予測性を検討した。その結果，躁病においても，他の臨床症状と比較して思考障害がその後3年間の再発の最もよい予測因子となるという結果が得られた。

著者らも外来通院中の慢性精神分裂病患者を対象として，思考障害と再発および社会適応予後との関連を検討し，そのいずれについても思考障害が全般的精神症状よりもよく予後を予測することを示した（畑 1999a，1999b）。対象は精神分裂病患者69名で，TDIを用いて思考障害を評価した。TDI総得点によって，対象を高TDI群，中TDI群，低TDI群の3群に分けた。低TDI群のTDI総得点はほぼ健常者の範囲に相当する。この3群を対象として，まず，再発予後を，その後3年間の入院の有無で評価した。すなわち，3年間のうちに入院した者を再発あり，入院しなかった者を再発なしとした。その結果，再発率は高TDI群，中TDI群，低TDI群の順となり，TDI得点が高いほど有意に再発率が高かった（p<0.005）。特に，ほぼ健常者の範囲にあてはまるTDI総得点5点以下の低TDI群ではまったく再発しなかった（図16）。一方，全般的精神症状尺度（BPRS）を用いて対象を3群にわけて，同様に再発率を検討したところ，BPRS得点の違いによる再発率の違いは認められなかった。次に，TDI評価時に就労していなかった患者を対象として，社会適応予後を，その後3年間の就労の有無で評価した。その結果，高TDI群では3年間のうちに就労者がおらず，低TDI群，中TDI群と比べて有意に就労率が低かった（p<0.01）（図17）。ここでもBPRS得点で3群に分けた検討を行ったが，やはり，BPRS得点の違いによる就労率の違いは認められなかった。こ

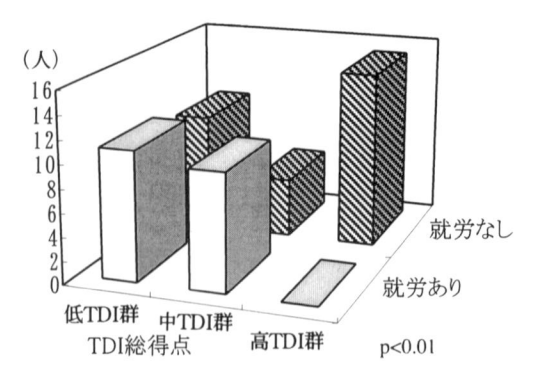

図17 TDIによる社会適応予後予測
TDIを用いて思考障害を測定した後，3年間のうち6ヶ月以上の就労の有無を評価した。低TDI群，中TDI群ではある程度就労できたのに対し，高TDI群ではまったく就労できなかった。

のように，著者らがTDIを用いて行った研究でも，精神分裂病患者において，思考障害がよく再発および社会適応の予後を予測した。

以上のように，思考障害は，精神分裂病や躁病においても，社会適応や再発の予後予測の有用な指標であることが示されている。ただ，予後を予測する思考障害のタイプについては，一定した見解が得られていないようである。

4．思考障害と精神疾患の素因との関連

a．思考障害の素因と環境因

思考障害がどのように生じるかということについては，大きく分けて2つの考え方がある。1つは，環境の影響である。環境といっても，さまざまな要因があるが，その中でも，親の会話に逸脱したパターンがあると，患者の生育過程で影響し，その結果，患者の思考障害や発病を促進するというものである。もう1つは，素因である。一般に，精神分裂病などの精神疾患は，病気になりやすい素質と，さまざまな環境要因やストレスが重なり合って発病すると考えられている。この，病気になりやすい素質のことを素因と呼ぶ。その中でも特に，遺伝的な要因が注目される。思考障害についても，このような素因，特に遺伝的要因が検討されている。

b．精神疾患患者の家族における思考障害

（1）家族の思考パターンを研究することにはどのような意義があるか

このように思考障害の成因については，環境が影響するという考えと，素因が影響するという考えとがあるが，患者の家族の思考パターンを検討することは，このどちらの立場にとっても意味がある。すなわち，家族の思考パターンが正常から逸脱したものであれば，それが環境

要因となって患者の思考障害の成因に寄与していると考えられる。一方，家族は患者と遺伝的なつながりをもっているので，精神疾患になる遺伝的素因をある程度持っていると考えられ，家族の思考パターンの逸脱自体が，こうした精神疾患の素因と関連するとも考えられる。

この2つの立場のいずれが正しいかということは，単純に家族の思考パターンを評価するだけではだめで，研究方法に一工夫が必要である。この点については後で述べることにして，ここではひとまず，精神疾患の家族にどのような思考パターンが認められるかということについての研究を見てみよう。

(2) 精神分裂病患者の家族にも思考障害が認められる

コミュニケーションの逸脱の研究

精神疾患患者の家族の思考障害としては，患者である母親から生まれた子供，いわゆるハイリスク児の思考障害についての検討や，精神病患者の家族の検討を通して研究されている。古くはウィン Wynne ら（Doane ら 1982，Sass ら 1984，Singer ら 1966）の研究があげられる。ウィンらは，思考障害が家族の逸脱した思考パターンからの影響を成長の過程で受けることで，患者に思考障害が形成されるという，思考障害の環境因説の立場に立って研究を行った。ウィンらは，家族の逸脱した思考パターンとしてコミュニケーションの逸脱（communication deviance）という概念を導入した。コミュニケーションの逸脱とは，コミュニケーションを効果的に行うことができず，話が明確に聞き手に伝わらないという障害を言う。41項目からなり，それらは次のような5つの因子に分類される。(a) 会話への関わりの問題：真意を話しているかどうかわからないような話し方，(b) 参照語の問題：指示代名詞など，他の語を参照する言葉がなにを参照しているのかはっきりしない，(c) 言葉遣いの異常：独特な言葉遣いをしたり，言葉遊びをするなど，(d) 矛盾した，独断的な表現：矛盾した表現や非論理的な表現，(e) 破壊的談話：会話を続けるのに障害となるような談話，である。精神分裂病の思考障害と重なる項目もあるが，原則的には，コミュニケーションが適切に行われるかどうかということを評価する。ウィンらの研究では，親のコミュニケーションの逸脱が患者の思考障害の重症度と関連するという結果が得られている。ウィンらは精神分裂病患者の思考障害の成立に関わる環境要因としてコミュニケーションの逸脱を取りあげているのだが，コミュニケーションの逸脱自体を精神分裂病の遺伝的要因のひとつとしてとらえるが考え方も成り立つ。いずれにせよ，ウィンらの研究は，親の思考パターンの逸脱と患者の思考障害が関連を持つことを示した重要な研究である。

精神病患者の家族の思考障害

シェントンら（Shenton ら 1989 c）は，精神疾患患者の一親等家族を対象として，その思考障害を検討した。シェントンらの研究の目的は，精神疾患の遺伝素因と思考障害との関連を検討することにある。一親等家族というのは，ここでは親，子以外に兄弟も含まれる。遺伝的に，患者と平均50％の重なりがあると考えられる親族のことである。シェントンらは，躁病，精神分裂病，分裂感情病の患者の家族と，健常対照群について，TDIを用いて思考障害を評

価した。その結果，精神疾患患者の家族では，TDI総得点が有意に健常対照群よりも高かった。そして，患者のTDI得点が高いほうが，家族のTDI得点も高い傾向が認められた。また，TDIの因子の中では「奇異な言いまわし」が精神分裂病と分裂感情病の患者の家族で高く，疾患特異的な思考障害パターンが家族についても認められた。

ヘインHainらは，精神分裂病患者の兄弟について，年齢と性別を一致させた健常対照群と，思考障害を比較する研究を行った（Hainら 1995）。思考障害の測定はTDIを用い，ただし，TDI総得点はホルツマンらのマニュアルに基いて算出したものの1/100の値を用いている。その結果，患者の兄弟ではTDI総得点が0.17±0.10点で，健常群（0.10±0.08点）と患者群（0.38±0.31点）との中間の値であった。

以上のように，精神疾患患者の家族では，親であれ兄弟であれ，ある程度の思考障害が認められることが明らかとなっている。

ハイリスク児の思考障害研究

アーボラーダArboladaら（Arboladaら 1985）は，思考障害が精神疾患の遺伝素因と関連するとする立場から研究を行っている。精神疾患患者から生まれた子供は，親から遺伝子を引き継ぐため，精神疾患になる遺伝素因を持つと考えられ，ハイリスク児と呼ばれる。思考障害がこのような遺伝素因と関連するとすれば，ハイリスク児では，発病していなくても，思考障害が認められると考えられる。アーボラーダらは精神病の母親からうまれた子供，すなわちハイリスク児の思考障害をTDIを用いて検討した。対象となった子供は，5歳から16歳までの20名で，母親の診断は精神分裂病，分裂感情病，妄想性障害，精神病症状を持つ感情病と躁うつ病である。比較対照として，入院中の精神病患児18名，入院中の非精神病患児12名，健常者79名についても思考障害を測定した。その結果，ハイリスク児の思考障害得点は，健常児や精神病でない入院患児よりも有意に高く，精神病で入院している患児と同等であるという結果が得られた。しかもハイリスク児で高得点となった思考障害項目は，精神病に罹患した患児で高得点となった思考障害項目と類似していて，思考障害パターンという点でも，ハイリスク児は精神病患児と類似した特徴を持つことがわかった。

ハイリスク児を用いた研究のもう1つのメリットは，ハイリスク児が高い比率で発病するため，発病前から発病後まで経過を追うことができるという点である。パルナスParnasらは（Parnasら 1986）精神分裂病の母親から生まれた171名のハイリスク児の思考障害を臨床的観察によって縦断的に評価し，10年後の再評価の結果と有意に相関することを示した。1回目の評価時点では精神病患者はいなかったが，2回目の評価時点では48％が精神病と診断されたにもかかわらず，このような相関が認められたことから，思考障害が精神病の発病前から徐々に進行すると考察している。

以上のように，ハイリスク児では，精神病症状がなくても，精神病に罹患している患児と同等な思考障害が認められ，精神病に対する素因を思考障害が反映していると考えられる。

c．思考障害の成因についての研究

　さて，このように，精神疾患患者の家族にも思考障害が認められることが明らかにされているが，思考障害が，環境によって決定されるのか，あるいは素因によって決定されるのかという点については，これらの研究だけからではわからない。この点については，養子研究や，双生児研究の手法を用いて検討されている。

養子先で発病した患者でも実の親には思考障害が認められる

　キンニーKinney らは，精神分裂病患者の家族，特に親に認められる思考障害が，遺伝的要因を反映しているのか，それとも環境的要因を反映しているのかを検討するために，養子先で精神分裂病に罹患した患者を対象とした研究を行っている（Kinney ら 1997）。すなわち，養子の精神分裂病および養子の健常対照群を対象として，本人，養子先の家族，実家族（生物学的家族）のそれぞれについて TDI を用いた思考障害得点を比較した。その結果，精神分裂病患者本人は健常対照よりも TDI 得点が高かったのは当然であるが，家族については，実家族は精神分裂病患者の家族の方が健常対照者の家族よりも TDI 得点が高かったのに対し，養子先の家族と健常対照者の家族の間には差がなかった。このことから，精神分裂病発病に関わるような遺伝的要因が思考障害についても関わっている可能性があると考察している。

思考障害の遺伝研究

　思考障害が遺伝的に規定されるものかどうかを検討するために，ベレンバウム Berenbaum ら（Berenbaum ら 1985）は双生児を用いた思考障害の遺伝研究を行っている。ベレンバウムらは精神分裂病患者を発端者とする双生児の思考障害について TLC をもとにした尺度を用いて検討した。対象は精神分裂病患者を発端者とする一卵性双生児 17 組と二卵性双生児 12 組である。そのうち，2人とも精神分裂病であったのは，一卵性双生児が 9 組，二卵性双生児が 1 組であった。一卵性双生児では遺伝的に 100％相同であるのに対し，二卵性双生児では平均で 50％しか一致しないので，思考障害に遺伝的要因が関わっているとすれば，一卵性双生児の方が，より類似した思考障害が認められると考えられる。ベレンバウムらの研究の結果では，一卵性双生児と二卵性双生児とで，ペア間の思考障害の一致度に有意な差が認められなかった。したがって，ベレンバウムらは，思考障害に対して遺伝的要因があまり関与していないとしている。

　一方，ガンビニ Gambini ら（Gambini ら 1997）は，健常者を対象として，双生児間の思考障害得点を比較した。16 組の一卵性双生児と，9 組の二卵性双生児を対象として，TDI を用いて思考障害を評価した。その結果，一卵性双生児ペアでは二卵性双生児ペアと比較して，有意に TDI 得点の一致度が高く，思考障害に遺伝的要因が関わっていることが示唆された。

　もちろん，ガンビニらの研究は健常者を対象としているため，この結果をそのまま精神分裂病患者の思考障害にあてはめることには留保が必要である。しかし，ベレンバウムらの研究とは矛盾する結果であり，現在のところ，双生児法を用いた思考障害の遺伝研究については，結論は出ていないと言える。後に述べるように，思考障害はさまざまな生物学的指標と関連を

もっているが，これらが遺伝的背景を持っていることは十分に考えられるので，思考障害についても遺伝的要因が関与する可能性が考えられる。しかし，先に述べたように思考障害は状態依存的に変化する面を持つなど，多くの要因によって影響されるので，もし思考障害が遺伝的要因を持つとしても，当然ながら，それだけで思考障害が決定されるものではないだろう。

思考障害の発現には遺伝的要因と環境要因との相互作用がかかわっている

このような遺伝的要因と環境要因が，思考障害にどのように関わっているかを，より明確に示した研究を次に紹介する。ワールベルクWahlbergら（Wahlbergら 1997）は，精神分裂病のハイリスク児で養子に出された子供を対象にして，その思考障害を検討した。通常の研究では，ハイリスク児は，親から引き継いだ遺伝的要因と，親のコミュニケーションの逸脱をはじめとする生育環境の要因との両方の影響を受けることになるが，養子研究では，生育環境の要因を統制することができるというメリットがある。対象は，58名の養子に出されたハイリスク児で，96名の養子に出された健常児（ローリスク児）が比較対照群である。思考障害は，原始的思考指標（Index of Primitive Thought）で評価した。これはTDIの結合的思考の項目にほぼ該当し，TDIと同様，ロールシャッハテストを行って評価した。そして，育て親のコミュニケーションの逸脱も評価した。その結果，ハイリスク児では，親のコミュニケーションの逸脱が大きいと，本人の思考障害得点が高くなるという関連が認められたのに対し，ローリスク児では，本人の思考障害得点は親のコミュニケーションの逸脱と関連しなかった（図18）。この結果は，精神分裂病の遺伝素因を持つものは，生育環境で親のコミュニケーションの逸脱にさらされると，思考障害が生じてしまうが，遺伝素因が少ないものは，こうした生育環境の影響に左右されないと解釈される。すなわち，思考障害は，遺伝素因の上に環境の影響が重なって生じるという，遺伝的要因と環境要因との相互作用があることを示唆する結果であった。

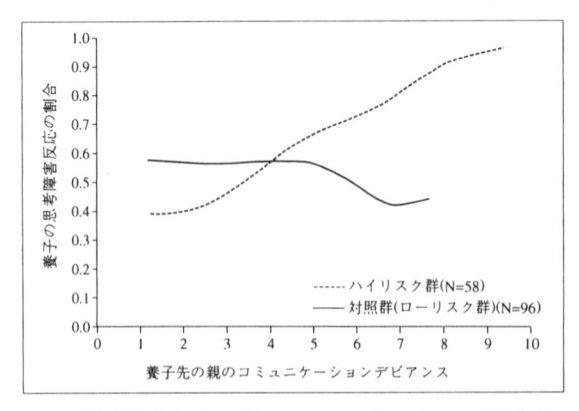

図18 ハイリスク児における思考障害と育て親のコミュニケーションデビアンスとの関連
ハイリスクでは親のコミュニケーションの逸脱が大きいと，本人の思考障害得点が高くなるという関連が認められたのに対しローリスク群では，本人の思考障害得点は親のコミュニケーションの逸脱と関連しなかった。

VII. 思考障害の病態をめぐる生物学的研究

思考障害に関わる脳基盤については，神経心理学的指標や，解剖学的所見，生化学的指標，精神生理学的指標など，生物学的指標と思考障害指標との関連が検討されている。

1．注意と思考障害

a．注意機能の評価

注意の障害は，精神分裂病で認められる認知機能障害のなかで，特に病態に深くかかわるものとして重要である。思考障害と注意機能との関連については，注意の過重が思考障害をもたらす（Neuchterleinら 1986）とか，無関連な刺激を排除することの障害が思考障害として現れる（Harrow & Quinlan 1985）など，注意の障害が思考障害の背景になっているという考えが提唱されている。

注意機能を評価する検査として，攪乱刺激を伴う数唱課題（digit span）が注意の指標として比較的よく用いられている。これは被験者に5個程度の数字を提示した後その再生を求める課題である。刺激後に攪乱刺激を挿入するが，その間，記憶を保持するように注意を持続させることが要求される。

また最近，注意機能を評価する検査として，注意持続課題 continuous performance test（CPT）やスパン課題 span of apprehension task（SPAN）などの課題がよく用いられている〔付録：注意持続課題・スパン課題参照〕。CPT は注意の維持機能を評価する検査であり，連続してディスプレイに短時間呈示される刺激文字（たとえば，0-9 の数字）の中から，標的刺激に対する反応を求めるものである。CPT の検査法の1つに AX 法と呼ばれる課題がある。これはアルファベットをスクリーンに提示する検査で，まず先行刺激（アルファベットのA）が提示されるのを見つける。そして，その次に標的刺激（アルファベットのX）が出たときに応答を求めるものである。この検査では先行刺激を覚えておきながら次の刺激に注意をむける必要があり，負荷が高くなっている。

また SPAN は，注意集中時の処理容量を評価する検査である。通常は3-12個のアルファベットをディスプレイ上にごく短時間呈示し，その中からTあるいはFを発見させる課題を用いることが多い。

b．数唱課題と思考障害

　撹乱刺激下における聴覚性の数唱課題は，数唱課題施行中に無関連な音刺激を与える検査である。精神分裂病では撹乱刺激がない場合の数唱課題の成績は健常者と変わらないが，撹乱刺激下での数唱課題の成績は有意に健常者より悪いことが知られている。

　そこで，撹乱刺激下の数唱課題成績を注意機能指標として用い，これと思考障害指標との関連が検討されている。その結果，撹乱刺激下の数唱課題成績は陽性思考障害と関連する一方，陰性思考障害とは関連しないこと，およびこうした思考障害との関連性は精神分裂病においてのみ認められ，精神分裂病と同様に撹乱刺激による成績低下が認められる躁病では注意障害と思考障害との関連が認められないことが報告されている（Harveyら 1988, 1990），（Walkerら 1986）（表16）。

　一方，視覚性の数唱課題においては，課題遂行成績と思考障害の関連は認めないという結果が報告されている（Harveyら 1989）。ハーヴェイ Harveyらは，抗精神病薬服用中および未服薬の分裂病患者各18例を対象に，撹乱条件，および非撹乱条件における聴覚性および視覚性の数唱課題を施行した。思考障害はアンドリアセンらによるTLCによって評価した。聴覚課題においては，テープに録音された女性の声で刺激語が読み上げられ，撹乱条件においては刺激の間に男性の声の撹乱刺激が挿入された。また視覚課題においては，刺激がディスプレイ上に呈示され，撹乱条件では刺激間に撹乱刺激として4つの数字が挿入された。この結果，聴覚条件では，服薬群も未服薬群も課題成績に対する撹乱刺激の影響がみられたが，視覚条件で撹乱刺激の影響がみられたのは未服薬群のみであった。服薬群では撹乱条件における聴覚課題の成績と陽性思考障害の間に有意な負の相関（r＝－0.57）を認めたが，未服薬群においてもやはり撹乱条件における聴覚課題の成績と陽性思考障害，および陰性思考障害の間に有意な負の相関（r＝－0.45，－0.53）を認めた。しかし両群とも，視覚課題の成績と思考障害の間に関連はみられなかった。

表16　精神分裂病患者における思考障害と数唱課題成績との関連

	服薬精神分裂病（n＝18）		未服薬精神分裂病（n＝18）	
	陽性思考障害	陰性思考障害	陽性思考障害	陰性思考障害
視覚撹乱刺激あり	－0.22	－0.09	0.01	－0.43
視覚撹乱刺激なし	0.09	0.18	－0.06	0.18
聴覚撹乱刺激あり	－0.57*	－0.27	0.45*	－0.53*
聴覚撹乱刺激なし	－0.23	－0.23	0.22	－0.02
陽性思考障害	－	0.23	－	0.04

*$p<0.05$.

撹乱刺激下での数唱課題成績は注意機能を反映すると考えられる。撹乱刺激下での数唱課題のうち，視覚刺激によるものは思考障害と関連しなかった。聴覚刺激については，未服薬患者では陽性思考障害と陰性思考障害の両方と，服薬患者では陽性思考障害とのみ相関が認められた。

c．CPT・SPAN と思考障害

　ニュクターレイン Nuechterlein ら（Nuechterlein ら 1986）は入院精神分裂病患者において，TDI を用いた思考障害指標と，CPT および SPAN を用いた注意機能指標との関連を検討している．その結果，CPT や SPAN の結果は陰性症状と強く関連する一方，TDI との関連では，症状増悪期の TDI 指標と症状の安定した時期の CPT の注意指標との間に弱い関連が認められるという部分的な関連が認められた．

　一方，パンデュランギ Pandurangi ら（Pandurangi ら 1994）は精神分裂病患者に対して，CPT の AX 版を行い，精神症状と病歴の包括的評価尺度（Comprehensive Assessment of Symptoms and History：CASH）と TLC の一部の項目を用いた陽性の思考障害評価との関連を検討した．その結果，CPT の成績，特に，標的刺激でない刺激に反応してしまう誤り（お手つきミス：commission error）が寛解期の思考障害を予測することを示している．

　また，シュトラウス Strauss ら（Strauss ら 1993）は精神分裂病と分裂感情病において CPT，SPAN と臨床症状および TLC で測定した思考障害との関連を検討した．その結果，CPT は TLC と関連する一方，SPAN は陰性症状と関連するというように，それぞれの注意指標が異なった臨床症状と関連した．

d．参照ミスを用いた検討

　以上の研究は，思考障害指標と注意機能指標とを別個に測定してその関連を検討したものであるが，思考障害に対する注意負荷の直接的な影響を検討した研究が報告されている．すなわち，コミュニケーションの障害の指標として参照ミス（reference failure：付録　参照ミス）を用い，会話中に撹乱刺激として種々の雑音を与えた場合の参照ミスの変化を測定した研究である．参照ミスについてはハーヴェイ Harver らによって TLC によって評価された思考障害との関連が検討され，陽性思考障害と相関することが示されている（Harvey ら 1983）．

　ハーヴェイらは，会話中に撹乱刺激を与えた場合に，この参照ミスがどのように影響を受けるかを検討した．その結果，健常者や躁病では参照ミスは撹乱刺激によって変化しないのに対し，精神分裂病では撹乱刺激によって有意に参照ミスが増加する（Hotchkiss ら 1990）とともに，未服薬精神分裂病患者ではその傾向がさらに顕著であることが示された（Moskowitz ら 1991）．すなわち，精神分裂病において，陽性思考障害が注意負荷によって増悪するとともに，この注意負荷による思考障害の増悪が投薬によって改善する可能性が示されている．

e．まとめ

　このように，精神分裂病においては，陽性思考障害が一部の注意機能指標と関連することが示されている一方，陰性思考障害では注意機能指標との関連が一貫しないという結果であり，両者が異なった生物学的背景を持つことが示唆されている．また，陽性思考障害と関連する注意機能についても，聴覚性の課題では思考障害と関連が認められるが，視覚性の課題では関連

が一貫しない。このように，単に注意の過重によって思考障害が生じるというのではなく，過重される注意機能の性質によって思考障害との関連が異なる可能性が示唆されている。

2．記憶と思考障害

a．記憶機能と思考障害

　記憶は，現在，手続き記憶と宣言的記憶に分類されて考えられている。手続き記憶というのは，水泳の技術の獲得や，問題解決技法の獲得など，物事の手順についての記憶を言う。一方，宣言的記憶というのは事物の内容の記憶である。宣言的記憶は，意味記憶とエピソード記憶に分類され，それぞれ，言葉の意味の記憶，過去の出来事の記憶を示す。

　精神分裂病の記憶機能については，宣言的記憶が健常者に比べて低下している一方，手続き記憶は保存されていることが報告されている（Schmand ら 1992）。精神分裂病における宣言的記憶の障害についてはセイキン Saykin ら（Saykin ら 1991, 1994）が包括的な神経心理検査バッテリーを用いて，精神分裂病では他の神経心理課題に比して記憶機能がより顕著に障害されていること，および未治療の精神分裂病患者において記憶機能の障害が発症の早期から認められることを指摘している。

　記憶機能の障害と思考障害との関連については，ハーヴェイら（Harvey ら 1984）が単語記憶課題を用いた短期記憶の評価と TLC による思考障害評価を行った研究では，両者の間に関連が認められなかった。しかし，その後，ネスターら（Nestor ら 1998）が行った研究では，思考障害指標と言語性記憶課題の成績とが有意に相関した。

　ネスターらの研究では，思考障害と作業記憶や実行機能などの神経心理学的検査や，MRI を用いた脳の形態計測との関連も検討されており，ここに概要を紹介する。対象は入院中の抗精神病薬を服用している15名の男性精神分裂病患者である。年齢は20歳から55歳で平均37.6歳であった。神経心理学的検査としては，まず作業記憶課題として，ヘッブ反復数唱課題（Hebb's recurring digits），トレイルメーキングテスト（Trails making test（付録：トレイルメーキングテスト）），カテゴリー交代テスト（Alternating semantic categories）を行った。ヘッブ反復数唱課題は，通常の数唱課題を行って，被験者の数唱能力を測定した後，それに一桁増やした数列を記憶してもらう検査である。被験者には秘密で3つめごとに同じ数列を提示し，その数列がどの程度記憶されるかを測定する。一般的には海馬と関連するとされる検査であるが，ここでは作業記憶課題として分類されている。カテゴリー交代テストは，人名と果物の名前というように2つのカテゴリーについて，交互にそのカテゴリーに属する単語を言ってもらう検査である。トレイルメーキングテストは，数字とアルファベットが中に記入された円を順に線で結ぶ課題である。ここでは 1-A-2-B-3 というように，数字とアルファベットを交互に線で結んでいくB課題を施行した。この2つの検査は，カテゴリーの転換を要求する検査であり，この論文ではやはり作業記憶課題として分類されている。また言語性および視

表17 TDI得点と神経心理学的検査成績との相関

(スピアマン順位相関係数)

課題	相関係数
作業記憶	
ヘッブ反復数唱課題	0.12
カテゴリー交代テスト	-0.36
トレイルメーキングテストB	0.63*
言語性記憶および意味的処理	
論理的記憶（WMS-R）	
即時再生	-0.71**
遅延再生	-0.89***
対語課題（WMS-R）	
即時再生	-0.62*
遅延再生	-0.42
抽象化機能	
WAIS-R類似サブテスト	-0.68**
視覚性記憶（WMS-R）	
即時再生	0.04
遅延再生	-0.16
実行機能	
ウィスコンシンカード分類テスト	-0.76**

$*p<0.05$；$**p<0.01$；$***p<0.001$

覚性記憶検査としてウェクスラー記憶尺度（Wechsler Memory Scale-Revised, WMS-R）を行った。言語性記憶は，物語の再生を行う論理的記憶と，単語対を再生する対語課題を用い，それぞれ即時再生と遅延再生を行った。抽象化機能検査としてウェクスラー式成人知能テスト（Wechsler Adult Intelligence Scale-Revised, WAIS-R）の類似問題を行った。実行機能検査としてウィスコンシンカード分類テスト（Wisconsin Card Sorting Test, WCST）（付録：ウィスコンシンカード分類テスト）を行った。脳の体積測定はMRIを用いて，前頭前野および基底核（被核，尾状核，淡蒼球）の体積を測定した。思考障害はTDIを用いて測定した。その結果，TDI総得点は，言語性記憶のうち論理的記憶（即時再生：$p<0.01$，遅延再生：$p<0.001$）との間に有意な相関が認められ，対語課題では即時再生との間に弱い相関が認められた（$p<0.05$）が，視覚性記憶課題の成績とは有意な相関が認められなかった。抽象化機能，実行機能の各検査成績（$p<0.01$）との間にも有意な相関が認められた。また作業記憶課題成績とTDI総得点の間には，トレイルメーキングテストの成績とのみ弱い相関が認められた（$p<0.05$）（表17）。脳の体積については，TDI総得点は前頭前野，基底核のいずれとも相関しなかった。

このように，思考障害は，視覚性記憶課題とは関連しないが，単語記憶課題を用いた言語性記憶課題と相関することが示唆されている。特に，物語の再生といった，高次の言語理解を必要とする記憶課題で，思考障害と関連する。そのほかに，思考障害は，以下に示すように，初頭効果，文脈効果，意味的プライミングなど，記憶に関するいくつかの指標と関連することが報告されている。

b. 単語記憶における文脈効果

　精神分裂病患者は，語の認知・記憶において，文脈による予測性を適切に利用することができないことが，単語記憶課題における文脈効果の研究から明らかにされている（Lewinsohnら 1961, Lawsonら 1964, Raeburnら 1968, Manschreckら 1997, Maherら 1980）。この場合の文脈効果とは，単語群の記憶再生課題において，ランダムに選択された単語群と，なんらかの文脈を持った単語群とを提示した場合に，単語群が文脈を持つ場合に再生成績が上昇するという現象である。

　精神分裂病患者では健常者と比較して文脈効果が乏しく，それが特に思考障害のある患者で著しいことがマーハーMaher（Maherら 1980）によって報告された。対象は17例の精神分裂病患者で，うつ病患者12例，健常者10例を対照群とした。被験者はテープに録音された10個の単語のリストを注意して聞いた後，それを記憶して書き記すことを求められた。単語のリストは8組用意され，ほぼランダムな配列のものから通常の英文に近いものまで順に呈示された。この結果，感情障害と精神分裂病の症状評価尺度（SADS）の思考障害項目，すなわち支離滅裂，連合弛緩，非論理性，談話内容の貧困の項目で評価して思考障害が認められた患者で，文脈効果が特に低いことが示された（図19）。文脈効果を得るためには，単語どうしを

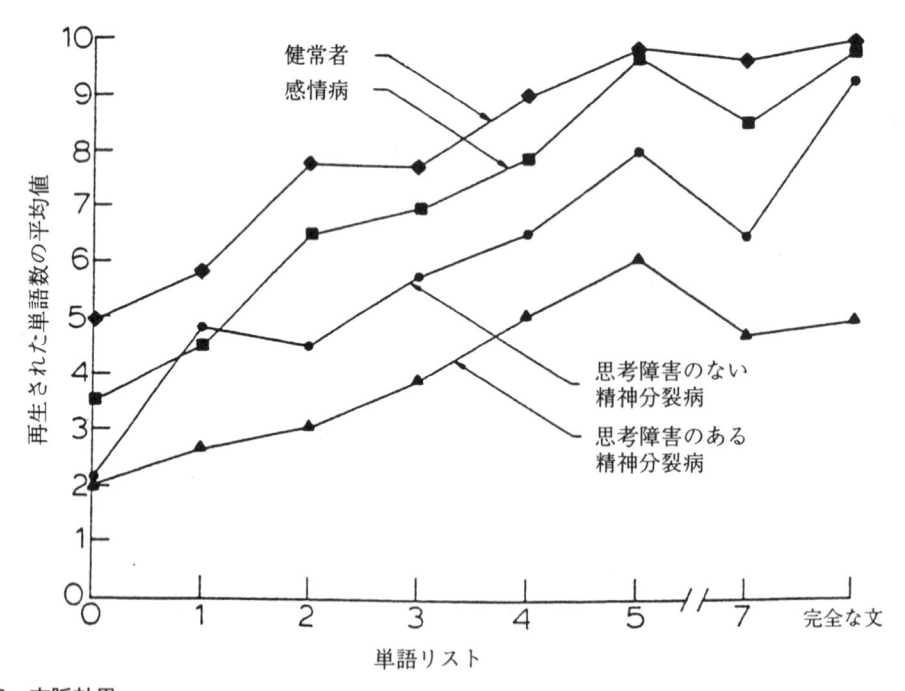

図19　文脈効果

10個の単語を再生する課題で，8種類の単語リストを用いた。8種類はそれぞれ文脈の持ち方が異なっていて，0から5まで順に文脈が強くなるように配置されている。その後，文脈の乏しいリスト（7）を提示した後，完全な文章になるリストを提示した。思考障害のない患者の成績は健常者と比べて有意差はなかった。思考障害のある患者では文脈のないリスト（0）では思考障害のない患者と同等であったのに，文脈のあるリストでは他群と比べて有意に成績が悪く，文脈が強くなることによる成績の上昇も有意に少なかった。

意味的に関連づけて整理するというチャンク機能が必要であると考えられるが，マーハーらの研究は，こうした機能が思考障害のある患者で障害されていることを示すものであると考えられる。

さらに，この文脈効果の低下が前頭葉と関連することが示されている。マーハーら（Maherら 1995）は精神分裂病患者において，文脈効果を持った記憶課題の成績とMRIで測定した脳の各領域の体積を全脳体積で補正した値を比較した。その結果，文脈効果のある記憶課題の再生成績と前頭葉体積指標，特に前頭葉背外側部体積との間に正の相関が認められた一方，文脈効果のない記憶課題との間にはそのような関連が認められなかった。このように文脈効果という指標を介して，思考障害と前頭葉障害との関連が示唆される。

c. 初頭効果と思考障害

マンシュレック Manschreck ら（Manschreck ら 1991）は，単語記憶課題を用いた系列位置効果，タイプ・トークン比 type-token ratio（TTR），および文脈効果という3つの指標を用い，精神分裂病の高次機能障害について検討している。系列位置効果とは，複数の事項を連続して記憶する際，最初の方で提示された事項と最後の方で提示された事項の再生成績が高くなるという現象で，それぞれ，初頭効果，新近効果と呼ばれている。そのうち，初頭効果は，単語群の最初の項目をリハーサルして記憶に留めることによって得られる効果と考えられている。一方，TTRは話された単語の種類と単語の総数の比であり，同じ単語を繰り替えすほど小さい値を示す。TTRは表現の冗長さの指標である。

対象は20例の精神分裂病患者で，各20例のうつ病患者と健常者を対照群とした。被験者はテープに録音された各20個の単語を含む4組の単語リストを聞いた後，その単語を再生し書き記すことを求められた。またこれとは別に被験者には，ブリューゲルの絵画"The Wedding Feast"を見て言葉で描写することを求め，これをテープに録音してTTRを評価した。

20個の単語を，系列の中の呈示の順番から，初頭群（1-5番），中間群（6-15番），新近群（16-20番）に分類して比較した。その結果，分裂病患者では，新近群の成績は他群と差はなかったが，初頭群の成績は著明に低下していた。分裂病患者において，初頭群の成績とTTRの間には有意な正の相関（$r=0.54$）がみられた。また単語列に文脈を持たせると，各群とも課題成績は改善したが，分裂病患者の改善率は小さく，文脈効果が乏しかった。

このように，精神分裂病では初頭効果が減弱しており，その成績はTTRと相関した。マンシュレックらはTTRが思考障害の指標となることを報告しており（Manschreckら 1979, 1981），精神分裂病患者における初頭効果の減弱が，会話の冗長さに現れるような思考障害と関連すると考察している。また，初頭効果の減弱と文脈効果の減弱が同時に認められたことから，初頭効果と文脈効果が共通した基盤を持った現象であることが示唆される。マンシュレックらは，初頭効果と文脈効果が，限られた記憶容量に対してより効率的に記憶を行うための1つの戦略であり，高次の脳機能が必要とされると述べている。精神分裂病では，この高次機能が障害されており，こうした高次機能障害が思考障害のひとつの要因であると考えられる。

d. 作業記憶と思考障害

　作業記憶（working memory）は複数の情報を一時的に保持し，これらの情報を複雑な課題の遂行に使用するための機構である（Baddley 1992）（図3参照 p.7）。作業記憶のシステムは，中心となる中央制御部（central executive system）と下位のシステムである音声ループ（phonological loop）および視空間スケッチパッド（visuospatial sketch pad）から構成されているとされている。ゴールドマン・ラキシは（Goldman-Rakic 1992）「作業記憶によって，実際の刺激ではなく，表象に基づいて行動することができる」として，「それによって，言語的機能，計算，チェスやブリッジ遊び，ピアノの暗譜による演奏，スピーチ，さらには空想やプランの作成が支えられている」と述べている。このように，作業記憶は，思考活動に不可欠な機能であると考えられる。作業記憶について，前頭葉に局在すること，ドパミン受容体が関与することなどの，さまざまな知見が得られていることについては前に述べた。

　ゴールドマン・ラキシ（Goldman-Rakic 1994）は精神分裂病の連合弛緩を中心とする思考障害について，作業記憶の障害との関連によって説明している。すなわち，連合弛緩は，本来のテーマからそれて話が進んでしまうことを言うが，これは作業記憶が障害されているために，会話のテーマを覚えていることができなかったり，無関連な刺激によって撹乱されてしまうためであると述べている。

　作業記憶と会話をもとにして評価した思考障害との関連については，まだ研究が少ない。ネスターらの研究で，TDI得点と相関したウィスコンシンカード分類テストやトレイルメーキングテストは作業記憶課題として用いられることがある。しかし，ウィスコンシンカード分類テストは概念形成や概念の転換の課題と，トレイルメーキングテストは注意検査と分類されることもあり，作業記憶以外の機能も多く関わっている検査である。したがって，作業記憶の障害が思考障害を生み出す要因となっているかという点については，まだ検討の余地がある。作業記憶の検討が容易でないという点については作業記憶の概念自体の問題もかかわっている。すなわち，作業記憶は短期貯蔵庫と中央制御部から構成される複合的な概念である。このうち，短期貯蔵庫については検討しやすいが，中央制御部の機能については，その機能の性質上，それだけを抽出する課題はありえないという問題があり，課題の設定が難しい。ともかく，作業記憶は思考活動を担う機能のひとつであると考えられ，思考障害についてもなんらかの関わりが予想される。今後，こうした課題の工夫も含めて，さらに作業記憶について検討されることが望まれる。

作業記憶障害についての研究

　作業記憶の障害が思考障害の成立にいかに関わっているかについては，まだ十分に明らかになっていないが，ここで，作業記憶障害自体が，精神疾患と，どう関わりがあるか，またどのような脳機能障害を背景としているかという点についていくつかの研究を紹介する。

　パークParkらは（Parkら 1992），精神分裂病と作業記憶との関連を検討し，精神分裂病患者だけではなく，精神分裂病患者の家族や，分裂病型人格の傾向が強い者でも作業記憶障害が認められることを報告している。パークらが用いたのは空間的作業記憶課題である。そのう

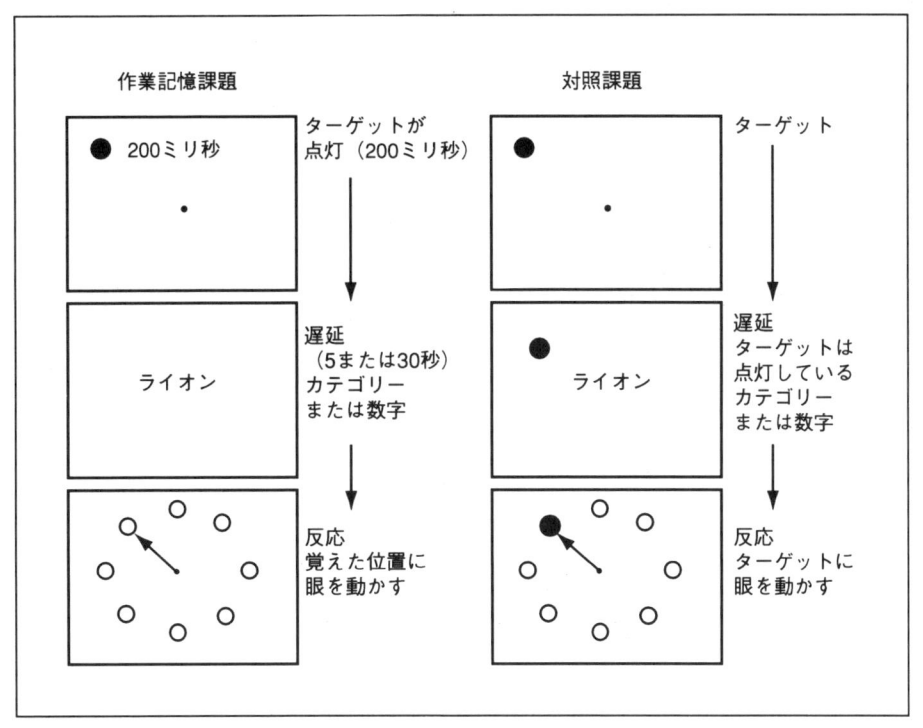

図20　視運動性遅延反応課題のモデル図
作業記憶課題では，ターゲットは200ミリ秒だけ点灯し，5または30秒の遅延の後，8つの小円が現れる。被検者はターゲットが提示された場所に眼を動かす。対照課題では，ターゲットは消えずにずっと点灯したままである。

ち1つは視運動性遅延反応課題である（図20）。これは，スクリーン上に上下左右斜めの8方向のうちのひとつにターゲットが200ミリ秒現れたあと，別の攪乱課題を行い，その後，ターゲットの位置を目で示すというものである。攪乱課題のひとつは，単語を順次提示し，途中でその属するカテゴリーが変化した場合にボタンを押す課題である。たとえば，ライオン→ネコ→リンゴというように提示され，リンゴの時にボタンを押す。もうひとつは数字が提示されたあと，順次そこから2を引いた数字が提示されるが，ときどき誤った数字が提示され，その場合にボタンを押すというものである。作業記憶を必要としない対照課題として，ターゲットが消えずに，ずっと点灯するような条件でも同様な視運動性課題を行った。作業記憶課題のもう一つは触覚性遅延反応課題である。これは見えないようにスクリーンで被われた円形の台の一端に突起を提示するもので，同様な攪乱課題の間，台の中心部に手を保持し，その後，突起があった場所に指を移動するという課題である。パークらは，精神分裂病患者，躁うつ病患者および健常者，各12名ずつを対象としてこの課題を行った。その結果，精神分裂病患者のみが，有意に各遅延反応課題の正答率が低く，反応時間も遅かった。一方，作業記憶を必要としない対照課題では，このような差は認められなかった。

　パークらはさらに，精神分裂病患者の家族に対しても同様な検査を行い，精神分裂病患者の家族が，健常者より有意に作業記憶課題の成績が悪いことを示した。さらに，分裂病型人格尺度（Schizotypal Personality Questionnaire）と作業記憶課題成績との関連を検討した。その

結果，分裂病型人格尺度で上位10%群と下位10%群を比較すると，分裂病型人格の傾向が強い方（上位10%群）が作業記憶課題の成績が悪いことが示された。以上のことから，作業記憶の障害が精神分裂病の素因に関連したものであると考えられる。

一方，スティーブンスStevensらおよびウェクスラーWexlerら（Stevensら1998, Wexlerら1998）は，遅延反応課題によって賦活される脳の部位をfMRIを用いて測定し，精神分裂病患者では，前頭葉を中心とした領域で賦活が少ないことを示した。用いた課題は言語性および非言語性の系列位置当て課題である。言語性課題では4つの単語を提示したあと，何秒かの間をおいてその中の1つの単語を示し，それが何番目の単語かを答える課題である。非言語性課題では，高さの異なる3つの音を提示し，そのあと提示した音が何番目の音であったかを答える課題である。まず，課題遂行成績については，精神分裂病患者は特に言語性課題で成績が悪かった。そして，fMRIの結果では，いずれの課題においても，精神分裂病患者で前頭葉下部（ブロードマン44, 45野）および運動前野（6野），や側頭葉前部（22野前部）の賦活が少ないことが示された（図10参照 p.16）。ウェクスラーらの研究では精神分裂病患者はすべて抗精神病薬を服用しているという問題点があるが，作業記憶障害に関わる脳の領域を検討した論文はまだ少なく，貴重なデータである。以上のように，精神分裂病患者では作業記憶障害が認められ，前頭葉を含むいくつかの領域の障害を背景にしていると考えられる。したがって，当然ながら，思考障害についても，作業記憶と関わる部分については前頭葉の障害と関わると推測される。

e．意味的プライミングと思考障害

精神分裂病患者においては手続き記憶が保たれていることは先に述べたが，手続き記憶のひとつである意味的プライミングについて，思考障害との関連が検討されている。意味的プライミングは，概念形成の項で述べた意味ネットワークモデルと関連する現象で，目標語と意味的に関連する語をあらかじめ提示しておくと，目標語に対する反応が促進されるというものである。文脈効果も語の間の関連を利用した効果であるが，文脈効果がより能動的な関与を必要とする効果であるのに対し，意味的プライミングは，より無意識的，自動的であるという点で区別される。精神分裂病においては，感情病や健常者と比較して意味的プライミングの効果が同等（Blumら1995），ないし増強していること（Chapinら1989, Manschreckら1988, Kwapilら1990）が報告されている。したがって，少なくとも精神分裂病患者ではこうした自動的学習機能が損なわれていないことが示されている。

意味的プライミングと思考障害の関連については，思考障害のある患者で，意味的プライミングが特に増強されていることが報告されている。すなわちマンシュレックらは（Manschreckら1988），感情障害および精神分裂病評価尺度（Schedule for Affective Disorders and Schizophrenia：SADS）の「支離滅裂」「脱線」「論理性」「談話内容の貧困」「言語新作」の5つの項目を用いて思考障害の有無を判定した。その判定に基づいて分裂病患者を2つに分けて検討した結果，思考障害がある患者で意味的プライミングが特に顕著であったと報告している。この研究ではプライミング課題が用いられた。被験者はディスプレイ上に250ミリ秒の

表15 意味的プライミング効果

(単位：ミリ秒)

群	刺激語と標的語に関連あり(a)		刺激語と標的語に関連なし(b)		意味的プライミング効果（b－a）
	平均	(SD)	平均	(SD)	
健常者	605	(92)	642	(85)	37
感情病	556	(116)	612	(146)	56
思考障害のない精神分裂病	594	(82)	630	(66)	36
思考障害のある精神分裂病	478	(176)	561	(178)	83

マンシュレックは提示した単語が実在するかどうかを判断する課題を用いて，意味的プライミング効果を測定した．表はプライミング語も標的語も実在する単語である場合で，それらが互いに意味的に関連する語である場合と関連しない語である場合とを比較している．この両者の成績の差（表の右側から左側を引いた値）が意味的プライミング効果である．この意味的プライミング効果を疾患別に比較すると，思考障害のある精神分裂病患者で意味的プライミング効果がもっとも大きかった．

間隔で呈示される2つの単語（刺激語と標的語）に注意を払い，2番目の語が正しい単語かどうかの判断を下すように求められた．標的語は刺激語と関連のあるものとないものが呈示された．各群とも，標的語が関連語の場合，無関連語と比較して有意に反応時間が速くなったが，この効果は思考障害のある分裂病患者で最も顕著であった（表15）．マンシュレックらはこの結果について，過剰な意味プライミングによって活性化された概念が，会話中に不適切に混入することによって思考障害が生じるとして，意味プライミングの増強と思考障害との関連を考察している．

さらに，シュピッツァー－Spitzerら（Spitzerら 1993, Spitzer 1997）は，こうした思考障害患者で認められる意味的プライミング効果の増強について検討し，これが意味的連合記憶のSN比（signal-to-noise ratio）の低下と関連している可能性があると報告している．シュピッツァーらは，意味的プライミング課題において，直接プライミングと間接プライミングを用いて検討した．直接プライミングは「ニワトリ－卵」というように直接，意味的関連を持つ単語によるプライミングで，間接プライミングは「レモン－甘い」というように，間に他の語（ここでは「酸っぱい」ないし「オレンジ」など）を介在させると意味的につながりを持つようなプライミングを言う．この課題を用いて検討した結果，BPRSの思考障害項目（概念の解体）で評価して，思考障害がある患者では直接プライミングによる反応時間の短縮は健常者や思考障害のない患者と有意差がなかったが，間接プライミングによる効果は他の群よりも有意に大きかった（図21）．その結果，思考障害のある精神分裂病患者では，間接プライミングと直接プライミングの相違が減少しており，意味的連合記憶のSN比が低下していると考えられた（図22）．シュピッツァーらはこうした意味的連合記憶のSN比の低下が思考障害の背景となっていることを考察している．

f. まとめ

以上のように，記憶と思考障害の関連について，主に精神分裂病を対象として研究され，文脈効果と初頭効果が思考障害と関連することが示されている．また，手続き記憶については意

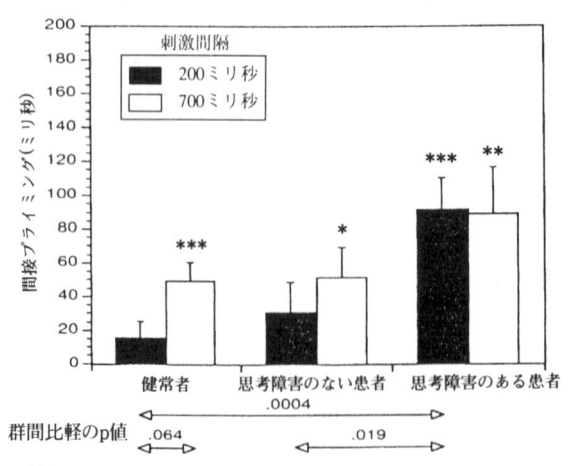

図21 間接プライミング効果
間接プライミング効果を反応時間の短縮で示した。＊印は有意にプライミング効果があることを示す（＊：p＜0.05，＊＊：p＜0.001，＊＊＊：p＜0.0001）。刺激間隔が長くなると，健常者では間接プライミング効果が大きくなる。思考障害のある精神分裂病患者では刺激間隔が短い場合でも間接プライミング効果が顕著であり，刺激間隔が長くなっても変化しない。

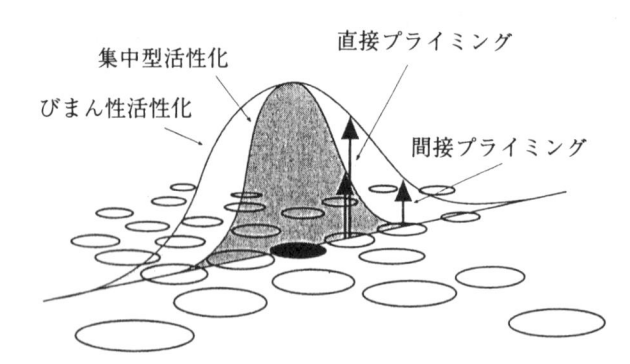

図22 間接プライミング効果のモデル
楕円は単語ないし概念を表す。黒い円が刺激語で，これによって近縁の語が活性化される程度をグラフで示す。このモデルでは，健常者では活性化が集中型で直接プライミングが際立っている（SN比が高い）のに対し，思考障害のある患者では活性化がびまん性で直接プライミングと間接プライミングの差が少ない（SN比が低い）。このように，間接プライミングを用いると，両者の違いをよりはっきりと示すことができる。

味的プライミングについて検討され，間接プライミングの亢進に反映される意味的連合記憶のSN比の低下が思考障害と関連することが示されている。

　記憶機能については，脳のどのようなメカニズムによって担われているかという生物学的背景についての研究が進んでいる。思考障害と関連する記憶機能については，まず，精神分裂病患者における文脈効果の低下は，上述したように前頭葉障害との関連を示唆する結果が報告されているし，作業記憶も健常者において前頭前野への局在が報告されている。記憶は思考機能に対してその素材を提供する機能として，思考よりも低次の機能として考えられていたが，作業記憶のように思考と密接なつながりを持つと考えられる側面も持つ。今後，記憶についての生物学的研究はさらに進歩すると考えられ，こうした成果を手掛かりにして思考障害について

の研究が進められることが期待される。

3．概念形成・問題解決・判断・推論

　概念形成・問題解決・判断・推論といった機能は，最初に述べたように，思考の代表的な機能である。会話に基づいて評価した思考障害と，これらの機能との関連については，先に記憶と思考障害の項で紹介した，ウィスコンシンカード分類テストと思考障害指標との関連についての研究（Nestor ら 1998）があるほかは，見当たらない。しかし，これらの機能は思考の代表的な機能なのでその障害は，当然思考障害の一側面を表していると言える。ここでは，こうした機能の障害が精神分裂病で認められること，また，一部の課題において，これらの機能の障害が前頭葉機能の障害と関連することなどが示されており，以下にその研究を紹介する。

概念形成

　概念形成については，ウィスコンシンカード分類テストを用いた研究が多く行われている。ウィスコンシンカード分類テストの成績が精神分裂病で不良であるという報告は数多くなされているが，一方，感情病でも成績が不良であるという報告もある。しかし，マクグラス McGrath ら（McGrath ら 1997）は，感情病では症状の改善にともなって課題の成績も改善するのに対し，精神分裂病では一貫して成績が不良であると報告している。マクグラスらの研究は精神分裂病患者36例，躁病患者18例，健常者20例を対象としたもので，ウィスコンシンカード分類テストを，急性期とその4週間後の亜急性期に行った。急性期には，有意差には至らないものの，精神分裂病患者（保続30.3±21.8，達成カテゴリー3.6±2.3），躁病患者（保続41.4±32.4，達成カテゴリー2.8±5.1）ともに健常者（保続17.7±12.2，達成カテゴリー5.1±1.6）よりも成績が不良であった。しかし，4週間後の検査では，躁病患者では達成カテゴリーが有意に増加した（4週後の達成カテゴリー5.1±1.6）のに対し，精神分裂病患者では成績が悪いままであった（4週後の達成カテゴリー3.6±2.4）。このことから，精神分裂病では概念形成機能の障害があり，その障害が持続性のものであることが示唆された。

　ウィスコンシンカード分類テストは，前頭葉損傷患者で成績が不良であることから，前頭葉機能を反映する検査の1つにあげられている。精神分裂病で課題施行中の脳の賦活状態を検討すると，前頭葉の賦活が健常者よりも低いことが報告されている。ワインバーガー Weinberger らは，20名の非服薬の慢性精神分裂病患者と25名の健常者を対象として，ウィスコンシンカード分類テスト施行中に PET を用いて脳の局所血流を測定した。その結果，課題の遂行成績については，精神分裂病患者で保続が多く，達成カテゴリーが少なく，成績が健常者よりも有意に悪かった。さらに，脳の局所血流は，安静時には両群で差はなかったが，課題施行時に認められる前頭前野の血流の増加が，精神分裂病患者では健常者よりも少なかった（Weinberger ら 1986）。パレラーダ Parellada ら（Parellada ら 1998），ルビン Rubin ら（Rubin ら 1991）が，急性期の精神分裂病患者を対象として行った研究でも，安静時には健常者との間に脳の局所血流に差はなかったが，精神分裂病患者では課題施行時の前頭葉の血流増加が認

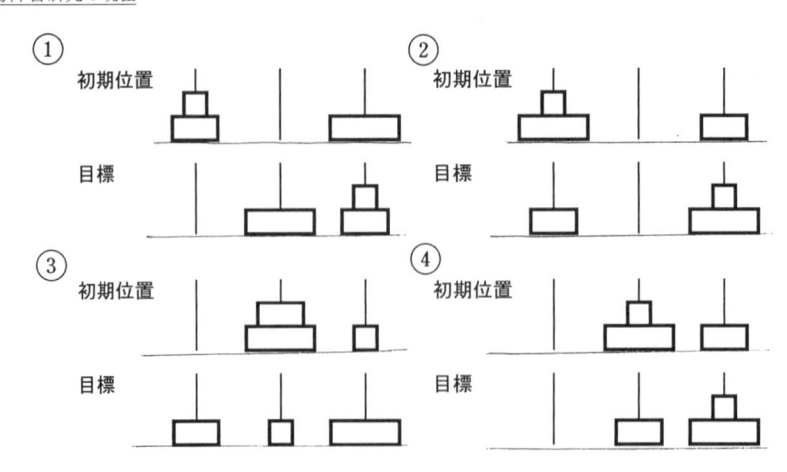

図 23　ハノイの塔コンフリクト課題
初期位置から①③は 4 手で，②④は 5 手で目標の位置に円盤を動かす。円盤は必ず大きい円盤が小さい円盤よりも下になければならない。3 本の棒の上を 1 枚ずつ円盤を移動させる。読者も一度挑戦するとよいだろう。②④はコンフリクト課題で，最初の 1 手は目標から遠ざかるような手をうたなければならない。

められなかった。また，レグランド Regland らの研究では，健常者では課題遂行成績が前頭前野の血流と相関したのに対し，精神分裂病患者ではこうした相関は認められなかった（Regland ら 1998）。したがって，精神分裂病で認められる概念形成の障害が，前頭葉の機能障害をもとにしていることが考えられる。

問題解決

　問題解決については，ロンドン塔テストやハノイの塔テスト（付録：ロンドン塔テスト，ハノイの塔テスト参照）を用いた研究が行われ，精神分裂病患者で，成績が不良であるとともに課題施行中の前頭葉の賦活が乏しいことなどが報告されている。ルシェRushe ら（Rushe 1999）はハノイの塔テストを用いて 25 名の精神分裂病患者の問題解決機能の障害を検討し，脳損傷患者と比較した。脳損傷患者の損傷部位の内訳は，左前頭前野 11 名，右前頭前野 10 名，左側頭葉 19 名，右側頭葉 19 名で，健常者 44 名を比較対照とした。ルシェらは脳損傷患者では右側頭葉損傷患者と左前頭葉損傷患者で成績が不良となることを示している。そして，さらに詳細に検討すると，右側頭葉損傷患者の成績不良は同時に行った空間的記憶課題の成績と関連した。また，左前頭葉損傷患者では最終目標から遠ざかるように見える中間的な目標をおかなければならないコンフリクト課題（図 23）で成績が不良であった。精神分裂病患者ではやはり成績が不良であったが，空間的記憶課題の成績と関連がないこと，課題の種類による成績の出来不出来がないことから，右側頭葉損傷および左前頭葉損傷のどちらの障害とも異なる障害を背景にしていると考察している。

　機能画像検査では，精神分裂病患者で認められる問題解決機能の障害は前頭葉の障害と関連することが示されている。アンドリアセンらは未服薬（まったく薬を飲んだことがない）または非服薬（薬を飲んだことはあるが現在飲んでいない）精神分裂病患者 36 名，および健常対照 15 名を対象としてロンドン塔テストを行い，課題施行による局所脳血流の増加を検討した

条件1：
AAABAAAAABBAAAAAAAAB

条件2：
AAABAAAABABBBABBBBAB

図 24 ビーズ課題
Aを黄色，Bを黒のビーズとする。左から順番に提示していき，①のビンから出しているのか②のビンから出しているのかを判断する。条件2では途中で判断が変わるような出し方となっている。

(Andreasenら 1988)。その結果，健常者では課題施行中に前頭葉内側の血流が増加したが，精神分裂病患者ではその血流増加が乏しく，特に陰性症状が強い患者でその傾向が顕著であった。

このように，思考機能の1つである問題解決についても，精神分裂病では障害が認められ，前頭葉の障害がその背景となっていると考えられた。

判断・推論

判断・推論について検討したものとして，ゲアティGaretyらによる確率判断課題を用いた研究があげられる（Garetyら 1991）。ゲアティらの課題は，2種類の異なった色のビーズが異なった比率で入っているビンから，ビーズを1つずつ取り出し，どの比率のビンから取り出しているかを答えるものである。たとえば，①のビンには黄色のビーズが85％，黒のビーズが15％入っており，②のビンには黄色が15％，黒が85％入っている。実験では実際にこれらのビンからビーズを取り出すのではなく，あらかじめ決められた順番でビーズを提示して判断を求める（図24）。被検者は，ビーズを1つずつ提示するたびに片方のビンである確率を答え，いくつ目で判断に確信が持てたかを答える。ゲアティらは，妄想のある精神分裂病患者13名，妄想性障害患者14名，その他の非精神病精神疾患患者14名，健常対照者13名を対象としてこの課題を行った。その結果，妄想患者は，より少ない数で確信に達すること，また，容易に確率判断を変更してしまうことが示された。妄想は思考内容の障害に分類されるが，ヘムズレイHemsleyらは妄想が生じる背景にこうした判断機能の障害があると考察している（Hemsleyら 1994）。

判断・推論については，前頭葉腹内側部の脳損傷患者で成績が不良であることが報告されている（Becharaら 1998）。したがって，この機能の障害についても前頭葉障害が関与していると考えられ，思考障害（ここでは判断・推論の障害）が前頭葉障害と関連することが示唆される。

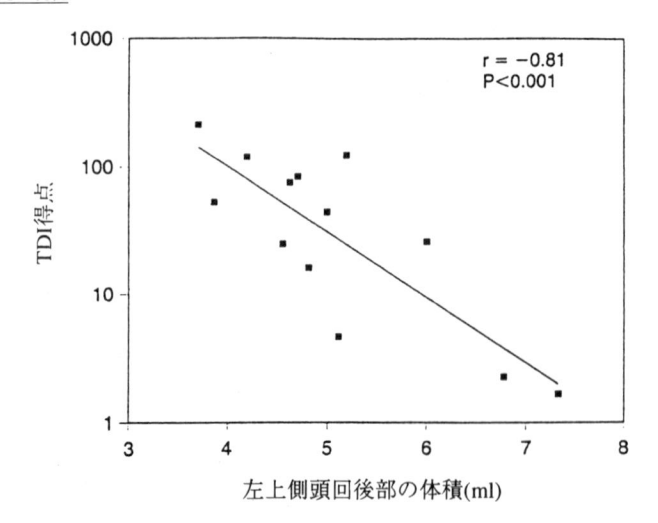

図25 TDI得点と左上側頭回後部体積の関連
TDI得点は左上側頭回後部体積と有意に負の相関を示した。

4．思考障害についての解剖学的知見

　思考障害が脳のどの部位の障害によって生じるかということを示唆する研究としては，思考障害と脳の画像所見との関連の検討，および側頭葉てんかんにおける思考障害の検討が挙げられる。

a．思考障害と脳画像所見との関連

　思考障害と脳画像所見との関連については，側頭葉と前頭葉が主に検討されている。
　シェントンShentonら（Shentonら 1992）は慢性分裂病患者において，MRIで測定した左上側頭回後部体積測定とTDIを用いた思考障害評価を行い，その関連を検討している。ここではTDIの項目についての検討は行われず，おおよそ陽性思考障害を反映すると考えられるTDI総得点が用いられている。その結果，左上側頭回後部体積とTDI総得点とが負の相関を示すとともに，右側頭葉とは弱い相関しか認めなかった（図25）。シェントンらは左上側頭回について，思考の最終経路として位置付け，思考障害の出現には，側頭葉だけでなく前頭葉を含む他の領域も重要であると考察しているが，いずれにせよ，精神分裂病性の陽性思考障害の解剖学的背景について重要な示唆を与える研究である。
　同様に，ロッシRossiら（Rossiら 1994）は精神分裂病患者を対象にクラウィカ・マンチェスタ尺度Krawiecka Manchester Scale（Krawieckaら 1977）の思考障害項目を評価するとともに，3次元再構成MRI画像から計測した側頭平面面積の左右差との関連を検討した。側頭平面面積の左右差は側方性指標＝2×（右側頭平面面積 RT－左側頭平面面積 LT）/

(RT+LT)で求めた。その結果，陽性思考障害項目である「支離滅裂および無関連な陳述」の得点が側頭平面面積の側方性指標と正の相関を示す一方，陰性思考障害項目である「談話の貧困」にはそのような相関が認められなかった。すなわち，陽性思考障害の強い患者の方が左側頭葉が小さいという結果であり，シェントンらが示した精神分裂病における思考障害と左側頭葉との関連をさらに裏付ける研究である。

一方，ヴィタVitaら（Vitaら 1995）はTLCを用いた思考障害評価とMRIによる脳の体積計測との関連を検討した。その結果，TLC得点は上側頭回体積の側方性指標との間に負の相関を認めた一方，前頭前野体積とも負の相関を認めている。TLCは陽性思考障害とともに陰性思考障害を測定することができる指標であるが，ここで前頭前野体積と負の相関を示したのは，主に陽性思考障害項目であり，陽性思考障害が側頭葉だけでなく前頭葉とも関連することを示唆する結果である。また先に述べたように，リドルらは精神分裂病の3症候群モデルについてPETを用いて各症候群と脳代謝との関連を検討している。その結果，陽性思考障害が主要項目である解体の因子は側頭葉および前頭葉の血流減少と相関し，陰性思考障害を含む精神運動性減退の因子は前頭葉の血流減少と相関するという結果を示している。

思考障害と前頭葉機能との関連については，板垣ら（Itagakiら 1995, 板垣ら 1989）が乱数生成課題を用いた検討を行っている。すなわち，精神分裂病患者において乱数生成課題を施行し，TDIで測定した思考障害との関連を検討している。乱数生成課題は「なるべくランダムになるように」という指示を与えて連続的に数字を生成させる課題である。健常者において乱数生成課題施行中にPET検査を行い，乱数生成課題の成績がよい方が，課題による前頭葉後部の脳血流の増大が大きいことが示されており，前頭葉機能を反映する課題と考えられる。彼らによれば，TDI得点と乱数生成課題の成績は負の相関を示し，TDI得点により示される主として陽性思考障害についても前頭葉の機能障害が関与することが示唆されている。

また，思考と関連する課題で認められる障害についても，前頭葉が関与していることが考えられる。すなわち，前項でも紹介したが，概念形成や問題解決といった機能を測定する課題を施行中に脳活動の賦活をPETで測定すると，課題遂行に障害が認められる精神分裂病患者では，課題による前頭葉の賦活が乏しいことが示されている。これらの障害は思考障害の一部を成していると考えられ，それが前頭葉の障害を背景にしていると考えられる。

b．てんかん患者の思考障害評価に基づく，思考障害の脳局在への示唆

てんかん患者の思考障害についての研究も，また思考障害の脳局在について示唆を与えるものである。てんかん患者の思考障害研究としては，おもに側頭葉てんかん患者の思考障害が検討されている。

カプランCaplanら（Caplanら 1989, 1992b）小児用思考形式障害評価尺度Kiddie Formal Thought Disorder Rating Scaleを用いては小児側頭葉てんかん患者の思考障害を測定した。その結果側頭葉てんかん患者では同年代の分裂病患者と同程度の思考障害が認められた。カプランらは側頭葉てんかん患者で精神病症状を伴う患者も含めて評価したが，著者らが側頭葉てんかん患者を精神病症状の有無で分けてTDIを用いて評価した結果，精神病症状がある

場合はもちろんだが，無い場合でも精神分裂病とTDI総得点に差がなかった（畑ら1996，2a 思考障害の疾患特異性，参照）。さらにカプランら（Caplanら1993）はこれらの側頭葉てんかん患者に側頭葉部分切除術を行った結果，臨床発作が消失するとともに，思考障害も改善することを示した。

このように側頭葉てんかんでは精神分裂病と類似した思考障害が認められるとともに，この障害が発作活動そのものと関連する可能性が示された。カプランらはこれらの結果について，必ずしも側頭葉ではなく，前頭葉と関連があると考察している。すなわち，（1）側頭葉てんかん患者のうち，思考障害を示した患者に前頭領域に脳波異常を認める患者が多いこと，（2）側頭葉てんかんの発作活動が側頭葉からすみやかに前頭葉に広がるとする報告があることをその根拠としている。また，著者らの研究では，側頭葉てんかん患者に認めた思考障害は，その項目を検討すると精神分裂病とは異なるパターンを示しており，思考障害が側頭葉の障害と関連するとしても，側頭葉てんかんに伴う脳障害と思考障害との関係がそのまま精神分裂病における脳障害と思考障害の関係にあてはまるわけではないようである。

c．まとめ

以上のように，思考障害と関連する脳領域として側頭葉と前頭葉が考えられている。側頭葉は言語機能，記憶機能，情動など，思考活動にとって重要な機能を担う領域であり，この領域の障害によって思考機能に障害が生じる可能性は十分に考えられる。一方，前頭葉も思考障害につながりが深いと考えられる領域である。ベンソンBensonは思考に関わる脳部位として，辺縁系，言語統制系，感覚運動・認識系を基本的回路としてあげ，前頭葉はこれらを制御する上位回路として，その重要性を強調している。

同様にシャリスShalliceは（Shallice 1988）その情報処理モデルの中で，監督調節系supervisory attentional systemという制御システムを提唱し，これが前頭葉によっておおよそ担われていること，および，この監督調節系の障害が精神分裂病に認められる障害と関連していると主張している。また，フリスFrithは（Frith 1995）精神分裂病における支離滅裂および幻覚・妄想などの陽性症状について，自己モニタリングself monitoringの障害が基本にあるとしており，これが前頭葉によって担われるとしている。すなわちフリスは，精神分裂病患者の会話について，自己の会話をあらかじめ会話として適切になるように編集することができないために，支離滅裂となるとして，これを自己モニタリングの障害という概念で説明している。

現在，思考障害研究の多くは思考障害として言語的素材を用いた指標を用いており，側頭葉との関連が示されるのも当然であると考えられる。今後，前頭葉と思考障害との関連をさらに検討するためには，前頭葉機能をよく反映するような指標を工夫し，その上で，前頭葉障害に特徴的な思考障害を抽出する作業が必要であると考えられる。

5. 思考障害に関連する生化学的知見

a. 思考障害に対する中枢刺激薬の影響

　思考障害が抗精神病薬の投与によって改善することから，思考障害が脳内の神経伝達物質によって修飾されることが考えられる。こうした思考障害の生化学的背景について検討した研究がいくつか報告されている。レヴィLevy ら（Levy ら 1993）は未服薬または服薬を中断した精神分裂病患者に対して中枢刺激薬であるメチルフェニデート methylphenidate の静注を行い，その前後で TDI を測定した。その結果，TDI 総得点が著明に増大することを示している。メチルフェニデートは脳内カテコラミン活性を高めるので，TDI 得点の増大がカテコラミン活性の亢進と関連している可能性がある。しかしレヴィらの研究では同時に同じくカテコラミン作動薬であるアポモルフィン apomorphine 投与の影響も検討しているが，残念ながらアポモルフィンの効果は明らかではなかった。また，レヴィらの研究ではメチルフェニデートで賦活される思考障害のパターンについても報告されていない。こうした点は今後明らかにするべき点である。

b. 未服薬精神分裂病患者における思考障害と血中アミン代謝産物濃度の関連

　著者ら（畑ら 1996）は，思考障害の生化学的背景を検討するため，未服薬精神分裂病患者において，TDI を用いた思考障害評価と血中アミン代謝産物濃度の測定を行った。血中アミン代謝産物濃度としては，ドパミン，ノルアドレナリンの代謝産物であるホモバニリン酸 homovanillic acid（pHVA），3メトキシ4ヒドロキシフェニルグリコール 3-methoxy-4-hydroxyphenyl glycol（pMHPG）を測定した。その結果，未服薬状態で，TDI 得点と pHVA との正の相関を認めた一方，TDI 得点と pMHPG との間には相関を認めなかった。さらに少数例であるが服薬後に検査を行った場合もこの TDI 得点と pHVA との関連を認めた（図 26）。

　これらの結果から，TDI で測定した思考障害とドパミン系活性との関連が示唆された。また，この pHVA と TDI 得点との関連は，TDI 項目別にはより分裂病に特徴的とされる「連合弛緩」および「奇異な言いまわし」と pHVA との間に認め，側頭葉てんかんに特徴的な思考障害であると考えられる「不統合」と pHVA との関連は認めなかった。したがって，TDI で測定した思考障害の中でも特に精神分裂病と関連する思考障害が中枢ドパミン系活性と関連することが示唆された。

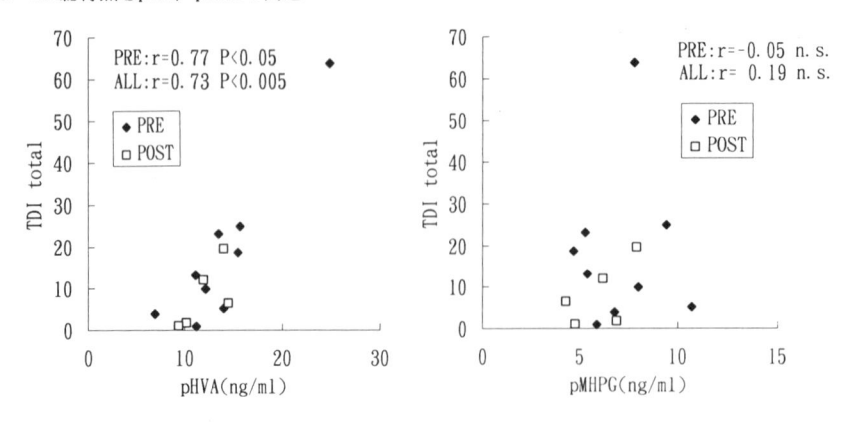

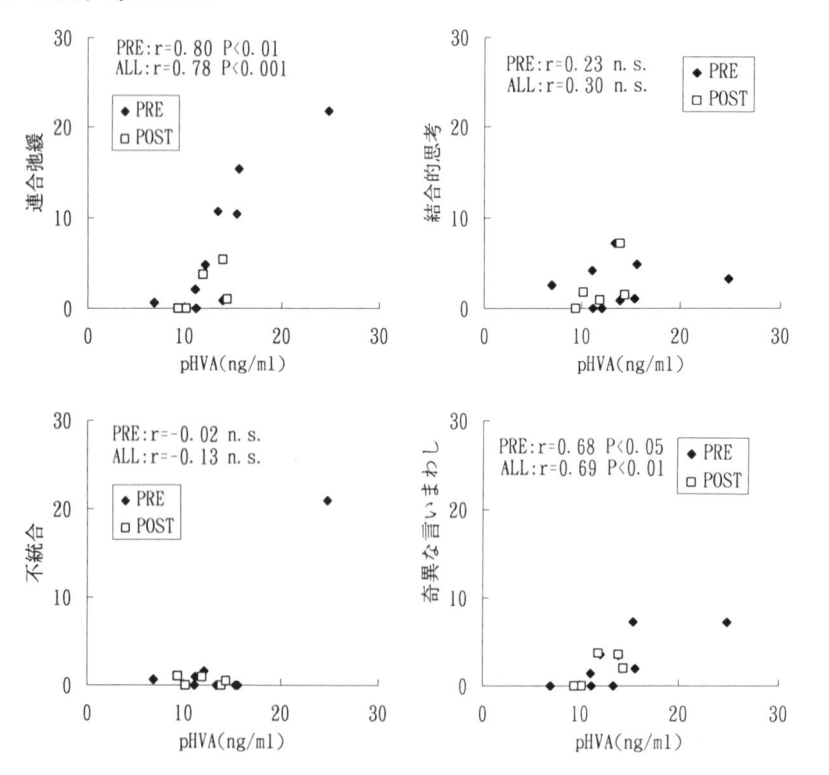

a. TDI総得点とpHVA, pMHPGの関連

図26 TDI得点と血中アミン代謝産物濃度との関連

a．TDI 総得点と pHVA，pMHPG の関連

TDI 総得点は pHVA との間に正の相関を示すのに対し，pMHPG との間にはそのような関連は認められなかった。この TDI 総得点と pHVA との関連は，服薬後に再検査を施行したデータを含めた場合にさらに顕著であった。

b．TDI 因子と pHVA の関連

TDI 得点と pHVA の関連は，「連合弛緩」や「奇異な言いまわし」といったより分裂病的と考えられる因子で顕著に認められた。

6. 思考障害と精神生理学的指標との関連

　精神生理学は脳の活動を生理学的に調べるもので，脳波や皮膚電気抵抗などが検査に用いられる。思考障害と精神生理学的指標との関連については，事象関連電位（Evene-related Potentials：ERP）との関連についての研究が行われている。事象関連電位は刺激入力から反応出力までの脳内情報処理を反映する指標で脳波や脳磁図（MEG）によって測定することができる。事象関連電位成分としては幾つかの指標が知られており，その電位の正負と刺激後のピーク出現までの潜時によってP 300，N 400などという名前がつけられている。

　精神分裂病については，P 300成分潜時の延長，および振幅の減衰が報告されている。P 300成分は認知文脈の更新，状況の評価，処理資源の配分などと説明されている認知機能を反映する指標とされており，精神分裂病では，この機能の障害が指摘されている（中込ら 1992）。

　事象関連電位と思考障害との関連についての研究としては，まず，ローラン Laurentら（Laurentら 1992）がグリッドテスト Grid Testと研究用診断基準 Research Diagnostic Criteria（RDC, Spitzer and Endicott 1975）を用いた思考障害評価によって精神分裂病患者を2群に分け，種々の事象関連電位成分を比較した。ローランらは種々の成分について思考障害との関連を示しているが，そのなかで，認知機能との関連については，注意機能と思考障害との関連を示す結果を得ている。現在，事象関連電位を用いた注意指標としては，ミスマッチ陰性電位 mismatch negativity（MMN）やNd成分など，刺激後100～400 msecに出現する陰性成分が用いられることが多いが，Laurentらの研究では，刺激後400～700 msecという遅い成分を指標として用いている。その結果，思考障害のある患者では，健常者と比較して，遅い陰性電位 Slow Negative Waveと呼ばれる成分に対する注意の効果が少なく，思考障害のない患者は思考障害のある患者と健常者との中間の値を示した。この所見は5年後の再検査時にも同様であった。また，思考障害のない患者は5年間の経過で注意による効果が増大するという改善を示したのに対し，思考障害のある患者では，このような改善は認められなかったとしており，事象関連電位に反映された注意機能と思考障害との関連が示された。

　またマッコーネイ McConaghyら（McConaghy 1993, Wardら 1992）は分裂病患者を対象に，事象関連電位P 300成分振幅と思考障害との関連を検討している。P 300成分は認知文脈の更新を反映するとされ，精神分裂病では振幅の減少や潜時の延長が報告されている。彼らは，P 300成分振幅が，臨床症状評価尺度で測定した思考障害得点とは負の相関を示すが，連合弛緩の1つの指標とされている物品分類テスト Object Sorting Test（OST）スコアとは関連しないという結果を報告している。したがって，分裂病における思考障害のうち，特に，思路脱線や支離滅裂といった臨床場面の会話で認められるような思考障害がP 300成分振幅減衰に反映される機能障害と関連を持つと考えられる。

　また，岡島ら（岡島ら 1996）はハーロウ・マレンゴ思考障害尺度を用いて思考障害のある群

表 16　思考障害群と非思考障害群の ERP 成分の平均値

	思考障害群	非思考障害群
N 100 潜時 (ms)	88.7 (20.4)	87.0 (17.2)
N 100 振幅 (μV)	5.8 (6.2)	6.0 (2.0)
P 300 潜時 (ms)	334.1 (16.1)	326.4 (30.5)
*P 300 振幅 (μV)	4.4 (1.9)	10.2 (6.6)

*$p<0.05$
思考障害のある精神分裂病患者では P 300 成分の振幅が低下していた。

表 17　ERP 成分と思考障害総計点の相関

	WAIS 総計点	諺総計点	総合総計点
N 100 潜時	0.411	0.360	0.401
N 100 振幅	−0.235	−0.594**	−0.434
P 300 潜時	−0.018	0.082	0.034
P 300 振幅	−0.522*	−0.260	−0.405

*$p<0.05$, **$p<0.01$
思考障害総計点と ERP の N 100, P 300 成分の間にいくつかの有意な相関がみられた。

とない群に精神分裂病を分けて比較し，両群で P 300 成分を比較したところ，思考障害のある群では有意に P 300 成分振幅が減衰しているとともに（表 16），思考障害総計点と事象関連電位の N 100, P 300 成分の間にいくつかの有意な相関がみられることを報告し，思考障害と P 300 成分に反映される脳機能障害との関連をさらに裏付けている（表 17）。以上のように，事象関連電位 P 300 成分と思考障害との関連を示唆する結果は，他にも報告がみられる。P 300 成分が反映する認知文脈の更新という機能は，思考機能のうち，主として判断に関わる機能であると考えられ，臨床的に評価した思考障害の 1 つの背景として，こうした判断機能の障害があることが示唆される。

　次に，高沢ら（高沢ら 1995）は，精神分裂病患者に，語の意味的処理を反映すると考えられる N 400 成分の測定を行い，ハーロウ・マレンゴ思考障害尺度で測定した精神分裂病患者の思考障害との関連を検討した。N 400 成分は意味的ミスマッチ semantic mismatch を反映すると考えられ，意味的に不適切な語に対して出現する成分である。高沢らは漢字 2 字からなる熟語の対を提示し，関連のあるなしを判断させる課題を用いたが，漢字 1 字のみは関連するが熟語としては関連しない対を提示した場合，健常者と比較して，精神分裂病患者全体としては有意な差を認めないが，ハーロウ・マレンゴ思考障害尺度で測定して思考障害ありと判定された患者では，有意に N 400 成分振幅が減衰することを示している。すなわち，思考障害の強い精神分裂病患者では，熟語の意味という本来の課題ではなく，熟語を構成している漢字の関連という，末梢的な関連についてまで影響されてしまうという結果であった。高沢らはこの結果について，思考障害の強い精神分裂病患者に認められる連合の異常が N 400 成分の異常の背景となっていると考察している。N 400 については松岡ら（松岡 1999，三輪ら 1999）も思考障害と関連することを示している。すなわち，TDI を用いて評価した思考障害が顕著なほ

どN400成分潜時が長く，N400成分に対する反復効果が少ないという結果であった。このようにN400成分は精神分裂病の思考障害の精神生理学的指標となる可能性がある。

VIII. 思考障害研究の今後

　以上のように，思考障害は精神分裂病の思考障害を中心にしてさまざまな研究が行われてきた。特に，脳科学の進歩は目覚しく，思考障害に関わる，脳のさまざまな機能障害が明らかとなってきている。これらの生物学的な指標は定量化しやすく，むしろ，思考障害を苦労して測定するよりも，こうした指標を用いたほうが便利なような錯覚にとらわれることもある。しかし，実際には，生物学的な研究が進めば進むほど，ますます思考障害のような臨床的指標の評価は重要となってくる。生物学的な指標については，健常者と精神疾患患者を比較した場合，かなりオーバーラップがある。すなわち，精神疾患患者でも脳機能の指標では健常者と変わらない者が多い。それでも，精神疾患の症状が生じるのは，こうした機能をうまく使って，現実社会に適応したり，コミュニケーションを成立させるという点に，なんらかの問題があると考えられる。思考障害は，まさにこの現実社会への適応やコミュニケーションの成立の失敗のあらわれということができる。

　だからこそ，思考障害は臨床的に重要な意義を持つ症状なのである。実際，これまで見てきたように，主として精神分裂病において，思考障害が精神症状に伴って変化する症状依存的な側面ととともに，精神症状がなくても精神疾患発症の前から思考障害が検出できるというように，精神疾患の素因を示す側面を持つこと，思考障害が精神疾患の予後を決める重要な因子であることなど，思考障害が疾患の本質と関わる障害であることが実証されてきた。また，精神分裂病以外の疾患においても精神分裂病と類似した思考障害が出現し，疾患の病態に深く関わっていることが明らかとなってきた。

　一方，思考障害の生物学的な背景について，さまざまな指標との関連が検討されて，思考障害の脳局在や，思考障害の神経伝達物質系との関連などが解明されてきている。もっとも，最初に述べたように，現在の思考障害の生物学的研究は，主に，思考障害指標と生物学的指標との統計的関連を検討するというような，どちらかというと間接的な手法を用いて検討されている。今後の思考障害の生物学的研究については，思考活動中の脳のどの部位でどのような障害があるために思考障害が生じるのかというように，思考障害のより直接的な生物学的評価を行うことが必要である。そのためには，生物学的研究技法の改良もさることながら思考障害の評価の整備も必要であると考えられる。本稿の最後に，今後の思考障害研究の在り方について，こうした，生物学的技法の改良，および思考障害評価方法の改善に加えて，思考障害の臨床的意義の見直しについても触れてみたい。

1. 思考障害の疾患特異性の研究

　思考障害の1つの重要な臨床的意義として，疾患特異性の問題が挙げられる。これまでの研究では，精神分裂病を対象として作成された思考障害評価尺度を用いて，精神分裂病とともに分裂感情病や感情病，一部の脳器質性障害，てんかん患者の思考障害を検出することができ，これらの疾患で精神分裂病と類似した思考障害が出現することが明らかとなってきた。すなわち，これまで思考障害は精神分裂病に特徴的と考えられてきたが，必ずしも精神分裂病に特異的ではなかったというわけである。こうした点を踏まえた上で，思考障害の疾患特異性を検討するためには，これまで用いられてきたような精神分裂病を対象として開発された思考障害評価尺度ではなく，より広範な疾患の思考障害をカバーできるような思考障害評価尺度を作成し，その上で精神分裂病の思考障害を改めて捉えなおす作業をすることが必要であると考えられる。

　ところで，思考障害の疾患特異性の研究の意義としては，単に診断の補助として思考障害指標が用いられるというだけでなく，各疾患についての病態の理解および思考障害の意義についての理解を深める手掛かりになるという意義がある。たとえば，側頭葉てんかん患者で精神分裂病に類似した思考障害が認められたことを例にあげると，側頭葉てんかんと精神分裂病で共通した脳機能障害があるのだろうか，あるいは，2つの疾患で全く別の機序で思考障害が出現するのか，といった疑問が生じる。こうした疑問は，もちろん思考障害を検討することだけで解決されるものではなく，縦断経過などの臨床的な観察や脳機能の研究などによって明らかにされていくものであろう。しかし，こうした思考障害の疾患特異性の研究がひとつの手がかりとなって病態の理解が深められていく可能性がある。

2. 精神疾患の病態理解の要としての思考障害研究

　思考障害は，特に精神分裂病において，病態理解の要として研究されてきた。すなわち，ブロイラーは，連合弛緩を，幻覚や妄想をはじめとする精神分裂病の他の諸症状の背景にある障害として提唱したが，その後，思考形式の障害は，いわば，精神分裂病の病態解明のキーワードとして捉えられ，研究されてきた。しかし，この考え方は，現在では必ずしも支持されるものではない。例えば，リドルらが精神分裂病を対象とした研究で，思考障害と他の精神症状との関連を検討した場合，思考障害は他の精神症状とは独立した因子を形成することが報告されていることは先にも述べたとおりである。したがって，思考障害によって精神分裂病の病態のすべてを理解しようとすることには無理がある。

　思考障害の臨床的意義についての研究としては，こうした精神疾患の病態研究とともに，最

近では精神疾患患者のリハビリテーションにおける研究が重要となってきている。精神疾患患者のリハビリテーションにおいては，患者の社会適応を妨げる要因として患者の行動特徴という側面が重要視される。こうした患者の行動特徴の背景として，社会的場面における状況認知の障害や，行動レパートリー獲得の障害，またコミュニケーションの障害といった，種々の認知・思考障害が考えられている。現在のところ，記憶，表情の認知，状況認知といった認知心理学的機能について，患者の社会適応や対人技能との関連が検討されている。思考という側面からの研究はまだ少ないが，亀山ら（亀山ら 1982）が問題解決という観点から先駆的研究を行っているので紹介する。

亀山らは，精神分裂病のリハビリテーションの立場から，精神分裂病の思考特徴のうち問題解決という側面について検討している。亀山らは日常生活における問題解決に至るプロセスを（1）主題設定，（2）関連する情報収集，（3）情報の整理・起案，（4）検討・吟味，（5）判断・決定という5段階に分けて捉えた。その上で精神分裂病患者の問題解決プロセスが，（1）主題設定から（5）判断・決定へと，途中のプロセスを省略する形で行われると指摘している。さらに，治療者が援助して問題解決の途中のプロセスをたどらせることによって，正しい判断に至るように導くことのできる可能性を示した。

近年，社会生活技能訓練 Social Skills Training（SST）による精神分裂病患者のリハビリテーションが盛んになっている。SSTの1つの側面は社会生活における行動レパートリーの学習であり，SSTのもう1つの側面には問題解決技能訓練がある。これは，「立ち止まって考えてみよう」というモットーに示されるように，亀山らが言うような検討・吟味の過程を促すことを目的にしている。今後，こうした生活上の障害という立場から，それに関わる思考障害を詳細に検討することで，より洗練されたリハビリテーションが可能になることが期待される。

3．思考障害の生物学的研究

思考障害の病態を生物学的に解明する目的で，様々な研究が行われはじめているが，まだ解決すべき課題は多い。

思考障害の生物学的研究における課題として第一に挙げられるのは，思考障害評価尺度の問題であろう。これまでの思考障害の生物学的研究の多くは，心理学的立場から作成された思考障害評価尺度を用いて算出した思考障害指標と種々の生物学的指標との関連を検討する形で行われている。現在用いられている思考障害評価尺度は，会話サンプルを用い，思考障害項目の選択を特定の思考障害概念に片寄らないようにするなど，日常の臨床的観察による思考障害評価に近い評価を行うことができるように工夫されているとともに，思考障害を定量化するように工夫され，生物学的研究を始めとする思考障害研究に適した尺度となっている。しかし，これらの尺度にも改良すべき点が残されているのは事実である。特に，現在は生物学的な研究の成果が著しく，こうした生物学的知見を心理学的レベルへ翻訳し，心理学的概念を見直す作業

が必要であると考えられ，これは思考障害研究についても同様である。例えば，思考障害の解剖学的背景について先に述べたが，これまでの評価尺度がかなり側頭葉機能と関連の深い指標となっているのに対し，前頭葉機能と関連した思考障害は十分にカバーできていない感が否めない。一方，前頭葉機能の生物学的研究は，最近，急速に進められてきている。例えば佐々木ら（Sasakiら 1993 a）によるno-go電位の研究が挙げられる。no-go電位は刺激に対する行動を抑制するときに発生する電位で前頭葉に局在することが示されているが，最初に述べた思考の延滞性の機能が反応をいったん停止して内的過程を進行させるという機能であることを考えると，思考ないし思考障害の研究と関連する所見であると考えられる。臨床的には，例えば，精神分裂病患者が，質問に対してあまり考えずに答えてしまい，表面的な会話に終始してしまうということはよく観察される事態である。したがって，思考障害の評価においても，こうした点を整理し，評価方法を工夫することによって，前頭葉の障害に関連する思考障害の評価を含む，より有用な思考障害評価が可能となることが期待される。

思考障害の生物学的研究における課題の第二は，思考障害の即時的な評価である。思考障害として評価されるのは，言語や行動として表現された，いわば思考の結果であり，内的過程が進行しているその思考そのものの異常を評価しているわけではない。心理学的には，自分の思考を内的に観察することや思考過程を言語表現させることによって，ある程度，思考の内的過程について推察することができるが，必ずしも十分なものではない。こうした，思考の内的過程についての即時的な評価が，生物学的な手法によって可能となることが期待される。特に，時間解像能の優れた電気生理学的手法が適しており，いくつかの研究が行われ始めている。認知文脈の更新を反映するとされる事象関連電位P300成分や，語の意味の認知に関わるとされるN400成分を用いた研究はその例であろう。また最近では，佐々木ら（Sasakiら 1993 b）がFmθと呼ばれる思考活動中に出現する脳波を脳磁図で測定し，計算や音楽のイメージングを行っている時の健常者の脳の活動を即時的に計測する研究を行っている。今後はこうした研究がさらに進められ，思考障害の評価にも応用されることが望まれる。

IX. まとめ

思考は脳の様々なシステムによって担われる複雑な機能である。それだけに，思考障害の研究には困難も多い。しかし，精神疾患の要となる症状である以上，研究の意義も大きい。また，翻ってみると，思考はこのような複雑な機能であるからこそよりヒトらしい機能であると言えるわけであり，思考障害の研究を通じて，思考の理解が深まり，それによってさらに精神疾患の理解と治療法が発展することが期待される。

付録：思考障害と関連した諸検査

　本文中には，思考障害と関連した認知心理学的・神経心理学的検査課題が多く引用されている。その中には，特定の研究者が自分の研究用に独自に開発した検査もあるが，確立された検査として広く用いられているものもある。ここではこうした検査を紹介する。前者の検査については本文中の記載を参照のこと。

1．概念形成の検査

物品分類テスト Object Sorting Test（付図1）

　ゴールドシュタインとシーラー（Goldstein & Sheerer 1953）が作成した，抽象化と概念形成の機能を評価する検査である。ハサミ，コップ，鉛筆，リンゴ（蠟製），ボール，ナイフ，フォーク，金槌，釘，ペンチ，マッチ，パイプ等の30の日常的な物品について，カテゴリー分類を行う。分類の基準となるカテゴリーとしては，用途，素材，対になるものかどうか，大きさ，色，使われる状況などが用いられる。分類テストはほかにも，幾何学的なブロックを用いるものなどいくつかの種類がある。その中で，物品分類テストは，分類の基準となるカテゴリーの種類が多いこと，日常的な物を使うために被検者にとってなじみあるものであること，などの利点がある。

　施行方法は，「同じ仲間にはいるものどうし，いくつかのグループに分けてください」と指示して，被検者に物品を分類してもらう。さらに，「もっとたくさんの種類のグループに分けてください」とか「もっと大きなグループに分けてください」などと指示して，分類の基準を変化させることを求める。そのほかに，以下のような施行方法がある：a．検査者が集めた物品群と同じカテゴリーに属する物品を被検者が選ぶ，b．検査者が言葉で示したカテゴリーに

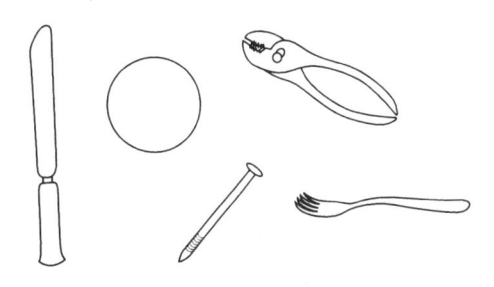

付図1　物品分類テスト

従って被検者が物品を分類する，c．検査者が分類した物品について被検者が分類の基準を考えて言う，d．1つだけ他のものとカテゴリーが異なるように物品を選び，その仲間はずれの物品を答える。いずれの場合にも，被検者が回答に至った理由を述べることが求められる。

テストの意義としては，最初に述べたように，抽象化と概念形成の機能を調べる点にある。前頭葉損傷患者で達成カテゴリー数が少ないことが示されており，前頭葉機能と関連することが考えられる。

ウィスコンシンカード分類テスト Wisconsin Card Sorting Test（WCST）（付図2）

概念形成および概念の転換を求める検査である。赤や黄色などの色で，丸や星型などの形をした図形が，1から4個描かれたカードを用いる。このカードを4つに分類する分類の仕方を考え出す検査である。

施行方法：幾何学的図形が描かれている64枚のカードを用いる。幾何学的図形は，色が赤，青，黄，緑の4種類，形が丸，三角，星型，十字の4種類，図形の数が1から4までの4種類で，各カードごとに異なる。この，色，形，数の3つのカテゴリーのそれぞれが，4種類に分かれるわけである。最初，基準カードを4枚ならべる。これらの4枚は，色，形，数ともにそれぞれ互いに異なる。

（1）カードの分類：検査者が特定の分類カテゴリーを決めて，それを被検者に伝えないで，被検者にカードを分類してもらう。図で言うと，検査者が色を分類基準として考えている場合は，次のカードは左端に分類しなければならないし，数の場合は左から2番目に，形の場合は3番目に分類しなければならない。被検者が分類基準を推測して分類し，その結果，正解であれば「正しい」，誤りであれば「間違い」とのみ検査者が答える。このように被検者には，どのカテゴリーが基準となっているかは明らかにされず，被検者が

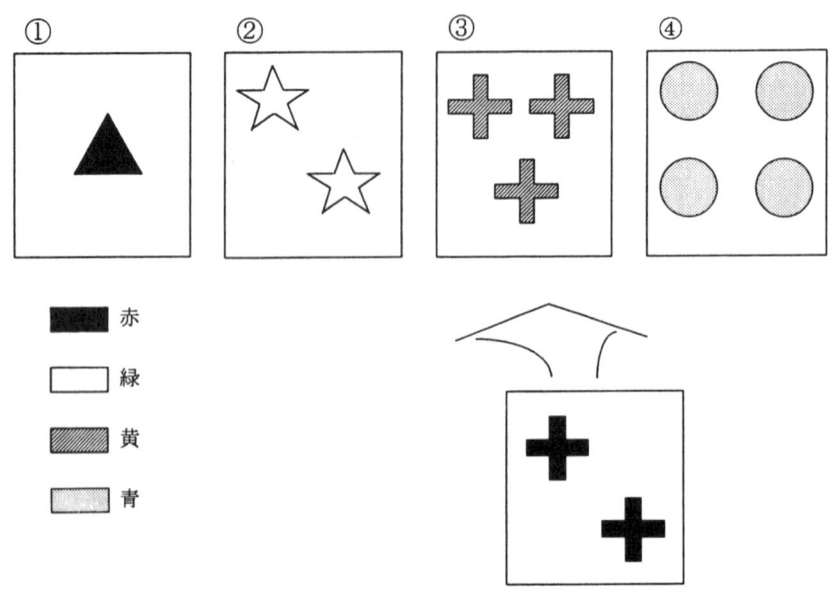

付図2　ウィスコンシンカード分類テスト

行った分類について正解か否かの答えだけが明らかにされる。そうすると，被検者はその答えをもとに分類基準をさらに推測していくわけである。図の場合，一番左に分類した場合に「正しい」ということであれば，分類基準は色ということになるし，「間違い」であれば数か形ということになる。

（２）分類基準の転換：さらに，被検者が10回連続して成功した場合，予告なしに検査者が分類基準を変更する（あらかじめテストを始める段階で基準を転換することを告げておく）。例えば今まで色で分類していたとすると，今度は形で分類するというようにである。そうすると，被検者は分類基準が変わったことに気づいて，新たに分類基準を考え直すことが必要となる。

（３）評価：全部で120枚のカードを用いて検査を行い，その間に達成されたカテゴリー数を指標とする。また基準を転換した後にもとの基準で分類することが続く場合，その誤りの数を保続の指標として用いる。

テストの意義：前頭葉背外側部の損傷のある患者では達成カテゴリー数が少なく，保続が多いという結果が得られている（Milner）。

グリッドテスト Grid Test

バニスターBannisterら（1966）が作成した概念構造の統合度の検査である。

施行方法は，8枚の人物のポートレートを用いる。「優しい人と思う順に並べ替えてください」と指示して被検者にポートレートを並び替えてもらう。同様に，同じポートレートを「愚かな人」「利己的な人」「真面目な人」「けちな人」「正直な人」という，計6つの基準に従って，6通りに並び替えてもらう。

テストの意義：概念の統合度の検査である。バニスターらによると，概念（construct）間の統合度が高い場合には各順位付けがおおよそ2次元空間に収束する。すなわち，「優しい人」の順位が高いポートレートでは「愚かな人」「利己的な人」などのネガティブな基準での順位が低くなり，「真面目な人」などのポジティブな基準での順位が高くなるというように，それぞれの順位づけが互いに関連しあって変動する。その採点は，それぞれの基準間で相関値を求め（強度スコア intensity score），相関値が高いことをもって概念間の統合度が高いと判定する。精神分裂病患者で思考障害がある場合にはこの概念間の統合度が低いとされ，したがって，強度スコアは低いと考えられる。ただし，精神分裂病患者に適用した場合，再現性が低く，信頼性の点で問題が指摘されている（Bannisterら 1971, Hill 1976）。

2．抽象化機能検査

諺テスト（付表1）

暗喩の障害を評価する。「転石苔むさず」などの諺を提示し，その意味を答える。諺の文字

付表1　諺テスト

a．提示される諺（Gorham 1956 に基づき杉浦らが作成（杉浦ら 1996））

形式Ｉ
1．精神一到何事か成らざらん
2．ローマは一日にしてならず
3．鬼のいぬ間の洗濯
4．吠える犬はかみつかぬ
5．本木にまさる末木なし
6．川の中で鞍がえするな
7．人通りに草はえず
8．地獄の沙汰も金次第
9．一羽の燕は夏を告げず
10．女房は一家の大黒柱
11．小人の腹は満ち易し
12．豚に真珠

形式Ⅱ
1．あつものにこりてなますを吹く
2．大勇は勇ならず
3．論より証拠
4．過ぎたるはなお及ばざるがごとし
5．転石苔むさず
6．鉄は熱いうちに打て
7．人は見かけによらぬもの
8．悪銭身につかず
9．終わりよければすべてよし
10．さわらぬ神にたたりなし
11．能ある鷹は爪隠す
12．人生字を識るは憂患の始

形式Ⅲ
1．彼も人なり我も人なり
2．隣の芝は青い
3．ペンは剣よりも強し
4．明日の百よりきょうの五十
5．溺れるものは藁をもつかむ
6．船頭多くして舟山にのぼる
7．鎖の強さは最も弱い環によって決まる
8．言葉は心の文
9．降ればどしゃ降り
10．盗人に追い銭
11．百里を行くものは九十を半ばとす
12．虎穴に入らずんば虎児をえず

b．自由回答方式で判定の難しいものの例

「溺れる者藁をもつかむ」
　2点　困難な状況にある者はなんでもつかまえようとするものだ
　　　失敗しそうな人は事態を打開するためどのような方法でもやってみようとする
　　　死にもの狂いになっていればなんでもやってみようとするものだ
　1点　自己保存
　　　最終手段
　　　誰も死にたくない
　0点　その人は助かろうとしているのです
　　　自制心を失ってはいけない
　　　その人は何でもつかもうとする

「隣の芝生は青い」
　2点　どんな仕事でも自分の仕事より簡単なように見えるものだ
　　　他人の物はよく見える
　　　他人のほうが運がよいように見えるものだ
　1点　嫉妬
　　　手には入らないものを欲しがってばかりいる
　　　あなたは他人のものがいつもよいように考える
　0点　その人は自分がいつもよく見えるように努力している
　　　常に収入の範囲で生活しなさい
　　　なにかをするなら常にひとつところにとどまるようにしなさい

選択肢方式の例
「ローマは一日にしてならず」
（　）ａ．物事には他のことよりも時間のかかるものもある
（　）ｂ．それには何年もかかった
（　）ｃ．偉大なことというものはゆっくりと成し遂げられていくもの
（　）ｄ．一日ではできないこともある

どおりの意味をいったん抽象的な意味におきかえ，さらに，現実生活上の具体的な事象にあてはめるという作業が必要である。したがって，抽象化機能の検査として分類されることもある。自由回答方式や，選択方式などいくつかの方法があるが，ゴーハム（Gorham 1956 a, 1956 b）による諺テストを紹介する。

施行方法

ゴーハムの諺テストは，自由回答方式と選択肢方式の両方の方法が用意されている。12問ずつからなる3セットの諺が用意されており，そのうちの1セットを用いる（評価尺度のハーロウ・マレンゴ思考障害尺度ではこの3セットの諺が用いられており，それをもとに作成した日本語版の諺を掲載した）。

自由回答方式は3セットの諺の1セットを用いる。被検者が諺の意味を自由に回答し，評価基準に従って評価する。評価基準はもとの諺からの抽象度に従って，0, 1, 2の3段階のスコアが与えられ，最も適切な抽象度の回答に2点が与えられる。採点にあたっては，(a) 諺に2つの語がシンボルとして用いられている場合はその両方を適切な意味におきかえる，(b) 表現の巧みさはスコアせず，具体的なシンボルを一般的概念や抽象的概念に置き換える能力についてのみスコアする，(c) 抽象化の合理性は考慮せず，奇異で自閉的な概念でも，諺のもつ具体的なシンボルを抽象的な概念に変換するという基準を満たしている限りは平均的な回答と同様にスコアする，という原則に従う。選択肢方式では，3セットの諺をすべて用いる。各諺について抽象度の異なる4つの選択肢が挙げられており，そのうち，もっとも適切な抽象度のものを正解として1点にスコアする。自由回答方式と選択肢方式の成績のあいだには有意な相関が認められることが示されている。

テストの意義：諺の解釈を行うには暗喩の機能ないし抽象化の機能が必要である。ゴーハムの研究では，精神分裂病患者と健常者の諺テスト得点に有意な差があり，得点によってある程度診断の判別が可能なことが示されている。ベントンの研究（Benton 1968）で，両側前頭葉障害の患者では得点の低下が認められるが，片側前頭葉障害患者では得点の低下は軽度であることが示され，前頭葉機能障害との関連が指摘されている。なお，ゴーハムの研究では教育歴と諺テスト得点のあいだに正の相関があることが示されている。

3．問題解決機能検査

ロンドン塔テスト Tower of London Test，ハノイの塔テスト Tower of Hanoi Tost

問題解決機能検査。球や円盤を与えられた条件のもとで移動させる。初期状態から目標とする状態になるように移動させるのだが，目標状態を見据えつつ，全体の手順を考え，中間的な目標を立てながら移動していかなければならない。

施行方法：

a）ロンドン塔テスト：3本の棒に赤，青，黄色の，色が異なる3個の球がささっている。3本の棒はそれぞれささる球の数が限られていて，3個，2個，1個である。この球をうまく

| (2手) | (4手) | (5手) |

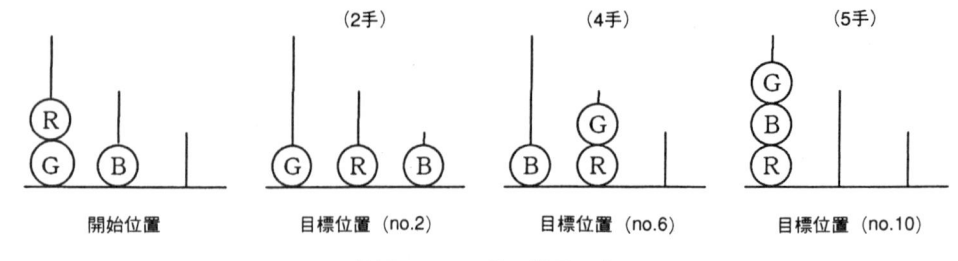

付図3　ロンドン塔テスト

棒から棒へと移動させて目標状態になるようにする。最適な解決法では記載された手順数で達成できる（**付図3**）。

（b）ハノイの塔テスト：3本の棒があり，その1本に大きさの異なる円盤がささっている。これを別の棒に移動させる課題である。1手順に円盤は1枚ずつ移動させる。また，円盤は，上にある円盤は下にある円盤よりも小さくなるようにする。n枚の円盤があれば，2^n-1手順が必要である（図23　p70 参照）。

テストの意義：

　主として前頭葉損傷患者で成績が不良となることが報告されている。中でも左前頭葉損傷の場合に成績が悪い（Lezak 1995）。

4．注意機能検査

ストループテスト Stroop Test

　注意機能を測定する検査である。例えば緑色の文字で「赤」とかかれたカードを提示し，文字の読みでなく実際の色を答える課題。文字の内容と文字の色が同じである場合がもっとも容易である。文字の内容と文字の色とが異なる場合には，そのどちらかに注意を向けて処理を行う必要があり，反応時間が遅延する。これをストループ効果という。通常，文字の内容（この場合「赤」）の方が答えやすい。そのため，色の名前（この場合「緑」）を答える課題の方が反応時間が遅くなる。反応時間と正答率を指標とする。

　テストの意義：種々の脳損傷患者で反応時間の遅延が認められる。特に左半球障害の場合に顕著であるとされる。閉鎖性頭部外傷患者で一見よく快復しているように見える患者でも反応時間の遅延が認められ，鋭敏な注意機能検査である。ストループ効果は，前頭葉，特に左側の損傷で顕著であるとされる（Lezak 1995）。本文中でfMRIを用いた研究を紹介したように，種々の脳機能がテストの施行に必要であるが，特に，帯状回の前部がテストの施行に重要な役割を果たしている（Petersonら 1999）。

トレイルメーキングテスト Trail Making Test（付図4）

　注意機能検査の1つで，特に，視覚運動機能を検査する。パートAとパートBとがある。

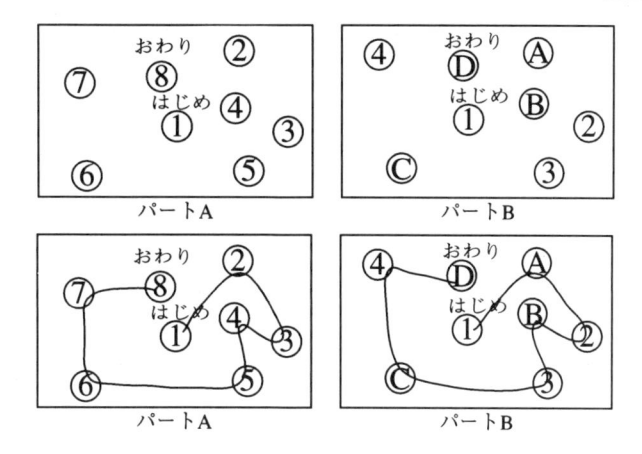

付図4　トレイルメーキングテスト

パートBの方は，数字とアルファベットという2つのカテゴリーを交互に扱う必要があり，作業記憶検査として用いられることもある。

施行方法：ワークシートに円がかかれている。パートAでは円の中に数字が順に記入されている。被験者は，この数字の小さいものから順にたどって，一筆書きで各円を結び付けていく。パートBでは，円の中には数字とアルファベットがそれぞれ順に記入されている。被験者は数字とアルファベットを交互に順にたどっていく。たとえば，1-A-2-B-3-Cといった具合である。すべてのワークシートをできるだけ速く仕上げ，要した時間を指標とする。

テストの意義：脳器質障害患者では施行時間が長いとされるが，どの部位に損傷がある場合に成績が悪くなるかについては一定した見解が得られていない。パートBではカテゴリーを交代させる必要があり，これが作業記憶機能と関連するとして，作業記憶課題として用いられることもある。この場合，パートBとパートAの成績の差が指標となる。

注意持続課題 Continuous Performance Test（CPT），スパン課題 Span of Apprehension Test（SPANまたはSAT）

持続性注意機能検査の1つ。

CPTは0から9までの数字が画面上に短時間，連続的に提示される。特定の数字（0）が出てきたときにのみボタンを押すことを求められる。AXバージョンは特定の先行刺激（1）の後に標的刺激（9）が出てきたときにのみボタンを押すことを求められる。注意の持続を検査する。CPTではこのように1つずつの数字が次々と提示されるのに対し，SPANでは1度に複数の数字が画面上にランダムに次々と提示される。したがって，SPANでは注意の持続とともに注意の広がりを要求される。これらの検査はパソコン上で施行することができるため，結果の整理が容易である。

テストの意義：これらの検査は，，主として精神疾患患者の注意機能障害を検査する目的で作成され，軽微な障害を検出することができる。精神分裂病や注意欠陥多動性障害などで用いられる。脳器質障害患者を対象とした研究はほとんど行われていない（Lezak 1995）。

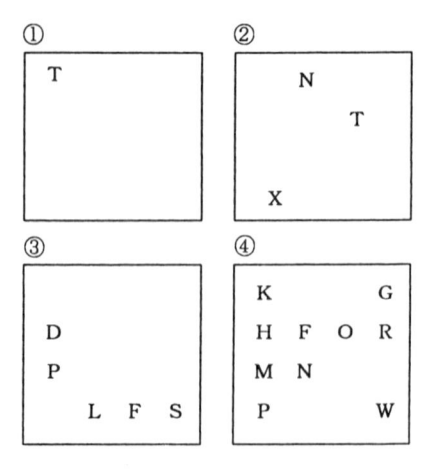

付図5 スパン課題

5．統語法に関する機能

参照ミス Reference Failure

ロチェスターとマーチン Rochester & Failure（1979）が作成した統語法に関する機能の標語である。すなわち，指示代名詞のような他の語句を参照する語の用い方の，適切さ，不適切さを評価する。ロチェスターとマーチンは，統語法に関する機能として，会話の生産性，文節の統合度，参照機能をとりあげ，その評価システムを作成した。その中で，参照機能のうち，不適切な参照として分類されるのが，参照ミスである。ハーベイらやドハティらの研究で，精神分裂病の思考障害とよく関連する指標として用いられている。

施行方法は，まず10～15分の会話サンプルの逐語記録を作成する。会話のテーマについては特に定められていないが，被検者が自由に回答できる形式が必要である。すなわち，「今までで楽しかったときのことを話してください」「自分自身のことをどんな人だと思いますか」といった質問をする。この会話を逐語記録をもとにして，統語機能を評価する。

（a）会話の生産性：単位時間あたりの会話中の文節数

（b）文節の統合度：最初の文節で提示された情報をあとの文節で関連づけて用いるなどして，あとの文節の内容がより理解しやすくなること（**付表2**）

（c）参照機能：指示代名詞のような他の語句を参照する場合になにを参照しているかということの明瞭さ（**付表3**）

参照ミスはこの（c）のうち不適切な参照にあたるもので，表の「不明瞭」「あいまい」「総称的」に当てはまる。会話サンプル中の不適切な参照の頻度を全文節数で割った値を参照ミスの指標として用いる。

テスト意義：参照ミスはTLCを用いた思考障害指標と相関することが示されており（Harvey 1983, Harvey ら 1986, 1990), 思考障害指標の代わりとして用いられることがある。すなわち, 会話中に攪乱刺激を与えて, 注意負荷の影響を検討したり (Hotchkiss ら 1990, Moskowitz ら 1991), 会話内容を不快なものとそうでないものとに設定して, 情動の影響を検討する (Docherty ら 1994 a, 1994 b, 1996) といった研究が行われている。

付表2　文節間の統合の例

統合の種類	例
参照	ビルとはずっと知り合いです。彼はとてもいいやつです。
接続詞	まず学校へ行き, それから帰ってきました
語彙(同語・同義語・同一語源・前の文節と関連する一般的用語)	妹はとても依存的 dependent です。独立 independence ということが彼女の一番の課題です（同一語源） 仕事場からもう少し鉛筆を持ち帰ってきておくれ。そういったものがまわりにあると便利だから（一般的用語）

付表3　文節間の統合の例

分類	参照場所	例
明白	明白な言語的文脈	学校でビルに会い彼と一緒に店に行った。
状況的	明白な状況的文脈	あの火を見てごらん。
暗黙	暗黙の言語的文脈	教室に行き先生と話した(*)。
不明瞭	不明	2人の男の子が丘に登り, 彼女は引き返して去った。
あいまい	不明	2人の男の子が丘に登り, 彼は引き返して去った。
総称的	非特異的	君は中国人がどんなものか知っているだろう(*)。

(*) 原文は the teacher, the Chinese。日本語では名詞に冠詞をつけないことが多いため, これらを参照語ととらえることが難しい。
「明白」「状況的」「暗黙」は適切な参照に,「不明瞭」「あいまい」「総称的」は不適切な参照に分類される。この不適切な参照を指標としたものが参照ミスである。

構文テスト

原著者の御厚意により, 次の文献から抜粋掲載した (a, b について)。

池田八郎：文の生成過程からみた分裂病の思考障害－「構文テスト」による研究－. 日大医誌 31：1214-1223, 1972

a. テストの問題と実施方法

次に示す通り, 2つから5つまでの与えられた単語を含む文を作成する問題が20問, 紙に印刷されている。各問のそれぞれの単語はほとんど無作為に選ばれた意味関係の少ないものであり, これがこのテストの特徴の1つである。

次にならべてある1組の単語を全部使って, 意味のわかる簡単な1つの文を作りなさい。単語の順序は自由です。
　　　（問題の例）学校, 楽しい
　　　（答　の例）学校で友達と会うのは楽しい。
1) 迷子, 親しい

2) 友達，死者
3) 切符，大声
4) 涙，楽しい，電話
5) 煙草，悪口，父
6) ねぼう，列車，手紙
7) ごみ，砂，空
8) 電報，不思議，弟
9) 母，お礼，空
10) 娘，屋上，ネクタイ
11) 新聞，こたつ，料理，淋しい
12) 夏，病院，老人，朝食
13) 子供，街灯，欠点，運転
14) バス，入院，海，非難
15) 窓，少年，酒，悲しい
16) 青年，旅行，万年筆，忙しい，夕方
17) 雨，重病，駅，夜，やさしい
18) 死，お金，悪い，朝もや，警官
19) 公園，傘，先生，混雑，心配
20) 弁当，秋，鍵，赤ん坊，森

[教示]

テスト開始前には，「次にならべてある１組の単語を全部使って意味のわかる簡単な１つの文を作って下さい。単語の順序は自由です。与えられた単語は変化させないで下さい。」と教示する。質問があれば応じ，実施中に英語で書いている例があれば注意する。

[所要時間]

時間制限を行う場合は，20題で40分とする。一般にはこの時間内で終了する。時間制限を行わない場合は，所要時間を記録する。

b．採点方法

採点は減点法によって行う。解答が１つの文であり，文として完全でその意味内容が了解できる場合には減点０とする。そうでないものについては次の基準によって減点する。文意のあいまいさを判定者があまり補足して理解しすぎないようにする。（以下の例は注釈のない限り分裂病の解答例である）

A．単語の使い方の誤り　　　　　　　１点

全体として文の意味内容は了解できるが，文中の単語の使い方が慣習からずれているもの，通常は別の表現をするもの。

（例）No.8：弟からこんな夜中に電報がかかってくるなんて不思議だ。

B．文脈疎　　　　　　　　　　　2点

　文法上，文の形体はなしているが，全体として文脈があいまいなものは，その文脈の切れ目1つについて2点減点する。
（1つの文に2つ以上の切れ目ができることもある。）例えば，意味が2通り以上に解釈できる文や，前後の関係が不明確な複文がこれに該当する。
　（例）No. 1：私は親しい友達の/迷子を見つけた。
　　　　No.17：夜，駅に雨が降って/やさしいお母さんが重病だ。

C：文脈欠如　　　　　　　　　　3点

　意味内容の了解できないものは，意味のつながる最小単位で区切り，その切れ目1つについて3点減点する。単語の羅列になっている場合には，1つの単語が最小単位となる。
　（例）No. 1：親しい友は/迷子がいる。
　　　　No. 5：煙草のけむりと/父で/悪口を言った。

D．解答が2つ以上の文からなる場合

　a）テストで要求されるのは1つの文であるが，解答が2つ以上の文からなり，その全体に文脈の整っているものについては，文の切れ目が4つ以下なら減点0，5つから9つまでなら減点1とする。
　（例）No.19：先生や友達と公園に行った/とても混雑していた/途中で雨がふりそうになった/傘を持っていなくて心配した。
　b）全体として文脈のあいまいなものはB，文脈の欠如したものはCの規準により減点する。
　（例）No.10：私の高校の制服はネクタイです。/B) そして，屋上へ上り，写真をとったりした楽しい娘時代でした。

E．無答，与えられた単語を抜かした場合，文の終結しない場合，与えられた単語を変化させている場合については，3題まで減点せず，4題以上につき1点ずつ減点する。与えられた単語を抜かした文や，与えられた単語を変化させて使用している文についても，A〜D，Fの規準により採点する。
　（例）No. 1：私は/C) 茶よ/C) 勉強/C) よゆうをもって勉強したい。

F．内容の特異性

　このテストを正常者に実施した場合，問題によってはさまざまな解答の得られるものもあるが，ある程度一定した解答の得られるものもある。そのような問題のうち1,3,10,11,12番については，その内容も採点の対象とする。
　a）日常的なこと，説明が十分で了解できること。　　　　　　0点
　b）特殊な状況，個人的な経験に片寄った記述。　　　　　　　1点

c）ありうべからざること，説明不十分で了解できないこと。A～Eの規準ですでに減点されているもの。　　　　　　　　　　　　　　　　　　　　　　　　　　2点

（例）

No. 1

Popular response）

自分と親しい関係のある人の兄弟（ないし子供）が迷子になった。

迷子を見つけたら親しい人の子供だった。

減点例）

迷子同志は親しい。　　　　　　　（1点）

迷子になったら親しい人を頼る。　（2点）

No. 3

Popular response）

切符が違っていたために，大声で駅員に呼び止められた。

切符を落とした人を大声で呼びとめた。

減点例）

切符を落として大声で叫ぶ。　　　（2点）

No.10

Popular response）

娘が屋上でネクタイを干している。

ネクタイをした娘が屋上でバレーボールをしている。

娘が屋上で恋人のネクタイを結ぶ。

減点例）

娘のネクタイが屋上に落ちてきた。　（2点）

娘が屋上でネクタイの写真をとった。（2点）

No.11

Popular response）

1人でこたつにあたり，新聞を読みながら料理を食べるのは淋しい。

淋しいので，こたつにあたりながら新聞の料理欄をみた。

減点例）

新聞を見てもこたつに入ってもおいしい料理を食べても母は淋しいかな？　　　　（2点）

No.12

Popular response）

夏になると病院に入院している老人は朝食も食べられない。

夏になると病院では老人の朝食に気を配る。

ある夏，朝食を済ませてから，病院へ老人を見舞いに行った。

減点例）

その夏老人は病院で最後の朝食をとった。（正常者例）　　　　　　　　　　　（1点）

夏の朝食は病院で老人がとるようなわけにはいかない。　　　　　　　　　　　（2点）

G．その他
 a）与えられた単語を，本や映画，歌の題名などに使った場合は，減点しない。
 b）明らかな誤字，脱字は採点の対象としない。

C．結果の解釈

　池田らの研究では，健常者の結果は減点0が最も多く，減点10まで減少しながら分布し，10を越える者はいなかったのに対し，分裂病患者では減点0から減点25までほぼ平坦に分布し，最高213点まで分布した。従って，低得点のものについては診断は難しいが，減点10点を越える場合は異常と判断されると考えられる。

参考文献

1) Andreasen NC : Thought, language, and communication disorders. I. Clinical assessment, definition of terms, and evaluation of their reliability. Arch Gen Psychiatry. 36 : 1315-1321, 1979 a
2) Andreasen NC : Thought, language, and communication disorders. II. Diagnostic significance. Arch Gen Psychiatry. 36 : 1325-1330, 1979 b
3) Andreasen NC, Grove WM : Thought, language, and communication in schizophrenia : diagnosis and prognosis. Schizophr Bull. 12 : 348-359, 1986
4) Andreasen NC, Rezai K, Alliger R, Swayze VW, Flaum M, Kirchner P, Cohen G, O'Leary OS : Hypofrontality in neuroleptic-naive patients and in patients with chronic schizophrenia : assessment with xenon 133 single-photon emission computed tomography and the Tower of London. Arch Gen Psychiatry 11 : 137-156, 1988
5) Arboleda C, Holzman PS : Thought disorder in children at risk for psychosis. Arch Gen Psychiatry. 42 : 1004-1013, 1985
6) Asarnow RF, MacCrimmon DJ : Attention/information processing, neuropsychological functioning, and thought disorder during the acute and partial recovery phases of schizophrenia : a longitudinal study. Psychiatry Res. 7 : 309-319, 1982
7) Baddley A : Working memory. Science 255 ; 556-559, 1992
8) Bannister D, Fransella F : A grid test of schizophrenic thought disorder. Br J Soc Clin Psychol. 5 : 95-102, 1966
9) Bannister D, Fransella F, Agnew J : Characteristics and validity of the grid test of thought disorder. Br J Soc Clin Psychol. 10 : 144-151, 1971
10) Bechara A, Damasio H, Tranel D, Anderson SW : Dissociation of working memory from decision making within the human prefrontal cortex. J Neurosci 18 : 428-437, 1998
11) Benson DF : The Neurology of Thinking. Oxford University Press, New York, Oxford, 1994（橋本篤孝監訳：思考の神経心理学, 金芳堂, 1996）
12) Benton AL : Differential behavioral effects in frontal lobe disease. Neuropsychologia 6 : 53-60, 1968
13) Berenbaum H, Oltmanns TF, Gottesman II : Formal thought disorder in schizophrenics and their twins. J Abnorm Psychol. 94 : 3-16, 1985
14) Bleuler E : Dementia Praecox oder Gruppe der Schizophrenien. Franz Deuticke, Leipzig und Wien, 1911（飯田　真, 下坂幸三, 保崎秀夫, 安永　浩　訳：E. ブロイラー 早発性痴呆または精神分裂病群 医学書院, 1974）
15) Blum NA, Freides D : Investigating thought disorder in schizophrenia with the lexical

decision task. Schizophr Res 16 : 217-224, 1995

16) Cameron N : Reasoning, regression and communication in schizophrenics. Psychological Monographs 50, 1938

17) Caplan R, Guthrie D, Fish B, Tanguay PE, David Lando G : The Kiddie Formal Thought Disorder Rating Scale : clinical assessment, reliability, and validity. J Am Acad Child Adolesc Psychiatry. 28 : 408-416, 1989

18) Caplan R, Perdue S, Tanguay PE, Fish B : Formal thought disorder in childhood onset schizophrenia and schizotypal personality disorder. J Child Psychol Psychiatry. 31 : 1103-1114, 1990

19) Caplan R, Guthrie D, Foy JG : Communication deficits and formal thought disorder in schizophrenic children. J Am Acad Child Adolesc Psychiatry. 31 : 151-159, 1992 a

20) Caplan R, Guthrie D, Shields WD, Mori L : Formal thought disorder in pediatric complex partial seizure disorder. J Child Psychol Psychiatry. 33 : 1399-1412, 1992 b

21) Caplan R, Guthrie D, Shields WD, Peacock WJ, Vinters HV, Yudovin S : Communication deficits in children undergoing temporal lobectomy. J Am Acad Child Adolesc Psychiatry. 32 : 604-611, 1993

22) Caplan R : Thought disorder in childhood. J Am Acad Child Adlesc Psychiatry. 33, 5 ; 605-615, 1994

23) Carter SC, Braver TS, Barch DM, Botvinick MM, Noll D, Cohen J : Anterior cingulate cortex, error detection, and the online monitoring of performance. Science 280 : 747-749, 1998

24) Chapin K, Vann LE, Lycaki H, Josef N, Meyendorff E : Investigation of the associative network in schizophrenia using the semantic priming paradigm. Schizophr Res 2 : 355-360, 1989

25) Cuesta MJ, Peralta V : Does formal thought disorder differ among patients with schizophrenic, schizophreniform and manic schizoaffective disorders ? Schizophr Res 10 ; 151-158, 1993

26) Damasio AR, Damasio H : Brain and language. Scientific American September 62-71, 1992

27) Daniels EK, Shenton ME, Holzman PS, Benowitz LI, Coleman M, Levin S, Levine D : Patterns of thought disorder associated with right cortical damage, schizophrenia, and mania. Am J Psychiatry. 145 : 944-949, 1988

28) D'Esposito M, Detre JA, Alsop DC, Shin RK, Atlas S, Grossman M : The neural basis of the central executive system of working memory. Nature 378 ; 279-291, 1995

29) Doane JA, Jones JE, Fisher L, Ritzler B, Singer MT, Wynne LC : Parental communication deviance as a predictor of competence in children at risk for adult psychiatric disorder. Fam Proc 21 : 211-223, 1982

30) Docherty N, Schnur M, Harvey PD : Reference performance and positive and negative thought disorder : a follow-up study of manics and schizophrenics. J Abnorm Psychol 97 : 437-442, 1988

31) Docherty NM, Evans IM, Sledge WH, Seibyl JP, Krystal JH : Affective reactivity of language in schizophrenia. J Nerv Ment Dis 182 : 98-102, 1994 a

32) Docherty NM, Sledge WH, Wexler BE : Affective reactivity of language in stable schizophrenic outpatients and their parents. J Nerv Ment Dis 182 : 313-318, 1994 b

33) Docherty NM : Linguistic reference performance in parents of schizophrenic patients. Psychi-

atry 58：20-27, 1995

34) Docherty NM, Grosh ES, Wexler BE：Affective reactivity of cognitive functioning and family history in schizophrenia. Biol Psychiatry 39：59-64, 1996 a

35) Friedman HR, Goldman-Rakic PS：Coactivation of prefrontal cortex and inferior parietal cortex in working memory tasks revealed by 2 DG functional mapping in the rhesus monkey. J Neurosci. 14：2775-2788, 1994

36) Frith CD：The Cognitive Neuropsychology of Schizophrenia. Lawrence Erlbaum Associates Publishers, 1992（丹羽真一, 菅野正浩監訳：分裂病の認知神経心理学. 医学書院, 1995）

37) Funahashi S, Chafee MV, Goldman-Rakic PS：Prefrontal neuronal activity in rhesus monkeys performing a delayed anti-saccade task. Nature. 21：753-756, 1993

38) Gabrieli JDE, Brewer JB, Desmond JE, Glover GH：Separate neural bases of two fundamental memory processes in the human medial temporal lobe. Science 276：264-266, 1997

39) Gambini O, Campana A, Macciardi F, Scarone S：A preliminary report of a strong genetic component for thought disorder in normals. A twin study. Neuropsychology 36：13-18, 1997

40) Garety PA, Hemsley DR, Wessely S：Reasoning in deluded schizophrenic and paranoid patients. Biases in performance on a probabilistic inference task. J Nerv Ment Dis 179：194-201, 1991

41) Gold JM, Hurt SW：The effects of haloperidol on thought disorder and IQ in schizophrenia. J Pers Assess. 54：390-400, 1990

42) Goldman-Rakic PS：Working memory and the mind. Scientific American；73-79 September, 1992

43) Goldman-Rakic PS：Working memory dysfunction in schizophrenia. J Neuropsychiatry Clin Neurosci. 6：348-357, 1994

44) Goldstein K & Sheerer M：Tests of abstract and concrete behavior. In Weidner A：Contributions to Medical Psychology（Vol.II）. Ronald Press, New York, 1953

45) Goldstein K：Concening the concreteness in schizophrenia. J Abnormal Psychol 59；146-148, 1959

46) Gorham DR：A proverbs test for clinical and experimental use. Psychol Rep 2：1-12, 1956 a

47) Gorham DR：Use of the Proverbs Test for differentiating schizophrenics from normals. J Consult Psychol 20：435-440, 1956 b

48) 御領　謙, 菊地　正, 江草浩幸：最新認知心理学への招待－心の働きとしくみを探る－サイエンス社, 1993

49) Gottschalk LA, Fronczek J, Abel L, Buchsbaum MS：The relationship between social alienation and disorganized thinking in normal subjects and localized cerebral glucose metabolic rates assessed by positron emission tomography. Compr Psychiatry. 33：332-341, 1992

50) Grasby PM, Frith CD, Friston K, Bench C, Frackowiak RSJ, Dolan RJ：Activation of the human hippocampal formation during auditory-verbal long-term memory function. Neurosci Let 163：185-188, 1993

51) Haimo SF, Holzman PS：Thought disorder in schizophrenics and normal controls：social class and race differences. J Consult Clin Psychol. 47：963-967, 1979

52) Hain C, Maier W, Hoechst-Janneck S, Franke P：Subclinical thought disorder in first-degree relatives of schizophrenic patients. Results from a matched-pairs study with the

Thought Disorder Index. Acta Psychiztr Scand 92：305-309, 1995
53) Harrow M, Grossman LS, Silverstein ML, Meltzer HY：Thought pathology in manic and schizophrenic patients. Its occurrence at hospital admission and seven weeks later. Arch Gen Psychiatry. 39：665-671, 1982
54) Harrow M, Silverstein M, Marengo J：Disordered thinking. Arch Gen Psychiatry. 40：765-771, 1983
55) Harrow M & Quinlan DM：Disordered Thinking and Schizophrenic Psychopathology. Gardner Press, New York. 1985
56) Harrow M, Marengo JT, McDonald C：The early course of schizophrenic thought disorder. Schizophr Bull. 12：208-224, 1986 a
57) Harrow M, Marengo JT：Schizophrenic thought disorder at followup：its persistence and prognostic significance. Schizophr Bull. 12：373-393, 1986 b
58) Harrow M, Lanin-Kettering I, Miller JG：Impaired perspective and thought pathology in schizophrenic and psychotic disorders. Schizophr Bull. 15：605-623, 1989
59) Harvey PD：Speech competence in manic and schizophrenic psychoses：the association between clinically rated thought disorder and cohesion and reference performance. J Abnorm Psychology 92：368-377, 1983
60) Harvey PD, Earle-Boyer EA, Wielgus MS：The consistency of thought disorder in mania and schizophrenia. An assessment of acute psychotics. J Nerv Ment Dis. 172：458-463, 1984
61) Harvey PD, Brault J：Speech performance in mania and schizophrenia：the association of positive and negative thought disorders and reference failures. J Commun Disord：19：161-173, 1986
62) Harvey PD, Earle-Boyer EA, Levinson JC：Cognitve deficits and thought disorder：A retest study. Schizophr Bul 14：57-66, 1988
63) Harvey PD, Pedley M：Auditory and visual distractibility in schizophrenia：clinical and medication status correlations. Schizophr Res 2：295-300, 1989
64) Harvey PD, Serper MR：Linguistic and cognitive failures in schizophrenia. A multivariate analysis. J Nerv Ment Dis 178：487-494, 1990
65) Harvey PD, Lombardi J, Leibman M, Parrella M, White L, Powchik P, Nohs RC, Davidson M, Davis KL：Age-related differences in formal thought disorder in chronically hospitalized schizophrenic patients：a cross-sectional study across nine decades. Am J Psychiatry 154：205-210, 1997
66) 畑　哲信, 平松謙一, 福田正人, 中込和幸, 岩波　明, 本田秀夫, 丹羽真一：精神分裂病患者の思考障害の定量評価. 第17回日本生物学的精神医学会抄録集, p 52, 1995
67) 畑　哲信, 熊谷直樹, 永久保昇治, 橋本大彦, 福田正人：Thought Disorder Index（TDI）を用いた側頭葉てんかんの思考障害評価－側頭葉てんかん, てんかん性精神病, 精神分裂病患者の比較－. 精神医学 38：921-928, 1996
68) 畑　哲信, 福田正人, 平松謙一, 松下正明：未治療分裂病患者の抗精神病薬治療による思考障害改善の定量的評価－生化学的指標との関連－. 精神薬療基金研究年報；27：246-252, 1996
69) 畑　哲信：精神分裂病の脆弱性と思考障害. 脳と精神の医学 10：131-138, 1999 a
70) 畑　哲信：精神分裂病における思考障害の社会適応予後予測性. 日社精医誌 8：p 69, 1999 b
71) Hemsley DR：A cognitive model for schizophrenia and its possible neural basis. Acta Psychiatr Scand 90(Suppl 384)：80-86, 1994

72) Hill AB : Validity and clinical utility of the Grid Test of schizophrenic thought disorder. Br J Psychiatr 126 ; 251-254, 1976

73) Hoffman RE, Stopek S, Andreasen NC : A comparative study of manic vs schizophrenic speech disorganization. Arch Gen Psychiatry. 43 : 831-838, 1986

74) Hoffman RE : Neural network simulations, cortical connectivity, and schizophrenic psychosis. MD Computing. 14 : 200-208, 1997

75) Holzman PS, Shenton ME, Solovay MR : Quality of thought disorder in differential diagnosis. Schizophr Bull. 12 : 360-371, 1986

76) Hotchkiss AP, Harvey PD : Effect of distraction on communication failures in schizophrenic patients. Am J Psychitry 147 : 513-515, 1990

77) Hurt SW, Holzman PS, Davis JM : Thought disorder. The measurement of its changes. Arch Gen Psychiatry. 40 : 1281-1285, 1983

78) 市川伸一, 伊藤裕司, 渡邊正孝, 酒井邦嘉, 安西祐一郎：岩波講座 認知科学 5 記憶と学習：岩波書店, 1994

79) 池田八郎：文の生成過程からみた分裂病の思考障害－「構文テスト」による研究－. 日大医誌 31 ; 1214-1223, 1972

80) 井村恒郎, 木戸幸聖, 臼井　宏：分裂病者の言語とコミュニケーション. 異常心理学講座 8 99-128, みずき書店, 1995

81) Itagaki F, Niwa S, Itoh K, Momose T : Random number generation and the frontal cortex. Int J Psychophysiol 19 : 79-80, 1995

82) 板垣文彦, 丹羽真一, 細木照敏：思考機能の評価－Holzman ら, Harrow らの評価法と乱数生成課題－. 臨床精神医学 18：177-190, 1989

83) Jonides J, Smith EE, Koeppe RA, Awh E, Minoshima S, Mintun MA : Spatial working memory in humans as revealed by PET. Nature 363 ; 623-625, 1993

84) Johnston MH & Holzman PS : Assessing Schizophrenic Thinking －A Clinical and Research Instrument for Measuring Thought Disorder. Jossey-Bass Inc., Publishers. London ; 1979

85) 亀山知道, 太田敏男, 宮内　勝, 安西信雄, 平松謙一, 池淵恵美, 増井寛治：精神分裂病患者小集団の意志決定過程と治療的関与. 精神医学 24 ; 47-55, 1982

86) Kaplan RD, Szechtman H, Franco S, Szechtman B, Nahmias C, Garrett ES, List S, Cleghorn JM : Three syndromes of schizophrenia in untreated subjects : relation to brain glucose activity measured by positron emission tomography (PET). Schizophr Res. 11, 47-54, 1993

87) Kapur N, Friston KJ, Young A, Frith CD, Frackowiak RS : Activation of human hippocampal formation during memory for faces : a PET study. Cortex. 31 : 99-108, 1995

88) 鹿島晴雄, 加藤元一郎：前頭葉機能検査－障害の形式と評価法－　神経進歩 37：93-110, 1993

89) Kinney DK, Holzman PS, Jacobsen B, Jansson L, Faber B, Hildebrand W, Kasell E, Zimbalist ME : Thought Disorder in Schizophrenic and Control Adoptees and Their Relatives. Arch Gen Psychiatry 54 : 475-479, 1997

90) Kraepelin E : Psychiatrie. Ein Lehrbuch fur Studierende und Arzte. achte Auflage. Verlag von Johann Ambrosius Barth, Leipzig, 1910（西丸四方, 遠藤みどり訳：クレペリン：精神医学総論, 1994, 西丸四方, 西丸甫夫訳：クレペリン：精神分裂病, 1986 みすず書房）

91) Krawiecka M, Goldberg D, Vaughan M : A standardized psychiatric assessment scale for rating chronic psychotic patients. Acta Psychiat Scand 55 : 299-308, 1977

92) Kwapil RR, Hegley DC, Chapman LJ, Chapman JP : Facilitation of word recognition by

semantic priming in schizophrenia. J Abnorm Psychol 99：215-221, 1990

93) Lanin-Kettering I, Harrow M：The thought behind the words：a view of schizophrenic speech and thinking disorders. Schizophr Bull. 11：1-15, 1985

94) Laurent JP, Baribeau J：AERPs and clinical evolution of thought disorders over five years. Int J Psychophysiol. 13：271-282, 1992

95) Lawson JS, McGhie A, Chapman J：Perception of verbal contest on the recall of schizophrenia. Br J Psychiatry 110：375-380, 1964

96) Levenstein S, Klein DF, Pollack M：Followup study of formerly hospitalized voluntary psychiatric patients：The first two years. Am J Psychiatry 10：1102-1109, 1966

97) Levy D, Smith M, Robinson D, Jody D, Lernar G, Alvir J, Geisler SH, Szymanski SR, Gonzalez A, Mayerhoff DI, Lieberman JA, Mendell NR：Methylphenidate increases thought disorder in recent onset schizophrenics, but not in normal controls. Biol Psychiatry. 34：507-514, 1993

98) Levy R, Maxwell AE：The effect of verbal context on the recall of schizophrenics and other psychiatric patients. Br J Psychiatry 114：311-316, 1968

99) Lewinsohn PM, Elwood DL：The role of contextual constraint on the learning of language samples in schizophrenia. J Nerv Ment Dis 133：79-81, 1961

100) Lezak MD：Neuropsychological Assessment 3 rd ed. Oxford University Press, New York, 1995

101) Liddle PF：The symptoms of chronic schizophrenia：a re-examination of the positive -negative dichotomy. Br J Psychiatry. 151, 141-151, 1987 a

101) Liddle PF：Schizophrenic syndromes, cognitive performance and neurological dysfunction. Psychol Med 17：49-57, 1987 b

102) Liddle PF and Barnes TRE：Syndromes of chronic schizophrenia. Br J Psychiatry. 160, 558-561, 1990

103) Liddle PF and Morris DL：Schizophrenic syndromes and frontal lobe performance. Br J Psychiatry, 158, 340-345, 1991

104) Liddle PF, Friston KJ, Frith CD, Hirsci SR, Jones T, Frackowlak RSJ：Patterns of cerebral blood flow in schizophrenia. Biol Psychiatry, 160, 179-186, 1992

105) Maher BA, Manschreck TC, Rucklos ME：Contextual constraint and the recall of verbal material in schizophrenia：The effect of thought disorder. Br J Psychiatry 137：69-73, 1980

106) Maher BA, Manschreck TC, Woods BT, Yurgelun-Todd DA, Tsuang MT：Frontal brain volume and context effects in short-term recall in schizophrenia. Biol Psychiatry 37：144-150, 1995

107) Malla AK, Norman RMG, Williamson P, Cortese L, Diaz F：Three syndrome concept of schizophrenia. A factor analytic study. Schizophr Res. 10, 143-150, 1993

108) Manschreck TC, Maher BA, Rucklos ME, White MT：The predictability of thought disordered speech in schizophrenic patients. Br J Psychiatr 134：595-601, 1979

109) Manschreck TC, Maher BA, Ader DN：Formal thought disorder, the type-token ratio, and disturbed voluntary motor movement in schizophrenia. Br J Psychiatr 139：7-15, 1981

110) Manschreck TC, Maher BA, Milavetz JJ, Ames D, Weisstein CC, Schneyer ML：Semantic priming in thought disordered schizophrenic patients. Schizophr Res 1：61-66, 1988

111) Manschreck TC, Maher BA, Rosenthal JE, Berner J：Reduced primacy and releted features

in schizophrenia. Schizophr Res 5：35-41, 1991
112) Manschreck TC, Maher BA, Beaudette SM, Redmond DA：Context memory in schizoaffective and schizophrenic disorders. Schizophr Res 26：153-161, 1997
113) Marengo J, Harrow M：Thought disorder. A function of schizophrenia, mania, or psychosis？ J Nerv Ment Dis. 173：35-41, 1985
114) Marengo JT, Harrow M, Lanin-Kettering I, Wilson A：Evaluating bizarre-idiosyncratic thinking：a comprehensive index of positive thought disorder. Schizophr Bull. 12：497-511, 1986
115) Marengo JT, Harrow M：Schizophrenic thought disorder at follow-up. A persistent or episodic course？ Arch Gen Psychiatry. 44：651-659, 1987
116) Martin A, Wiggs CL, Ungerleider LG, Haxby JV：Neural correlates of category-specific knowledge. Nature 379：649-652, 1996
117) 松岡洋夫：精神分裂病の脆弱性概念. 脳と精神の医学 10：111-120, 1999
118) Mazumdar PK, Chaturvedi SK, Gopinath PS： Thought disorder and its correlation with clinicodemographic variables in schizophrenia. Psychopathology 27：37-42, 1994
119) McCarthy G, Blamire AM, Puce A, Nobre AC, Bloch G, Hyder F, Goldman-Rakic P, Shulman RG：Functional magnetic resonance imaging of human prefrontal cortex activation during a spatial working memory task. Proc Ntl Acad Sci 91；8690-8694, 1994
120) McClelland JL, Naughton BL, O'Reilly RC：Why are vomplementary learning systems in the hippocampus and neocortex：insights from the successes and failures of connectionist models of learning and memory. Psychological Review 102：419-457, 1995
121) McConaghy N：Thought disorder or allusive thinking in the relatives of schizophrenics？ A response to Callahan, Madsen, Saccuzzo, and Romney. J Nerv Ment Dis. 177：729-734, 1989
122) McConaghy N, Catts SV, Michie PT, Fox A, Ward PB, Shelley AM：P 300 indexes thought disorder in schizophrenics, but allusive thinking in normal subjects. J Nerv Ment Dis. 181：176-182, 1993
123) McGrath J：Ordering thoughts on thought disorder. Br J Psychiatry 158：307-316, 1991
124) McGrath J, Scheldt S, Welham J, Clair A： Performance on tests sensitive to impaired executive ability in schizophrenia, mania and well controls：acute and subacute phases. Schizophr Res. 26：127-137, 1997
125) Mesulam MM：Large-scale neurocognitive networks and distributed processing for attention, language, and memory. Ann Neurol 28：597-613, 1990
126) 三輪真也, 中村真紀, 酒井広隆, 松本和紀, 山崎尚人, 沼知陽太郎, 松岡洋夫, 佐藤光源：精神分裂病における意味処理と思考障害－視覚性事象関連電位と思考障害評価尺度（Holzmanら）による検討－ 第21回日本生物学的精神医学会抄録 p 218, 1999
127) Milner B：Effects of different brain lesions on card sorting. Arch Neurol 9：90-100, 1963
128) Moskowitz J, Davidson M, Harvey PD：effect of concurrent distraction on communication failures in schizophrenic patients. II. Medication status correlations. Schizophr Res 5：153-159, 1991
129) 中込和幸, 平松謙一：精神疾患の精神生理学的指標－事象関連電位について－. 季刊精神科診断学 3：77-95, 1992
130) 中島秀之, 高野陽太郎, 伊藤正男：岩波講座 認知科学8 思考. 岩波書店, 1994
131) Neville HJ, Nicol J, Brass A, Forster K, Garrett M：Syntactically based sentence processing

classes : evidence from event-related brain potentials. J Cogn Neurosci 3 : 155-170, 1991

132) Nestor PG, Shenton ME, Wible C, Hokama H, O'Donnell BF, Law S, McCarley RW. A neuropsychological analysis of schizophrenic thought disorder. Schizophr Res. 29 : 217-225, 1998

133) Neville HJ, Mills DL, Lawson DS : Fractionating language : different neural subsystems with different sensitive periods. Cerebral Cortex 2 : 244-258, 1992

134) Nuechterlein KH, Edell WS, Norris M, Dawson ME : Attentional vulnerability indicators, thought disorder, and negative symptoms. Schizophr Bull. 12 : 408-426, 1986

135) 岡島由佳, 桑門 大, 磯野 浩, 岩波 明, 上島国利：精神分裂病の思考障害と事象関連電位. 精神医学 39：1317-1323, 1997

136) 大島知一：感覚・運動統合における大脳辺縁系の役割－系統発生論的素描－. 脳神経 45：595-603, 1993

137) 大山 正「ゲシュタルト理論」. 精神医学体系1c 精神医学総論III：pp 67-98 中山書店, 1978

138) Pandurangi AK, Sax KW, Pelonero AL, Goldberg SC : Sustained attention and positive formal thought disorder in schizophrenia. Schizophr Res. 13 ; 109-116, 1994

139) Pardo JV, Pardo PJ, Janer KW, Raichle ME : The anterior cingulate cortex mediates processing selection in the Stroop attentional conflict paradigm. Proc Natl Acad Sci. 87 : 256-259, 1990

140) Parellada E, Catafau AM, Bernardo M, Lomena F, Catarineu S, Gonzalez-Monclus E : The resting and activation issue of hypofrontality : a single photon emission conputed tomography study in neuroleptic-naive and neuroleptic-free schizophrenic female patients. Biol Psychiatry 44 : 787-790, 1998

141) Park S, Holzman PS : Schizophrenics show spatial working memory deficits. Arch Gen Psychiatry. 49 : 975-982, 1992

142) Park S, Holzman PS, Goldman-Rakic PS : Spatial working memory deficits in the relatives of schizophrenic patients. Arch Gen Psychiatry. 52 : 821-828, 1995

143) Park S, McTigue K : Working memory and the syndromes of schizotypal personality. Schizophr Res 26 : 213-220, 1997

144) Parnas J, Schulsinger H : Continuity of formal thought disorder from childhood to adulthood in a high-risk sample. Acta Psychiatr Scand. 74 : 246-251, 1986

145) Peterson BS, Skudlarski P, Gatenby C, Zhang H, Anderson AW, Gore JC : An fMRI study of Stroop word-color interference : evidence for cingulate subregions subserving multiple distributed attentional system. Biol Psychiatry 45 : 1237-1258, 1999

146) Petrides M, Alivisatos B, Meyer E, Evans AC : Functional activation of the human frontal cortex during the performance of verbal working memory tasks. Proc Natl Acad Sci. 90 ; 878-882, 1993

147) Plaut DC, McClelland JL, Seidenberg MS, Patterson K : Undestanding normal and impaired word reading : computational principles in quasi-regular domains. Psychological Review 103 : 56-115, 1996

148) Raeburn JM, Tong JE : Experiments on contextual constraint in schizophrenia. Br J Psychiatry 114 : 43-52, 1968

149) Ragin AB, Oltmanns TF : Predictability as an index of impaired verbal communication in schizophrenic and affective disorders. Brit J Psychiat 143 : 578-583, 1983

150) Ragin AB, Oltmanns : Communicability and thought disorder in schizophrenics and other diagnostic groups. A follow-up study. Brit J Psychiat 150 : 494-500, 1987
151) Rapaport D, Gill M, Schafer R : Diagnostic Psychological Testing. International Universities Press, New York, 1968 : Chicago, 1946
152) Regland JD, Gur RC, Glahn DC, Censits DM, Smith RJ, Lazarev MG, Alavi A, Gur RE : Frontotemporal cerebral blood flow change during executive and declarative memory tasks in schizophrenia : a positron emission tomography study. Neuropsychology 12 : 399-413, 1998
153) Rochester SR, & Martin JR : Crazy talk : A study of the discourse of schizophrenic speakers. Plenum Press, New York, 1979
154) Rossi A, Serio A, Atratta P, Petruzzi C, Schiazza G, Mancini F, Casacchia M : Planum temporale asymmetry and thought disorder in schizophrenia. Schizophr Res 12 ; 1-7, 1994
155) Rubin E : Visuell wahrgenommere Figuren. Gylden dalske, Copenhagen, 1921
156) Rubin P, Holm S, Friberg L, Videbech P, Andersen HS, Bendsen BB, Stromso N, Larsen JK, Lassen NA, Hemmingsen R : Altered modulation of prefrontal and subcortical brain activity in newly diagnosed schizophrenia and schizophreniform disorder. A regional cerebral blood flow study. Arch Gen Psychiatry. 48 : 987-995, 1991
157) Rushe TM, Morris RG, Miotto EC, Feigenbaum JD, Woodruff PWR, Murray RM : Problem-solving and spatial working memory in patients with schizophrenia and with focal frontal and temporal lobe lesions. Schizophr Res 37 : 21-33, 1999
158) 齋藤 薫, 杉浦正人, 畑 哲信, 中込和幸, 岩波 明, 丹羽真一：精神分裂病患者に対するHarrow思考障害スケール（日本語版）の有用性の検討. 臨床精神医学 26 : 1443-1451, 1997
159) Sarai M and Matsunaga H : Symptom segregation in chronic schizophrenia : the significance of thought disorder. Schizophr Res, 10, 159-163, 1993
160) Sasaki K, Gemba H, Nambu et. al : No-go activity in the frontal association cortex of human subjects. Neurosci Res. 18 ; 249-252, 1993 a
161) Sasaki K, Tsujimoto T, Nambu A, Matsuzaki R, Kyuhou S : Dynamic activities of the frontal association cortex in calculating and thinking. Neurosci Res 19 : 229-233, 1993 b
162) Sass LA ; Gunderson JG ; Singer MT ; Wynne LC : Parental communication deviance and forms of thinking in male schizophrenic offspring. J Nerv Ment Dis. 1984 Sep ; 172 : 513-520
163) Sawaguchi T, Goldman-Rakic PS : D1 dopamine receptors in prefrontal cortex : involvement in working memory. Science. 251 : 947-950, 1991
164) Seidenberg MS, McClelland JL : A distributed, developmental model of word recognition and naming. Psychological Review 96 : 523-568, 1989
165) Saykin AJ, Gur RC, Gur RE, Mozley PD, Mozley LH, Resnick SM, Kester DB, Stafiniak P : Neuropsychological functioning in schizophrenia. —— selective impairment in memory and learning. Arch Gen Psychiatry. 48 : 618-624, 1991
166) Saykin AJ, Shtasel DL, Gur RE, Kester DB, Mozley LH, Stafiniak P, Gur RC : Neuropsychological deficits in neuroleptic naive patients with first-episode schizophrenia. Arch Gen Psychiatry 51 : 124-131, 1994
167) Schmand B, Brand N, Kuipers T : Procedural learning of cognitive and mmotor skills in psychotic patients. Schizophr Res 8 : 157-170, 1992
168) Servan-Schreiber D, Bruno RM, Carter CS, Cohen JD : Dopamine and the mechanisms of cognition : part I. a neural network model predicting dopamine effects on selective attention.

Biol Psychiatry 43：713-722, 1998 a
169) Servan-Schreiber D, Carter CS, Bruno RM, Cohen JD：Dopamine and the mechanisms of cognition：part II. D-amphetamine effects in human subjects performing a selective attention task. Biol Psychiatry 43：723-729, 1998 b
170) Shallice T：From Neuropsychology to Mental Structure. Cambridge University Press, Cambridge, 1988
171) Shenton ME, Solovay MR, Holzman PS：Comparative studies of thought disorders. II. Schizoaffective disorder.：Arch Gen Psychiatry. 44：21-30, 1987
172) Shenton ME, Ballinger R, Marcy B, Faux SF, Cane M, Lemay M, Cassens G, Coleman M, Duffy FH, McCarley RW：Two syndromes of schizophrenic psychopathology associated with left vs. right temporal deficits in P 300 amplitude. Four case reports. J Nerv Ment Dis. 177：219-225, 1989 a
173) Shenton ME, Faux SF, McCarley RW, Ballinger R, Coleman M, Torello M, Duffy FH：Correlations between abnormal auditory P 300 topography and positive symptoms in schizophrenia：a preliminary report. Biol Psychiatry. 25：710-716, 1989 b
174) Shenton ME, Solovay MR, Holzman PS, Coleman M, Gale HJ：Thought disorder in the relatives of psychotic patients. Arch Gen Psychiatry. 46：897-901, 1989 c
175) Shenton ME, Kikinis R, Jolesz FA, Pollak SD, LeMay M, Wible CG, Hokama H, Martin J, Metcalf D, Coleman M, McCarley RW：Abnormalities of the left temporal lobe and thought disorder in schizophrenia. A quantitative magnetic resonance imaging study. N Eng J Med 327：604-612, 1992
176) Singer M, Wynne L：Principles for scoreing communication defects and deviances in parents of schizophrenics：Rorschach and TAT scoring manuals. Psychiatry 29：260-288, 1966
177) 新版心理学事典（下中邦彦編）平凡社, 1981
178) Solomon CM, Holzman PS, Levin S, Gale HJ：The association between eye-tracking dysfunctions and thought disorder in psychosis. Arch Gen Psychiatry. 44：31-35, 1987
179) Solovay MR, Shenton ME, Gasperetti C, Coleman M, Kestnbaum E, Carpenter JT, Holzman PS：Scoring manual for the Thought Disorder Index. Schizophr Bull. 12：483-496, 1986
180) Solovay MR, Shenton ME, Holzman PS：Comparative studies of thought disorders. I. Mania and schizophrenia.：Arch Gen Psychiatry. 44：13-20, 1987
181) Spitzer M, Braun U, Hermle L, Maier S：Associative semantic network dysfunction in thought-disordered schizophrenic patients： direct evidence from indirect semantic priming. Biol Psychiatry 34；864-877, 1993
182) Spitzer M：A cognitive neuroscience view of schizophrenic thought disorder. Schizophr Bul 23：29-50, 1997
183) Spohn HE, Coyne L, Larson J, Mittleman F, Spray-J, Hayes-K：Episodic and residual thought pathology in chronic schizophrenics：effect of neuroleptics. Schizophr Bull 12：394-407, 1986
184) Squire LR：Memory and Brain. Oxford University Press, 1987（河内十郎訳：記憶と脳　医学書院, 1989）
184) Stephan KM. Fink GR. Passingham RE. Silbersweig D. Ceballos-Baumann AO. Frith CD. Frackowiak RS：Functional anatomy of the mental representation of upper extremity movements in healthy subjects. J Neurophysiol. 73：373-386, 1995

186) Stevens AA, Goldman-Rakic PS, Gore JC, Fulbright RK, Wexler BE：Cortical dysfunction in schizophrenia during auditory word and tone working memory demonstrated by functional magnetic resonance imaging. Arch Gen Psychiatry 55：1097-1103, 1998
187) Strauss JS and Carpenter WT：The prediction of outcome in schizophrenia：I. Characteristics of outcome. Arch Gen Psychiatry 27：739-746, 1972
188) Strauss ME, Buchanan RW, Hale J：Relations between attentional deficits and clinical symptoms in schizophrenic outpatients. Psychiatry Res 47：205-213, 1993
189) Stromswold K, Caplan D, Alpert N, Rauch S：Localization of syntactic comprehension by positron emission tomography. Brain Lang 52：452-473, 1996
190) 杉浦正人, 斎藤　薫, 畑　哲信, 中込和幸, 岩波　明, 市川郁夫, 丹羽真一：Harrow 思考障害スケール－日本語版の信頼性検討－. 季刊精神科診断学 6；333-344, 1995
191) 高臣武史：精神分裂病者のコトバ. 精神神経 56；188-230, 1954
192) 高沢　悟：分裂病における対語課題施行時の事象関連電位 N 400 成分の検討. 脳波と筋電図 23：265-275, 1995
193) Taylor WL：Cloze procedure：a new tool for measuring readability. Journalism Quaterly 30：415-433, 1953
194) Vita A, Dieci M, Giobbio GM, Caputo A, Ghiringhelli L, Comazzi M, Garbarini M, Mendini AP, Morganti C, Tenconi F, Cesana B, Invernizzi G：Language and thought disorder in schizophrenia：brain morphological correlates. Schizophr Res 15；243-251, 1995
194) Vygotsky LS (Tr. by Kasanin)：Thought in schizophrenia. Arch Neurol Psychiatr 31：1063-1077, 1934
196) Walker E, Harvey PD：Positive and negative symptoms in schizophrenia：Attentional performance correlates. Psychopathology 19：264-272, 1986
197) Ward PB, Catts SV, McConaghy N：P 300 and conceptual loosening in normals：an event-related potential correlate of "thought disorder？" Biol Psychiatry. 31：650-660, 1992
198) Wahlberg KE, Wynne LC, Oja H, Keskitalo P, Pykalainen L, Lahti I, Moring J, Naarala M, Sorri A, Seitamaa M, Laksy K, Kolassa J, Tienari P：Gene-environment interaction in vulnerability to schizophrneia：findings from the Finnish adoptive family study of schizophrenia. Am J Psychiztry 154：355-362, 1997
199) Weinberger DR, Berman KF, Zec RF：Physiologic dysfunction of dorsolateral prefrontal cortex in schizophrenia Ⅰ. regional verebral blood flow evidence. Arch Gen Psychiatry 43；114-124, 1986
200) Weiner IB：Psychodiagnosis in Schizophrenia. John Wiley & Sons, Inc., New York, 1966（秋谷たつ子, 松島淑恵 訳：精神分裂病の心理学 医学書院 1973）
201) Wexler BE, Stevens AA, Bowers AA, Sernyak MJ, Goldman-Rakic PS：Word and tone working memory deficits in schizophrenia. Arch Gen Psychiatry 55：1093-1096, 1998
202) Wilcox JA：Thought disorder and relapse in schizophrenia. Psychopathology. 23：153-156, 1990
203) Wilcox JA：The predictive value of thought disorder in manic psychosis. Psychopathology. 25：161-165, 1992
204) Williams GV, Goldman-Rakic PS：Modulation of memory fields by dopamine D 1 receptors in prefrontal cortex. Nature 376：572-575, 1995
205) 山口　隆, 轟　俊一, 野上芳美, 細木照敏, 大森淑子：精神分裂病者の諺への反応. 精神医学 16：

763-770, 1974

206) 山崎尚人, 三輪真也, 松本和紀, 工藤亜子, 松岡洋夫, 佐藤光源：客観的評価尺度による分裂病性思考障害の検討 − Thought Disorder Index (TDI) と Brief Psychiatric Rating Scale (BPRS) を用いて. 精神医学 40：1087-1094, 1998

評価尺度

　後編では3つの思考障害評価尺度のマニュアルを紹介する。アンドリアセンによる「思考, 言語, コミュニケーション障害評価尺度」, ホルツマンらによる「思考障害指標」, ハーロウらによる「ハーロウ・マレンゴ思考障害尺度」である。それぞれ, 原文の邦訳, 使用のための簡易マニュアルと信頼性等についての著者らの研究結果, 著者らによる実例集の順に載せている。原文の邦訳は各著者に翻訳掲載の許可をいただいた。

A．思考，言語およびコミュニケーション障害評価尺度
Scale for the Assessment of Thought, Language, and Communication (TLC)

Nancy C. Andreasen
Schizophrenia Bulletin 12 (3)：473-482, 1986

　以下の定義は「思考形式の障害」について，より信頼性の高い評価を行うために作成した。過去の思考障害評価は信頼性が低いものであったが，その理由の1つとして臨床家と研究者たちが用語の意味を統一していなかったということがあげられる。精神疾患患者で認められる言語的，認知的行動について，共通性がありかつ信頼性のある用語集として，以下の定義が役立つことが期待される。

　精神科臨床にたずさわっているうちに，「思考形式障害」の概念がしばしば誤用されたり誤って理解されていることを感じ，それをきっかけとしてこの定義集の作成に至った。第一に，思考形式障害はしばしば単一のものとして扱われるが，実際には，「談話の貧困」と「連合弛緩」のような，多様な言語活動によって構成される。これらは概念的に異なるうえに同一の患者で関連して出現するといったものではない。このように思考形式障害の概念が多様であり，用いられている用語も様々であるという認識から，18種類の異なるタイプの「思考形式障害」を特定するに至った。

　第二に，「思考形式の障害」ないし少なくとも「思考障害」は精神分裂病の疾患に特異的で精神分裂病患者のすべてに認められると考えられてきた。しかし臨床的経験からするとそのどちらの考え方もあてはまらない。連合弛緩，音連合，途絶，過度に具体的なあるいはくり返しの多い談話，談話の貧困といった言語行動は躁病やうつ病などの他の精神疾患でも認められるし，精神科的診断のつかない人でも，特に疲れていたりストレスのかかった状態では認められるものである。さらに，精神分裂病患者のなかでも，精神分裂病の症状が特定の妄想や幻覚（すなわち思考内容の障害や知覚の障害）に限られているような場合には，正常な会話や思考を行うことがある。

　このように「思考形式の障害」の用語は誤って理解され，用いられてきたので，今後この用語を用いない方がよいと考えられる。「思考形式の障害」の概念にあてはまる種々の障害は，「思考，言語，およびコミュニケーションの障害」という概念でまとめるのがよいと考えられる。経験的に見ると，これらのほとんどは会話の障害であり，思考という概念を用いて説明することが必要なのは，これらのごく一部に限られる。

　まとめると，以下の定義集は，「思考障害」の用語を言語活動という観点から定義し，直接観察が可能な行動のみを対象として評価を行うことによって，信頼性のある評価を行うことができるという考えに基づいて作成された。ほとんどの場合，言語活動には話し手と聞き手との

一対一の関係が含まれるが，会話には聞き手が理解しやすいように慣例的に用いられる規則があるが，こうした規則に従わないで，話し手が話をした場合に障害が生じる。コミュニケーションの障害は，話し手が，聞き手にとって必要な種々の条件を考慮に入れずに話をした場合に生じる。この定義に従うと，この評価尺度のうち，以下の項目がコミュニケーションの障害である：すなわち，談話内容の貧困，談話促迫，談話散乱，接線的談話，脱線，かたい談話，おうむ返し，自己への関係づけ，迂遠，結論のない談話，保続，途絶である。言語の障害の概念は，話し手が言語を用いる際に必要な，統語法的および意味的な慣例に従わなかった場合の障害をいう：すなわち，支離滅裂，音連合，言語新作，語近似である。思考障害の概念は，思考のみが異常と考えられるような障害によって構成される：すなわち談話の貧困（思考が生じないという異常）および非論理性（推論過程の異常）である。これらの種々の障害を合わせて，思考 thought－言語 language－コミュニケーション communication の障害すなわち TLC 障害と呼ぶ。

　この尺度を臨床に適用してみると，TLC 障害の一部は他のものよりも，より重症な精神病理を示すと考えられた。これらは尺度の最初の方に集めて記述してある。最初の 11 項目がそれにあたる。種々の TLC 障害が躁病，精神分裂病，うつ病でどの程度出現するかということについて，現在までに集められたデータを付表に記した。このデータを見ると，言語新作や途絶など，過去に非常に重要と考えられてきた TLC 障害の一部は，実際には頻度が少なく，ほとんどの患者の評価に役立たないことがわかる。

　どの障害をこの尺度に取り入れ，それをどのように定義するかについては，信頼性を高める目的で，古い概念を再定義したり，結合したり，削除したりといった作業を，何度か繰り返した。例えば，「連合弛緩」の用語は，過去の連合主義心理学に基づいた用語で，曖昧な意味で用いられ，ほとんど意味のない用語となってしまっていたため，用いなかった。かわりに「脱線」の用語を用いた。この用語は意味が限定されており，図を用いて説明することができるからである。連合弛緩と同様に古い用語であると思われる4つの用語をこの尺度で用いた：すなわち接線的談話，支離滅裂，非論理性，音連合である。互いの概念の間に緊密な関連があることを臨床家が判断しながら評価しなければならないようであれば，高い信頼性を得ることが困難であると考えられたため，こうした判断を強いられるような定義は削除した。従って，例えば，「観念奔逸」という用語はなくし，脱線の概念に包含させた。思考，言語，コミュニケーションの障害を広範囲の患者に適用することができるように，通常，精神分裂病のみにあてはまると考えられているような定義以外の定義も用いた。失語症学からの2つの用語，意味的および音韻的錯誤を取り入れ，支離滅裂と区別することができるようにした。

　精神科面接は，比較的構造化された面接法を用いて典型的な会話パターンを引き出すのに適した手段であり，ほとんどの場合，患者を日常的な精神科面接で評価をしたあと採点を行うとよい。しばらくの時間は，なるべく患者が話したいだけ話してもらい，その間の患者の談話を観察することが必要である。時には談話をさえぎって，それに対してどのように反応するか観察する。

　ほとんどの場合，採点は定量的に行う，すなわち，面接の間，どのくらいの頻度で該当する障害が出現するか採点する。採点は，ほとんどの面接が約 50 分かかるとして基準を設定して

いる。それよりも面接が長かったり短かったりした場合は、それに応じて採点を調節する。

　これらの定義の評価者間一致度を慎重に評価した結果、よい一致度が得られた。TLC障害のように、数日のうちに劇的に変化するような現象を主観的に判断しなければならないような場合は、再試験信頼性よりも評価者間一致度のほうが意味がある。付録の信頼性データは、113名（躁病32名、うつ病36名、精神分裂病45名）の面接時の評価に基いている。

1．談話の貧困（寡言，思考の貧困）

　質問に対する答えが短く、具体的でそっけないといった自発的な談話の量の減少。促さない限り付加的情報を付け加えることはほとんどない。例として、「お子さんは何人いますか」という質問に対して、患者が「2人です。娘と息子です。娘の方は13歳で息子は10歳です」と答える場合をあげると、「2人です」が質問に対して求められた答えのすべてであり、それ以外の答えは付加的情報である。返答は一音節だけで、答えない質問もあるという具合である。こうした談話パターンの場合、面接者は詳しい返答を聞くために何度も促すことになる。この所見を得るためには、面接者は患者が質問に答えそれを明細化できるように、十分に待つ必要でがある。

　例：面接者「政府ではいろいろと問題が持ち上がっているようですね」、患者「そのようですね」。面接者「病院を受診する前は働いていましたか」、患者「いいえ」。面接者「以前はどのような仕事をしていましたか」、患者「ああ、雑用ですね、塗装」。面接者「今はどんな仕事をしていますか」、患者「なにも。仕事は嫌いです。ばかげています」。面接者「学校へはどのくらい行きましたか」、患者「まだ高校2年です」。面接者「歳はいくつですか」、患者「18歳」。

- 0　談話の貧困なし。質問に対する返答は十分で適切であり、付加的情報も十分である
- 1　軽度の談話の貧困。時に十分な説明がない応答もあるが、不適切ではない。
- 2　中等度の談話の貧困。適切で十分な説明のない応答があり、多くの場合、一音節か短い返答（「はい」「いいえ」「たぶん」「知らない」「先週」）
- 3　重度の談話の貧困。大部分の応答が数語以内の長さ。質問に対して応答がない場合もある。
- 4　極度の談話の貧困。基本的に患者は緘黙している。

2．談話内容の貧困（思考の貧困，無論理思考，語唱，陰性思考形式障害）

　応答は十分に長く，談話の量としては適当であるが，それによって伝えられる情報がほとんどない。言語は曖昧で，しばしば過剰に抽象的であったり具体的であったりし，反復が多く紋切り型になりがちである。面接者は，患者がある程度長く話をしているのに質問に対する答えとして十分な内容が得られないということが観察された場合に，この障害があると判断できる。一方，患者は十分な情報を話しはするが，そのためには長々と話をしなければならない，すなわち，長い応答はするものの1，2文にまとめることができるという場合もある。こうした談話は「空虚な哲学談義」と名づけられる。

　除外．この障害は迂遠とは区別される。すなわち迂遠を示す患者の場合は細かな情報をたっぷりと話す。

　例．面接者「さて，どうして，人々はどうして神を信じるのだと思いますか？」，患者「ええ，まず第一に，神，えーと，神は個人－つまり，人々にとって個人的な救い主だからです。神は私とともに歩き，私に話をします。そして，あー，私の理解するところでは，たくさんの人が，本当のところ，あー，つまり，人々はそれぞれ自我を持っています。それというのも，あー，知ることができない，誰も，自我を持っていることを全く知らないからです。人々は，知らないんです，神が，あー，私にはそう思えるのですが，多くの人が，神が人々とともに歩き話をすることを知らないのです。そして，あー，神は人々に進むべき道を示すのだということを知らないのです。そして，もうひとつ，思うのですが，全ての男性女性が，同じ方向を向いているわけではないのです。別な方向を向いている人もいる。違った道を歩むのです。その道は，あー，イエスキリストが望む道です。私は，私自身が目指す道は，あー，善悪を知って善を行うということです。それ以上もそれ以下もできません」。

0　談話内容の貧困なし
1　軽度の談話内容の貧困。時に応答が曖昧であるために理解できなかったり，ごく短くまとめることができるような応答が見られる。
2　中等度の談話内容の貧困。曖昧であったりごく短くまとめることができる応答が，少なくとも談話の4分の1認められる。
3　重度の談話内容の貧困。少なくとも半分の談話が曖昧であったり理解し難い応答である。
4　極度の談話内容の貧困。ほとんどの談話が曖昧であったり，理解できなかったり，ごく短くまとめることができる。
（訳注：例文は談話内容の貧困の例を示すが，評点づけにあたっては，この例のような談話

が面接全体に占める割合に基づいて評価する。以下の項目のうち，頻度評価で評価するよう指示されているものについても同様である。）

3．談話促迫

　通常の慣習ないし社会的慣習と比較して，自発談話が増加している。患者はせきこんで話し，さえぎることが困難。新しい考えを話すことに一生懸命で，話しかけの文が中途半端にとぎれることがある。数語か数文で答えることができるような単純な質問に対して答えるのに，数秒どころか何分も長々と話し続け，さえぎらなければ止まらない。さえぎろうとした場合でも，話し続けることがしばしばである。談話は大声で強調しながら話す。談話促迫の重度の被検者の場合，社会的な刺激がなにもなくても話し，誰も聞く人がいなくても話すことがある。フェノチアジンやリチウムを服用している患者の場合，談話は投薬によって緩慢になるため，談話の量，声量や社会的な妥当性から判断する。談話速度を測定する場合，通常，150単語/分を超えれば速い，ないし促迫したと判断する（訳注：日本語の場合，300字/分くらいにあてはまる）。この障害には，脱線，接線的談話，ないし支離滅裂が伴うことがあるが，それらとは区別される。

0　談話促迫なし。
1　軽度の談話促迫。談話量，速度，ないし声量の軽度の増加。
2　中等度の談話促迫。単純な質問に対して答えるのに数分間話すのが通常で，誰も聞いていないのに話しをする，および/または，大声で早口に話す。
3　重度の談話促迫。単純な質問に対して答えるのに，しばしば3分くらいは話し，社会的刺激がなくても話し始める，および/または，さえぎるのが困難である，といったこともある。
4　極度の談話促迫。患者はほとんど間断なく話し続け，全くさえぎることができない，および/または，他人の談話を叫んでかき消してしまう。

4．談話散乱

　議論または面接の際，患者は文や考えの途中で話を止め，机の上の物，面接者の衣服や容貌等の，手近な刺激に応答して話題を変えてしまう。

例.「そしてサンフランシスコを離れ，引っ越したのは —— そのネクタイはどこで買ったのですか？50年代から取っておいたものみたいに見えますね。私はサンディエゴの暖かい気候が好きなんです。机の上にあるのは巻き貝の貝殻ですか？スキューバダイビングに行ったことがあるんですか？」

0 なし
1 軽度（面接中に一度だけ話題がそれる）
2 中等度（面接中に2から4回話題がそれる）
3 重度（面接中に5から10回話題がそれる）
4 極度（面接中に10回を超えて話題がそれる）

5．接線的談話

　質問に対して，遠回しな，接線的な，ひどいときには無関連な返答をする。返答は質問と遠くで関連している場合もあるし，関連を持たず，全く無関連に見えることもある。以前は，接線的談話は連合弛緩や脱線とおおよそ等価に用いられてきた。接線的談話の概念は，質問に対する返答に対してのみ用い，自発談話の転換に対しては用いないよう定義しなおした。

　例．面接者「どの町からいらっしゃったのですか？」，患者「あの，それは難しい質問ですね，私の両親は —— 私はアイオワで生まれましたが，私は黒人ではなく白人なので，明らかに北部のどこかの出身ですが，それがどこだか知りません，そうですね，私は自分の先祖がどこの出身だか本当に知らないのです。だから，私がアイルランド人かフランス人かスカンディナビア人か知りません，あるいはポーランド人ではないと思います，そうではないと思います，でも，ドイツ人かウェールズ人かも知れません。でもこれは全く単なる推測ですから，私は知りたいですね，私の先祖を，つまり，私の素性を。でもこの質問に対する答えをわざわざ調べたことはないですね」

0 接線的談話なし。
1 軽度（面接中に1回）
2 中等度（面接中に2から4回）
3 重度（面接中に5から10回）
4 極度（面接中に10回を超えて出現，または頻繁に出現するために談話が理解困難）

6. 脱線（連合弛緩，観念奔逸）

　明らかに関連しているが間接的にしか関連していないような，あるいは全く関連しない話題に考えがそれるような自発談話のパターン。意味のある関連がない事柄が並べて語られる，または患者は1つの話題の枠組みから別な枠組みへと独特に変化させる。考えと考えの間には曖昧な関連がある場合もあるし，明らかな関連がない場合もある。この談話パターンは，しばしば話が「バラバラに」聞こえる点が特徴である。この障害の最も多い現れ方は，1つ1つの脱線は特に重度ではないのだが，ゆっくりと着実に脱線し，それぞれの脱線によってどんどん話題が遠くへそれていき，質問と関連がなくなってしまったことに全く気づかないといったものであろう。この障害では，しばしば，文節どうしのつながりが欠けていたり代名詞がなにを参照しているか不明瞭であるといった特徴が認められる。

　軽症の脱線（すなわち，隣接する話題どうしの関連が間接的）は，以前には接線的談話や躁病の症状としての観念奔逸と関連づけられることがあったが，そのような区別は信頼性が低くなるため，すすめられない。観念奔逸というのは談話促迫が認められる時に次から次へと出現する脱線である。接線的談話は，ここでは質問に対する直接の返答でみられる障害として異なった定義づけをしている。

　例．面接者「それは楽しかったですか？」，患者「うーん。ああ，えーと，私は，えー，私は共同住居は楽しかったです，なんとか努力しました，で，次の日に出かけようとしてね，そうすると，ええ，準備しますよね，ああ，脱色剤を，あの，髪につけて，カリフォルニアでのことです。ルームメイトがシカゴ出身で短大に行ってたんです。それでY.W.C.A.に住んでいたんです。それでそのルームメイトが，あれ，あの，オキシドールを私の髪につけようとしたんです，で，実際につけちゃったんです，私は起き上がって鏡を見ていたら，な，涙が出てきたんです。わかりますか，何が起こったかちゃんとわかってたんですけど，でもどうして，どうして，どうして涙がでてくるの？わからないですよね，ねえ」，面接者「そうですね」，患者「そんなことってありますか？」，面接者「感情の出やすい性格だということですね」，患者「あの，大した意味はないのですけど，私が死んだらどうしますか？お迎えのくる年齢ですよ。ねえ，私が死んだら？足の爪をね，手術したんです。あの，爪がね，菌がはいって，自分ではどうしようもなかったのですが，歩けなくなってしまって。ええ」

　　　0　脱線なし
　　　1　軽度（面接中に1回）
　　　2　中等度（面接中に2から4回）
　　　3　重度（面接中に5から10回）
　　　4　極度（面接中に10回を超えて出現，または頻繁に出現するために談話が理解困難）

7．支離滅裂（言葉のサラダ，ジャーゴン失語，分裂言語，錯文法）

　時に，全く理解困難となる談話パターン．支離滅裂は幾つかの異なったメカニズムによって生じ，そのすべてが同時に生じることもある．全体としては支離滅裂な文の中に，意味の通じる部分が認められることもある．意味的なレベルでの障害としては，句や文の中で単語が置き換えられ，意味が歪められたり壊されたりすることがある．「接着語」（「そして and」「だが although」といった等位接続詞および従位接続詞；the, a, an といった形容代名詞）が省略される場合もある

　支離滅裂にはしばしば脱線を伴う．支離滅裂と脱線の違いは，支離滅裂は，文や文節の範囲内で生じ，その中での単語や句がでたらめに結びつけられる．脱線では文や文節といった大きな単位どうしが不明瞭あるいは混乱した結びつき方で結合される．

　支離滅裂が出現することは比較的めずらしい．出現する場合は，重度や極度になることが多く，軽度のものは非常に少ない．支離滅裂はウェルニッケ失語やジャーゴン失語とよく似ていて，病歴と検査データから既知の器質性要因の可能性が除外され，失語の標準検査で陰性の場合にのみ支離滅裂と呼ぶ（従って，ここでは精神科的障害は神経学的障害の反対に位置づけられる）．

　除外．被検者が正しい単語や句，考えを模索して軽度に文法的に逸脱する場合は支離滅裂とはしない．（例えば，「父は，父は長い間，あの，父は最初は ── 父が教会に通って入信 ── つまり，父は悪いことをして遊びまわったのでクリスチャンになっているんです」）特定の宗教的ないし倫理的背景や，教育の欠如，低知能に特徴的な慣習的な用語法は支離滅裂には採点しない．（「あいつに家族がいないなんてものじゃないよ（原文 He ain't got no family．訳注：二重否定を否定として用いている）」「そんなこと，いいことありはしなかった（原文 That there was no good．訳注：There was no good．から）」「芝を刈らないといけない（原文 The loan needs mowed．訳注：mown が適当）」「道具を地下におろした（He took the tools down cellar．訳注：cellar の冠詞を省略し down cellar として熟語的に使用している）」）

　例：面接者「どうして人々は神を信じると思いますか？」患者「うーん，生活において行為をするためです．進化についてのいろいろな話しというのは導きにはならないし，もう真実ではない．もうずっと昔のはなしなのです．何代も何代にも起こったことで，誰も神を信じない話です．イエスキリスト時代は人々は信じるものを信じていた，エホバ神で，イエスキリストは信じなかった．

　面接者「うーん，現在の政治問題，例えばエネルギー危機についてはどう考えますか？」，患者「牛を殺しすぎます，そしてオイルは石鹸を作るためだけ．石鹸が必要なら，プールに飛

び込んで，ガソリンを買いに行って，わ，わたしの遠くの親戚はソーダが欲しかったんだけど，一番必要だったのは，車のオイル，それとお金．そ，それと向こうへ行って，ソーダのキャップとタイヤなんか買って，うーん，トラクターの引っ摑むのを，車庫を，それで残骸から車を引っ張りだして，それが私が信じることです．それで親戚が言っても，私はそんなところにもうソーダを買いに行かなかったんです．そこへ行ったのは，アイスクリームコーンとソーダ，缶入りのを買いに行ったんです，それともタバコを買いに行きますかね．タ，タバコを買いにいくのは一番大切なことなんです，というのは，タバコを買うと持っているものと取り替えることができるし，なにか新しいものを手に入れにいくことができました，そ，それは情緒的なことです，私に必要なのは情緒的なことだけだったんです，あの，ニックナック以上に情緒的なことはありませんでした，ニックナックはたいてい30ドルか40ドルしました，いい財布か，小さなスタンドを机の上に置いて．面接者「カーター大統領についてはどう思いますか？」，患者「私の知る限り，カーター大統領は個人的にはよくやっていると思いますが，失敗が多すぎると思います，うーん，故意ではなくて，ただ，うーん，た，正しい逃げ道を探して，応答を求めている．」

0　支離滅裂なし
1　軽度（面接中に1回）
2　中等度（面接中に2から4回）
3　重度（面接中に5から10回）
4　極度（面接中に10回を超えて出現，または頻繁に出現するために談話が理解困難）

8．非論理性

　論理に従わずに結論に達するような談話パターン．不合理な結論の形をとる，すなわち，患者は2つの文節の間で，裏付けのない，非論理的な論理的推論を行う．誤った帰納的推論の形をとる場合もある．また明らかな妄想的思考ではないものの，誤った前提に基づいて結論に至るという形をとることもある．

　除外．非論理性は妄想的信念に至ったりあるいは妄想的信念から派生することがある．非論理的思考が妄想体系の枠組みのなかで生じた場合，妄想の概念でとらえ，異なった種類の思考障害を示す別個な現象としては考えない．明らかに文化的ないし宗教的価値観に基づく非論理的思考，ないし知的欠陥に基づくものは除外する．

　例．「親というのはあなたを育てる人です．あなたを育てるものであればなんであれ，親になり得ます．物質でも野菜でも鉱物でも，あなたになんらかのことを教えるものであればなん

でも親である可能性があります。親とは，生命あるもの，存在するものの世界だと思います。たとえば，岩，人は岩を見て，そこから何かを学ぶことができます，そうすると岩は親なのです」

0 　非論理性なし
1 　軽度（面接中に1回）
2 　中等度（面接中に2から4回）
3 　重度（面接中に5から10回）
4 　極度（面接中に10回を超えて出現，または頻繁に出現するために談話が理解困難）

9．音連合

　意味的なつながりよりも音によって単語を選択するような談話パターン，従って談話は不明瞭となり，余分な単語が取り入れられる。韻に基づいた関連以外に，この談話パターンには駄洒落の関連も含まれ，そのため，音の似ている単語によって新しい考えが導入される。

　例．「私は騒がしくしようと思っているのではないのです（make noise）。意味を理解しようとしているのです（make sense）。意味のないことから意味を見つけるというのは（make sense out of nonsense），ええ，楽しいことです」「私は意味のあることから意味を見つけようとしているのです（make sense out of sense）。意味を見つけようとしているのではありません/お金を稼ごうとしているのではありません（make cents）。たくさん稼がないといけませんね（make dollars）」

0 　音連合なし
1 　軽度（面接中に1回）
2 　中等度（面接中に2から4回）
3 　重度（面接中に5から10回）
4 　極度（面接中に10回を超えて出現，または頻繁に出現するために談話が理解困難）

10．言語新作

　新しい単語を作ること。言語新作はここでは，由来のわからないような全く新しい単語や句

を作ることと定義される。誤った単語を使っているのだが，通常の単語の作り方を誤ったためにできたのだと由来がわかる場合にも，「言語新作」と呼ぶことがある。定義を明確にするため，こうした場合は「語近似」とする（次項参照）。言語新作は非常に稀である。

例．「とても腹が立ったので皿を取って"geshinker"に投げ付けた」「それで全部をいわば"bawk up"してしまった」

0 なし
1 軽度（面接中に1回の言語新作）
2 中等度（面接中に2から4回の言語新作）
3 重度（面接中に5回以上の言語新作）

11．語近似（錯語，換喩）

　従来の語を新しい慣習に合わない用い方をすること，または慣習的な規則にのっとって新しい語を作ること。語の使い方は独特で奇異ではあるが，たいていの場合，語の意味は明確である（すなわち，ボールペンを「紙スケート」と言うような場合など）。語近似は限られた語に基づき，そのため，患者はいくつかの語をくり返し用いてそのたびに新しい意味で用いるということがある（すなわち，時計を「時容器（time vessel）」，胃を「食物容器（food vessel）」，テレビを「ニュース容器（news vessel）」というなど）。

　除外．意味的および音韻的錯語は，失語症の標準的検査で陰性の場合にのみ語近似に含める。支離滅裂な談話が，標準的な失語症検査で陽性とならないような意味的錯誤に基づいている可能性がある。そのような場合には，もし錯誤が頻繁であれば支離滅裂と考え，語近似は錯誤がそれほど頻繁でない場合に限られる。語を陰喩的に用いる場合には語近似とはしない（例，「わたしは残りの世界に対して，単なる針刺しか灰皿なんです」）

　例．「東南アジア，えーと，今では中部アジア（Middle Asia）みたいなものですね」「彼の上司は視察士（seeover）です」

12. 迂　　遠

　非常に間接的で結論にたどり着くまでに時間がかかる談話パターン。物事を説明する過程で，長々と詳細を話したり，つけたしの話を挿入しながら話す。迂遠の認められる応答ないし談話は，面接者がさえぎって要点を話すように促さない限り何分も続く。面接者は，時間内に病歴聴取を終わらせるのに患者の談話をさえぎらなければならないということで，迂遠に気づくことが多い。こういう人物は，迂遠という言葉を使わない場合「まわりくどい」といわれることが多い。

　除外．迂遠は思考内容の貧困や結論の喪失に伴って出現することもあるが，思考内容の貧困と異なるのは，話の詳細を過剰に展開したり描写したりするという点であるし，結論の喪失と異なるのは，十分に時間をかけて話をすると最終的には結論に達するという点である。脱線と異なるのは，詳細を述べる場合にそれが特定の考えや結論に密接に関連しているという点，および，定義上特定の考えや結論に，最終的には到達するという点である。

0　迂遠なし
1　軽度（面接中，時に迂遠な応答や叙述があるが，途中でさえぎって結論を促すと，すぐに要点を話す）
2　中等度（面接中に何度か迂遠な応答や叙述がある，または1つの応答が少なくとも5分はかかることがしばしばである，または途中でさえぎっても迂遠なパターンを続けることが時々ある）
3　重度（面接中に迂遠な応答や叙述が多く出現する，または15分以上かかる特徴的な迂遠な応答が1つでも認められる，または途中でさえぎっても迂遠なパターンを続けることが常である）

13. 結論のない談話

　思考をたどって自然な結論に達することができない。通常，特定の話題から話し始めて，その話題からそれて行き，その話題に戻ってこないという談話である。患者が結論を見失ってしまったことを気づく場合もあるし気づかない場合もある。しばしば脱線に伴って出現する。

0　結論のない談話なし

1　軽度（面接中に1回，論理的な結論に達しない）
2　中等度（面接中に2回から4回，論理的な結論に達しない）
3　重度（面接中に5回以上，論理的な結論に達しない）

14. 保　　続

　単語，考え，主題をくり返し使い続け，患者が特定の主題や単語を使い始めると，談話の過程で絶えずそこに戻ってくる。

　除外．いわゆる「多用語」をその通常の意味として適切な用い方で繰り返し用いる場合は異なる。「そうですね（you know）」とか「例えば（like）」など，間をとるために単語や句を用いることがあるが，これらは保続とはしない。

　例．「帽子をかぶろう，帽子，帽子，帽子」。面接者「あなたは何に似ていますか，どのような人物ですか？」，患者「私はアイオワ州マーシャルタウン出身です。アイオワ州デモインから南西，南東に60マイルのところです。現在，結婚しています。36歳です。妻は35歳です。妻はアイオワ州ガーウィンに住んでいます。アイオワ州マーシャルタウンの南東15マイルのところです。今，離婚をしようとしています。私は現在，アイオワ州アイオワシティの精神科施設にいます，アイオワ州マーシャルタウンの南東100マイルのところです」

0　保続なし
1　軽度（1つの単語ないし考えがくり返し用いられる）
2　中等度（2から3の異なった単語や考えがくり返し用いられる）
3　重度（4つ以上の異なった単語ないし考えがくり返し用いられる）

15. おうむ返し

　患者が，面接者の言った語や句を繰り返す談話パターン。典型的なおうむ返しは，くり返し持続して出現する。おうむ返しはしばしば，ばかにしたような，または数をかぞえるような，またはスタッカートのようなイントネーションで言われる。おうむ返しはおとなでは比較的稀であるが，小児ではもっと頻繁である。

除外．明らかに質問を明確にして答えを準備するために質問を習慣的に繰り返す人がいる。この場合，通常，質問の言葉を繰り返したり，最後の幾つかの語を繰り返すのが特徴である（すなわち，「昨日はどんな服を着ていましたか？」という質問に対し，「昨日何を着ていたかですか？」とか「昨日着ていたもの？」など）

例．医師が患者に言った「しばらくお話をしましょう」。患者がスタッカートのようなイントネーションで答えた「しばらくお話をしましょう」

0　なし
1　軽度（面接中に1回，語や句のくり返しがある）
2　中等度（面接中に2回から4回，語や句を繰り返す）
3　重度（面接中に5回以上，語や句を繰り返す）

16. 途　　絶

思考や考えが完了する前に談話が途切れる。数秒から数分の沈黙のあと，患者は自分が何を言っていたか，何を言おうとしていたか思い出せないと言う。途絶は，患者が自発的に考えが失われてしまったと述べるか，もしくは面接者が質問して，それが中断の原因であると答える場合にのみ途絶があると判断する。

0　なし
1　軽度（面接中に1回）
2　中等度（2回から4回）
3　重度（5回以上）

17. かたい談話

過剰にかたくるしかったり形式的な談話。古風ないし時代遅れであったり，もったいぶった，よそよそしい，ないし過剰に丁寧であったりする。かたくるしさは，特有の単語選択（単一シラブルの単語で代用しても適切さは同等であるという場合でもシラブルの多い語を用いる），過剰に丁寧な言い回し（「大変失礼申し上げます，御都合のよろしい時に事務所の方で会見をお願い（原文 request a conference）できますでしょうか」），固く形式的な用語法（「弁

護士の振る舞いは無礼千万でしたが医者は生粋の紳士としていつものように振る舞いました（原文 Whereas the attoney comported himself indecorously, the phisician behaved as is customary for a born gentleman.）（訳注：下線部が文語体）

0　かたい談話なし
1　軽度（面接中にかたい談話が1回か2回）
2　中等度（面接中にかたい談話が多く出現）
3　重度（質問に対する答えと自発的談話のほとんどがかたい談話）

18．自己への関係づけ

　他の人が話しているときに患者が絶えず話題を自分自身に関係づける，および自分自身が話しているときに明らかに中立的な話題であっても自分自身に関係づけるという障害。精神科面接では患者が自分自身のことについて話すように求められるので，自己への関係づけは，多くの場合，精神科面接によっては評価することができない。この障害が認められるのは，感覚の検査のときや中立的な話題についてのくだけた会話をしているときであり，こうした場合にのみ評価する。

　例．面接者「今，何時ですか？」，患者「7時です。それが問題なんです。今，何時かということがわからないんです。よく時間に気を付けていないといけませんね」

0　なし
1　軽度（15分間の中立的会話の間に自己への関係づけが1回認められる）
2　中等度（15分間の中立的会話の間に自己への関係づけが2回から4回認められる）
3　重度（15分間の中立的会話の間に自己への関係づけが5回以上認められる）

（訳注：TLC障害の項目は以上の18項目である。マニュアルには以下の2項目が付け加えられているが，語近似や言語新作の鑑別の参考として用いる）

19．錯語，音韻的

　音やシラブルの逸脱によって生じる，認識可能な単語の発音の誤り。重度なものは失語症で

認められるが，軽度のものは日常会話においては「舌がもつれる」といった形で認められる。話し手は通常，誤りを認識することができ，それをなおそうとする。

　例．「バスに乗ろうとして走ったら，オコリ（訳注：原文はシラミ lice，コオリ（氷）ice の錯語と思われる）で足をすらせて（訳注：原文 sipped，すべらせて slipped の錯語と思われる）腕の骨を折ってしまった」

0　なし
1　軽度（面接中に音韻的錯語が 1 回）
2　中等度（面接中に音韻的錯語が 2 回から 4 回）
3　重度（面接中に音韻的錯語が 5 回以上）

20．錯語，意味的

なにかを言おうとして不適切な語に置き換えて言う。話し手は誤りに気づいてなおそうとする場合もあるし，気づかない場合もある。意味的錯語はブローカ失語やウエルニッケ失語で典型的に認められる。支離滅裂もまた意味の置き違いによって意味が歪められたり不明瞭になったりするものなので，意味的錯語と支離滅裂とを区別することが困難な場合がある。この区別をつけるためには，標準的な失語症検査を行うことが望ましい。もし検査が陽性であれば，意味的錯語による意味的な置き換えが考えられるし，陰性であれば支離滅裂が考えられる。

　例．「上着で，あ，つまり，こ，氷で足を滑らせて，本を折ってしまった」

0　意味的錯語なし
1　軽度（失語症検査が陽性で面接中に意味的錯語が 1 回）
2　中等度（失語症検査が陽性で面接中に意味的錯語が 2 回から 10 回）
3　重度（失語症検査が陽性で面接中に意味的錯語が 11 回から 20 回）
4　極度（失語症検査が陽性で面接中に意味的錯語が 21 回以上または頻繁なために面接内容が理解できない）

TLC 障害の全般的評価（音韻的錯語および意味的錯語は除く）

TLC 障害の総合重症度の全般的評価については 2 通りの方法がある。ひとつは，下記の評価尺度を用いて，文字どおり全般的に評価を行う。この全般的評価は，TLC 障害の一部は他

合計点算出表

重症	軽症
談話の貧困	迂遠
談話内容の貧困	結論のない談話
談話促迫	保続
談話散乱	途絶
脱線	おうむ返し
接線的談話	かたい談話
支離滅裂	自己への関係づけ
非論理性	
音連合	
言語新作	
語近似	

0　TLC障害なし。軽症の項目がときどき認められ，重症の項目は1回まで（文脈から判断して臨床的に重要でない）

1　軽度TLC障害。文脈から軽度であると判断されるが臨床上重要なTLC障害がときどき認められる

2　中等度TLC障害。重要な言語表出能力の低下が明らかにあるために，会話が中等度に障害されるということが少なくともときどきは認められる。

3　重度TLC障害。面接のかなりの部分で会話が妨げられるような非常に重要な障害。重症のTLC障害が多く認められる。

4　極度TLC障害。ほとんどの時間，会話が困難となるようなTLC障害。

付表　精神疾患患者における思考言語およびコミュニケーション障害評価項目のカッパ値

	得点で重みづけした カッパ値	得点で重みづけせず，あり／なしで評価したカッパ値
1．談話の貧困	.81	.75
2．談話内容の貧困	.77	.62
3．談話促迫	.89	.82
4．談話散乱	.78	.78
5．接線的談話	.58	.49
6．脱線	.83	.71
7．支離滅裂	.88	.91
8．非論理性	.80	.69
9．音連合	.58	.53
10．言語新作	.39	.49
11．語近似	-.02	-.02
12．迂遠	.74	.80
13．結論のない談話	.70	.65
14．保続	.74	.46
15．おうむ返し	.59	.42
16．途絶	.79	.71
17．かたい談話	.70	.32
18．自己への関係づけ	.50	.36

のTLC障害よりもより病的であるという認識を反映している。迂遠やかたい談話は支離滅裂や脱線ほど重症ではないと考えられる。

　もう一つの方法は，各TLC評価の得点を下記の表を合計する方法である。この方法では，各TLC得点は重症の場合は2倍し，軽症の場合は1倍する。その結果，得られた得点を合計すると，TLC障害のより定量的な評点が得られる。

TLC スコアシート

1. 談話の貧困	0	1	2	3	4
2. 談話内容の貧困	0	1	2	3	4
3. 談話促迫	0	1	2	3	4
4. 談話散乱	0	1	2	3	4
5. 接線的談話	0	1	2	3	4
6. 脱線	0	1	2	3	4
7. 支離滅裂	0	1	2	3	4
8. 非論理性	0	1	2	3	4
9. 音連合	0	1	2	3	4
10. 言語新作	0	1	2	3	
11. 語近似	0	1	2	3	
12. 迂遠	0	1	2	3	
13. 結論のない談話	0	1	2	3	
14. 保続	0	1	2	3	
15. おうむ返し	0	1	2	3	
16. 途絶	0	1	2	3	
17. かたい談話	0	1	2	3	
18. 自己への関係づけ	0	1	2	3	
総合点	0	1	2	3	4

思考，言語，コミュニケーション障害尺度（TLC）：使用の手引き

尺度の特徴

この尺度は思考形式障害を定量的に評価するものである。

用いられている思考障害項目は主にクレペリンの記述をもとにしたものであり，日常の精神科臨床でもなじみのあるものとなっている。

広義の思考形式障害を，思考，言語，会話の障害という3つのカテゴリーに分けてとらえている。さらに，陽性思考形式障害と陰性思考形式障害の2つのカテゴリーにも分けられる。特に，陰性思考形式障害項目が含まれる点は，他の思考障害尺度にない点である。実施には特定のテストは用いず，半構造化面接を用い，約50分かかる。

評価は原則として面接時にその場で行い，テープに録音したり，逐語記録を作成したりしない。しかし，評価のトレーニングの際には録音テープやビデオを用いてもよいだろう。アンドリアセンの研究では，複数の評価者による評価者間一致度を求める際，面接をテープに録音したものを用いている。著者らが行った評価者間一致度の研究もそれにならった。

準備するもの

◆筆記用具，（録音機器）

TLC項目　概要

1.	談話の貧困	会話の量が少ない
2.	談話内容の貧困	会話の量はあるが内容が乏しい
3.	談話促迫	自発的な会話が過剰
4.	談話散乱	会話が周囲の刺激によって容易に中断される
5.	接線的談話	質問とはずれた答えをする
6.	脱線	会話が本筋から離れた話題に移る
7.	支離滅裂	脈絡なく語句を並べる
8.	非論理性	誤った推論
9.	音連合	音韻によって単語を並べ立てる
10.	言語新作	新しい語を作りだす
11.	語近似	一般的でない語の用い方，一般的でない合成語
12.	迂遠	まわりくどく非本質的な内容を細かく話す
13.	結論のない談話	話題が変化して結論がない
14.	保続	同じ単語，フレーズ，話題を繰り返す
15.	おうむ返し	相手の言葉を繰り返す
16.	途絶	話の途中で発語が中断する
17.	かたい談話	表現が不適切に形式ばっていたりもったいぶっている
18.	自己への関係づけ	個人的な話題に関連づける

TLC項目の分類1：コミュニケーション，言語，思考		
コミュニケーションの障害	言語の障害	思考障害
談話内容の貧困	支離滅裂	談話の貧困
談話促迫	音連合	非論理性
談話散乱	言語新作	
接線的談話	語近似	
脱線		
かたい談話		
おうむ返し		
自己への関係づけ		
迂遠		
結論のない談話		
保続		
途絶		

TLC項目の分類2：陽性/陰性思考障害（Andreasen 1979に基く）	
陽性思考障害	陰性思考障害
談話促迫	談話の貧困
談話散乱	談話内容の貧困
接線的談話	
脱線	
支離滅裂	
非論理性	
音連合	
言語新作	
語近似	

著者らによるTLCの信頼性検討

　TLCの日本語版の信頼性について，評価者間一致度および基準関連妥当性を検討した。対象は通院または入院精神分裂病患者のうち口頭で同意が得られた者，16名であった。年齢は38.9±12.1歳，性別は男性10名，女性6名であった。半構造化面接を行い，録音テープに記録した。評価者のうち2名ずつがペアを組み，録音記録をもとに，各々ブラインドでTLCの評価を行った。なお，10名については，評価者の一方が面接も行ったが，残りの6名については，2名の評価者とも録音記録のみをもとにして評価を行った。各カテゴリー得点と総得点について，ペア間の評価の一致度を，ピアソン相関係数およびANOVA ICCを用いて求めた。また，同時に測定したBPRS得点とTLC総得点との関連をピアソン相関係数で求めた。

　まず，評価者間一致度についての結果を示す（表18）。評価者間一致度は，総得点と出現頻度が乏しいものを除いた8つのカテゴリーについて算出した。総得点は，ピアソン相関係数が0.79，ANOVA ICCが0.97と優れた結果が得られた。カテゴリーについては，1談話の貧困，4談話散乱，5接線的談話，6脱線，13結論のない談話でピアソン相関係数が0.65以上，ANOVA ICCが0.75以上という優れた一致度が得られた。2談話内容の貧困，11語近似，12迂遠についてもピアソン相関係数が0.35以上，ANOVA ICCが0.60以上のよい一致度が得られた。その他のカテゴリーでは出現頻度が少なく評価の対象から除外した。

　次に，TLC得点とBPRS得点との関連について述べる。この場合，TLC得点については，主治医でない評価者が評価した得点を用いた。合計点法で求めたTLC総得点とBPRS総得点の間には，ピアソン相関係数で0.55の有意な相関が認められた。特に，BPRS項目のうち，思考形式障害を示す概念の統合障害の項目との間にはピアソン相関係数で0.69の高い相関が認められた。

　今回の症例では，出現頻度が乏しいかまったく出現しないカテゴリーがあったが，高頻度に出現したカテゴリーおよび総得点についてはよい一致度が得られた。今回，対象とした疾患は慢性または急性期後比較的安定した時期の精神分裂病患者であり，こうした症例を対象とする

表 18　TLC の評価者間一致度

	談話の貧困	談話内容の貧困	談話散乱	接線的談話	脱線	語近似	迂遠	結論のない談話	総得点
ピアソン相関係数	0.64	0.54	0.75	0.88	0.73	0.51	0.49	0.72	0.78
t-検定	0.50	1	0.19	0.43	0.55	0.19	0.05	0.19	0.49
ANOVA-ICC	0.66	0.56	0.73	0.88	0.74	0.41	0.34	0.68	0.77

合計点法による TLC 総得点と出現頻度が乏しいものを除いた 8 つのカテゴリーについての評価者間一致度，2 名の評価者による評点のピアソン相関係数と ANOVA-ICC，平均点の t-検定の結果を示す。いずれもよい一致度が得られた。

場合は，十分な信頼性をもってこの尺度を用いることができると考えられる。

　一方，基準関連妥当性の結果については，BPRS 得点との間に高い相関が認められ，特に思考形式障害を示す項目と高い相関が認められたことから，十分な基準関連妥当性が得られたと考えられる。

手　順

＜半構造化面接＞

　半構造化面接の内容は，評価のブラインド性を確保するため，診断に関わる内容はなるべく含まれないように工夫する。面接時間がおおよそ一定になるようにすることが望ましい。

＜スコアリング＞

　1．面接中に TLC 項目を評価する。会話の理解のしやすさや面接中の頻度をもとに，マニュアルに従って，重症度を評価する。表に概略を示すが，慣れるまではマニュアルの本文と例文集をよく身につけることが必要（スコアシート→p 127）。

　2．全般的思考障害重重症度を合計点法または総合重症度指標を用いて評価する。

　3．思考，言語，コミュニケーションの障害の分類，または陽性/陰性思考障害の分類に従って，各カテゴリーの得点を求める。ただし，実際には前者の分類を用いた研究は行われていない。後者については，アンドリアセンの研究では重症項目のみを用いているので，表もそれに従っている。

TLC のための面接の手引き

　以下の各項目を順に質問する。適宜「もう少し教えてください」「それはどういうことですか」といった質問を加え，50 分程度の面接となるように工夫する。

1．氏名，生年月日，年齢，最終学歴，現在の職業
2．日常生活のようす
　「ふだんの生活の様子を教えてください」
　「休みの日はどのように過ごしていますか」
　「あなたの趣味や好きなことを教えてください」
　「テレビを見たり本を読んだりしますか」
　「好きなテレビ番組や本について教えてください」
3．社会的な話題
　「最近，新聞やテレビで見たニュースを教えてください」
　「それについてどう思いますか，どんなふうに感じましたか」
　（その他，政治・経済・事件・スポーツなどについて，適宜質問する。）
　「自分への関係づけ」の項目はこうした質問に対する応答で評価する。
4．家族
　「ご家族について教えてください。どんな方がいますか」
　「家族とは仲良くしていますか／ときどき不満に思うことなどありますか」
5．交友
　「友達について教えてください。どんな友達がいますか」
　「どのような付き合い方をしていますか」
6．仕事
　「仕事はしていますか（していない場合→＊）」
　「どんな仕事をしていますか」
　「職場の様子はどうですか」
　「今の仕事についてどう思いますか」
　＊「作業所やデイケアに通っていますか」
　＊「そこでの様子を教えてください」
　＊「今の作業所／デイケアについてどう思いますか」
　「これまでどんな仕事をしたことがありますか」
　「職場での様子はどうでしたか」
7．青少年のころについて
　「学校に通っていたころの様子を教えてください」

「学校の勉強はどうでしたか」
「どんなことをして遊んでいましたか」
「どんな友人がいましたか」
「クラブ活動やサークル活動はしていましたか」
「どんなことをしていましたか」
「学校に通っていたころのことで覚えていることを話してください」
「楽しかった思い出はありますか」
「つらかった思い出などはありますか」

TLC 例文集

1．談話の貧困
＜最終学歴は？＞高校。＜現在の仕事は？＞フリーター。＜入院する前はどういうった生活でした？＞学校にいかなくなった。＜では，家ではどういう生活をしていましたか？＞テレビ見てた。＜どんな格好でテレビをみていましたか？＞ベッドで。＜寝ながら？＞はい。＜食事はどうしていましたか？＞コンビニ。＜趣味は？＞音楽。＜どんな音楽ですか？＞ラップ。＜好きなグループとかは？＞特にない。＜ではどうやって選ぶのですか？＞適当に。

4．談話散乱
＜テレビを見たり本を読んだりはしますか？＞テレビはあまり見ないけど，本はたまに読んだりする。－今日，みんなと一緒にでかければよかったなあ。迷っているうちにみんなでかけちゃって，誰も帰ってこなくて，いつになったら帰ってくるんだろうね。

5．接線的談話
＜病院ではどういうふうにすごしていますか？＞先生に，立派になったら出してくれるようにって，お姑さんがなに言っているかわからないからって連れてこられたんです。

高校を中退した後，A商会に勤めたのですが，半年で辞めてB社にはいったんです。＜最初の仕事はどういうものだったんですか？＞最初は職業訓練校にいって機械科の勉強をしました。

6．脱線
＜中学は3年まで行きましたか？＞3年まで行きました。3年の夏休みに入院して，退院して，そのあと，14歳の時に伊豆に行っちゃったのね，そしたら，どこかのひとが私の学校の封筒を見つけたの。そこに学校の電話番号がのってたから学校に電話しちゃったの。そうしたら学校の先生とお母さんとが迎えにきたの。

＜学生のころはどんな感じでしたか？＞大変まじめでした。普通の男の子だと車の免許を取って女の子を見つけてとか考えるんだけど，そういうことが嫌いで，たばこは吸わないし，本ばかり読んでいた。それで図書館の司書になりたかったんですが，大学に司書の選択コースがなかったのであきらめたんです。それで独学で試験を受けたんです。1次試験は受かったんですけど，2次の専門課程で落とされてしまって，そのショックで寝込んでしまったんです。郵便局の試験はうかったんですけど，どうでもいいやという感じになって，セーターで面接を受けたんです。それでたぶんこいつはおかしいなとか思われたんだと思うんですけど，落とさ

れてまた寝込んでしまったんです。

　＜小学校のころはどうだったんですか？＞小学校のころは腕白で，予習も復習もしなくていたずらばかりしていた。そのころは明るくてもてたんですけど，中学高校と暗くて，敬遠されてしまって，友達もよってこなかった。大学でまた少しもてるようになったんです。そのときに彼女をみつけて子どもでもつくっていたらよかったんだけど，そういうことのできない性質だから。わたしは，文学論とかそういう話ができる彼女が一人欲しかったんです。でも周りは遊んで欲しいようなのばっかりだったから，女なんていやだよ，って本に閉じこもるようになったんです。

　8．非論理性
　テレビは眼鏡がが汚れるという意識があるんですね。クリスタルというか。それで，どうしても見たいときのほかは見ないようにしてる。＜眼鏡が汚れるというのは？＞たとえば，女性が下着姿で出てきたりしますでしょ，それが，眼鏡かけてなければ顔を洗えばそれですむでしょうけど，眼鏡をかけていると残るんです，それが。レンズで覚えちゃっているんです。

　働き歯といって，男には一番大事な歯なんていうんですけど，それが抜けてしまっているので，踏ん張りがきかない，歯止めがきかないんだろうと思う，そう納得して今までの人生を送ってきた。さし歯でもして歯止めをかければという人もいるんですけど，お金がかかるので。

　9．音連合
　わたしは定期券を買うのは嫌いなんです。切符で乗ると，なんで定期を買わないかとうるさい。私はきっぷのいいところを見せたい－まあ，悪く言えば見栄をはっているんだろうけど。

　12．迂遠
　＜普段の生活の様子を教えて下さい＞たとえば，宗教関係の本があるんですけど，そういったのを1日に10ページくらい読んだりとか，掃除はそんなにまめにやっていないですけど，お買い物が多いです。自転車の荷台にとりつけられるので，私の役目で，男が行ったほうが，力が要ったりする，坂をあがったりするのに一仕事ですから，それは私がやります。

　＜お母さんはどんな人ですか？＞おふくろはね，またこういうところで宗教の話をしちゃうとまずいんでしょうけど，「母はわれらの太陽である」という言葉があるんです。本当にそう思うんですけど，結構見えないところで気を遣ってくれているし，明るくしてくれる。みんながしょぼんとしているときに「どうしたの」って面倒見がいいというか。

　＜友達はどんな人がいましたか？＞学校時代の友達はいることはいたんですけど，違う高校へ行ったりして，そのあと，疎遠になりましたね，高校時代のときと比較すると，そんなこと

で友人を失って，バイト仲間というのができたんです。N君という血液型AB型の子なんですけど，仕事ぶりを見ていてまじめだなとわかったんです。私は，アルバイトばかりしてきたほうだから，うまがあったんです。1回家に呼んでごちそうしたことがあったんですけど，そんなふうにして仲間を大事にして，年賀状をもらう間柄というのは2人ぐらいしかいないんですけど，友人といっても，ちゃんとお互いに年賀状を毎年出す友人というのは2人くらいしかいないんですけど，そういう友人がいます。

14. 保続

＜生まれは？＞生まれは荒川区東日暮里。＜病院で産まれたんですか？＞生まれたのは荒川区東日暮里。＜病院で産まれたの，それとも自宅？＞病院。

B. 思考障害指標（TDI）スコア・マニュアル

原典版：Mary Hollis Johnston, and Philip S. Holzman
改訂版：Margie R. Solovay, Martha E. Shenton, Christine Gasperetti,
Michael Coleman, Ellyn Kestnbaum, J. Tyler Carpenter, and
Philip S. Holzman

Schizophrenia Bulletin 12 (3) : 483-496, 1986

　思考障害指標（TDI）は，異常な思考を見つけだし，分類，測定する指標である。この指標が特に便利な点は，この指標に習熟すると，他の行動について何も知らなくても，認知の逸脱を定性的，定量的に評価することができることである。
　どのような言語データを用いる場合でも，一言一句書きとめ，思考の逸脱について十分に質問することが大切である。一言一句書きとめることによって，完全な言語データが記録され，評価することが可能となる。また，十分な質問を行うことによって，被験者は反応を明細化することができ，評価者は反応を分類するのに十分な情報を得ることができる。
　スコアされた言語データでは，思考の逸脱所見はそれぞれ定性的，定量的に評価され，次のような情報が含まれる：

● TDI総得点（各思考障害所見に重症度をかけ合わせたものの合計を反応数で補正し，パーセント表示したもの）
● 各重症度における思考障害所見の数
● 各カテゴリーにおける思考障害所見の数

　この情報から，被験者の思考障害の重症度および，この重症度がどの性質の思考に基づくのかを評価することができる。TDI評価点は，重度の思考の逸脱が少数認められる場合にも，また軽度の思考の逸脱が多数見られる場合にも高くなる。同様に，ある被験者の思考障害は，不統合の問題として特徴づけられる場合もあれば，矛盾した結合的思考によって特徴づけられることもある。
　評価者は被験者の診断を知っていてはいけないが，教育，社会的なクラス，民族的背景について知っておかなければならない。なぜなら，表現によっては，あるグループでは明らかに思考障害とされても，別なグループでは受け入れられることもあるからである。
　思考障害を評価する際には，思考障害が表出される度にスコアしなければならない。1つの反応に複数の思考障害スコアを与えるかどうかという問題がしばしば生じる。経験的には以下のように処理する：

一般的には，各反応についてもっとも明らかなプロセスをとらえているような項目をスコアする。例えば，ある被験者が，作話反応を示し，その中に作話的結合も含まれるとする。作話的結合が作話のプロセスの一部分であり，分離された逸脱所見ではない場合，その反応には作話のみをスコアする。一方，作話の反応を示すときに独特な言語化も示す場合，独特な言語化は作話プロセスの一部分ではないので，作話と独特な言語化の両方についてスコアする。

　カテゴリーのいくつかはより詳細なサブカテゴリーに分解される：すなわち不適切な距離，独特な言語化と反応，矛盾した結合，奇異な象徴，風変わりな反応および作話である。ほとんどの場合，サブカテゴリーはカテゴリーをスコアする上で有用なガイドとして示されており，カテゴリーのさまざまな例を明確にする目的で用いられる。サブカテゴリーそのものをスコアするわけではない。実際，独特な言語化などのカテゴリーに含まれているサブカテゴリーは，十分に区別することが難しい。

　被験者は時に，特定のカテゴリーの特徴を持つがそのカテゴリーをスコアするほど重度でないような思考障害を示すことがある。このような場合にはそのカテゴリーの「傾向」としてスコアする。ここでは，重症度を1つ下げたスコアを与える。例えば，作話の傾向は，作話の0.75点に対して0.5点レベルでスコアする。もちろん，傾向をスコアすることができるのは，0.5，0.75，1.0のカテゴリーのみである。傾向をスコアする必要性はどのカテゴリーにも生じるが，以下のカテゴリーについてより多くみられる：すなわち混乱，連合弛緩，流動性，自閉的論理および混交である。

　検査者は課題から離れず，テストの質問に応答する作業とは関係のない被験者の個人的な話題を尋ねないことが重要である。(訳注：不適切な距離，軽薄反応，連合弛緩のスコアで重要)

　WAISを施行する際には，検査者は，奇妙な発言があればすべて質問しなければならない。

　TDIは通常，ロールシャッハテスト及び時にWAISの言語サブスケールに対する一言一句の反応に基づいて評価される。WAISおよびロールシャッハテストを行うときにもっとも重要なことは，逸脱した発言，知覚，誤り，理由づけがあった場合に，そのすべてについて質問することである。

　検査者はテストの実施に対しては先入観のない状態で向かわなければならない。そして，要点を明確にするようにためらわずに質問しなければならない。検査者は被験者がいわんとしていることがわかっているような振りをしてはならない；逸脱した発言，奇妙な知覚，曖昧なまたは省略された反応は，必ず十分に質問しなければならない。たいていの場合は被験者の言葉を単に繰り返す（例えば，「蜘蛛の鼻？」）だけで，十分に被験者は説明してくれる。そうでなければ，「もう少し説明してください」「＿＿＿というのはどういうことですか」といった質問で十分である。聞き方が足りないよりも聞きすぎた方がよい（訳注　逸脱が疑われる場合はすべて質問するということで，質問の言葉について言っている訳ではない。相手の言葉を使うなどして，不用意に情報や刺激を与えない配慮も必要である）。

TDI カテゴリー一覧（改訂）

0.25 レベル

1. inappropriate distance　　　　　　　　　不適切な距離
   a. loss or increase of distance　　　　　距離の喪失または増加
   b. excessive qualification　　　　　　　過度の適合性
   c. concreteness　　　　　　　　　　　　具体性
   d. overspecificity　　　　　　　　　　　過度の明細化
   e. syncretistic response　　　　　　　　融合反応
2. flippant response　　　　　　　　　　　軽薄反応
3. vagueness　　　　　　　　　　　　　　漠然
4. peculiar verbalizations and responces　　独特な言語化と反応
   a. peculiar expression　　　　　　　　　独特な表現
   b. stilted, inappropriate expression　　　誇張した不適切な表現
   c. idiosyncratic word usage　　　　　　特異な言葉づかい
5. word-finding difficulty　　　　　　　　単語発見困難
6. clangs　　　　　　　　　　　　　　　音連合
7. perseveration　　　　　　　　　　　　保続
8. incongruous combination　　　　　　　矛盾した結合
   a. composite response　　　　　　　　　複合反応
   b. arbitrary form-color response　　　　独断的な形態-色彩反応
   c. inappropriate activity response　　　　不適切な動作反応
   d. external-internal response　　　　　　内外同時反応

0.5 レベル

9. relationship verbalization　　　　　　　関連づけ・継続反応
10. idiosyncratic symbolism　　　　　　　特異な象徴
    a. color symbolism　　　　　　　　　　色彩象徴
    b. image symbolism　　　　　　　　　イメージ象徴
11. queer responses　　　　　　　　　　　風変わりな反応
    a. queer expressions　　　　　　　　　風変わりな表現

b. queer imagery	風変わりなイメージ
c. queer word misusage	風変わりな語の誤り
12. confusion	混乱
13. looseness	連合弛緩
14. fabulized combinations, impossible or bizarre	作話的結合，不能，奇妙
15. playful confabulation	戯曲的作話
16. fragmentation	断片化

0.75 レベル

17. fluidity	流動性
18. absurd responses	不条理反応
19. confabulation	作話
a. details in one area generalized to a larger area	部分汎化
b. extreme elaboration	極端な加工
20. autistic logic	自閉的論理

1.0 レベル

21. contamination	混交
22. incoherence	支離滅裂
23. neologisms	言語新作

TDI レベルおよびカテゴリーの説明

0.25 レベル

　このレベルの奇妙さは軽度で，通常の会話では極くまれにしか気づかれないが，それが集まると明瞭さが失われる。思考障害のもっとも軽微な兆候であり，観察者が熟練していないと見つけだすのが困難であろう。このような思考障害があると，被験者が作業にまったく取り組んでいないと感じることもあれば，奇妙な構えがわずかに入り込んでいるとか，被験者が曖昧さなく明瞭に焦点を維持することがわずかなりとも困難であるように見えることもある。評価者が「軽度の特異性」を記録できるようにカテゴリーを記述した。また，スコアが容易になるようにいくつかの規則も定義に含めた。初心者の採点者がよく訴えるのは，たいていの人が時々は 0.25 レベルにスコアされるようなコメントをするので，こうしたコメントは思考障害の所

見として考えるべきでないということである。0.25レベルに含まれるカテゴリーは健常者でも，たいていは不安があるときや疲れたときに出現するが，それはやはり軽度な認知の逸脱が出現しているのであり，この評価基準でもそのようなものとして扱う。

1．不適切な距離

不適切な距離は，被験者が自分自身とロールシャッハテストなどの課題との間におく心理的距離に関する項目である。被験者が距離の増加を示すときは，反応が課題とほとんど関連しなかったり，連想によって過度に加工されたりする。要点は，反応が十分に課題によって導かれていないという点である；むしろ，個人的な関心に大きく影響される。距離の喪失は，被験者の課題に対する反応が過度に現実味を帯びたり課題の解釈が過度に文字通りのものであったりするときに明らかとなる。言い替えると，被験者は適切な見通しを維持せず，その結果，図版に対する反応が過度に具体的になったり，過度に感情が込められたりする。不適切な距離には5つのサブカテゴリーが含まれる。

a．距離の喪失または増加。このサブカテゴリーに当てはまる反応で，必ずというわけではないがみられることが多い特徴は，感情的加工である。個人的な反応で，課題自体が過度に現実的にあるいは個人的に考えられている場合には，距離の喪失とする。

例：(IV) ほかのものなど考えられない…ほかのものであったらなどと考えるのも恐ろしい…圧倒されてしまう。

個人的な反応で，感情的加工が課題自体からよりも課題に対する個人的な関心から生じる場合には距離の増加とする。

例：(III) 蝶のように見える…羽が2枚あって…どちらも同じような羽で，それから…蝶は好きですね。とっても好きです。蝶はきれいですね。

上記の反応について距離の喪失と増加を区別したが，個人的反応をスコアするときにこのような区別をする必要はない。必要な区別は，このような発言を思考障害としてスコアするという点である。0.25レベルの距離の喪失または増加では，感情的侵入によって課題を適切に遂行することができなくなるのではなく，個人的関心が適切なコミュニケーションと混合される傾向がある。この混合によって，本来良い反応であるものが悪いものなってしまったり，矛盾したものになってしまうことがある。個人的に加工された反応をスコアする際には，最後の答がその課題にどのくらい適切なものかを頭にいれておく必要がある。もしも個人的話題を課題にうまく適合させようとしない場合には，不適切な距離が考えられる。

WAISからの例（賞賛と罰との類似）：賞賛－神を賛美するようなこと。罰は，なにかまちがったことをした場合に，そのために罰を受ける，そして神に許しを求めて祈る。「神様，私

は過ちを犯してしまいました。私を許してください」

ロールシャッハからの例：これは赤ん坊の頭のように見える…2人いる。何をしているのかわからないわ。私，こういうの見るの好きじゃない。

（島が見えるんですね？）うーん。こういうことは余り好きじゃない。そうでしょ…想像力を働かせるなんて好きな人の前でなきゃできない。

昆虫。ああいやだ。虫は嫌い。虫を見たら全部殺してしまいたい。

ここの2つは何かしら。ちょうどお腹がすいているから食べ物に見える。

これはカニみたい……カニは大好きです，カニをお食べになったことがありますか。

これは膣みたい。だって，これ見てると私自身の膣の感じを思い出すもの

やだ！　なんてひどいんでしょ，あっちにやって，見てられないわ

距離の喪失または増加とスコアするためには，連想によって課題が中断されることが必要である。被験者が，課題そのものについて質問したり，課題遂行に注意を集中したまま個人的なコメントをする場合がある。次のような例は個人的なコメントをスコアしてはいけない例である：(a) 前にテストを受けたことについてのコメント；(b) 前の反応を思い出した場合；(c) 反応が終わってからインクブロットテストが実際に何を意味しているか尋ねる場合；(d) 反応の途中に生じたのではなく，従って反応を中断させたり駄目にしたりしない，日常的なコメント；(e) 実際の「テスト外の」出来事に対するコメント（例，大きな音）

スコアされない反応の例：（吸血鬼に見えるのはどうしてですか？）私の子供がみている"Creature Features"にでてくる吸血鬼に似ているからです。私は子供の頃，こういったものを見ると，ひどく恐がったものです。

（森の中で道に迷ったら…）前に一度あったんです，川を見つけてそれを辿って行きました。

b．過度の適合性。過度の適合性の反応では，被験者は，インクブロットが自分が考えたものと完全には似ていないために，反応するのが困難である。被験者は，知覚を反応として示す前に修正をしたり，あるいはインクブロットが，自分がそう見えるべきだと期待しているものに合致しないために，まったく反応できなかったりする。堅い完璧主義によって自発的な反応が妨げられている。

例：（Ⅰ）これは…葉っぱかな。本当に葉っぱに見えるっていうんじゃなくて…そうじゃない。うーん，本当は，葉っぱでありっこない，だって色が違うでしょ？　つまり，黒い葉っぱなんてない…そんなにはみないですよね，枯れてしまわなければ。中にはそういう木もあるけど，でも普通は茶色くなって落ちてしまう……

例：（Ⅵ）…なにか一種の羽でおおわれたもののように見えた。インディアンか，トーテムポールかなにか。（羽でおおわれているように見えるのはなぜ？）うーん…実際には羽でおおわれているみたいじゃなかった。どうしてそんなこと言ったんだろう。実際には羽でおおわれているみたいじゃない。もし羽でおおわれていたらもっと濃淡があるはず。

例：（Ⅴ）コウモリにとってもよく似ているけれど，体は少しハツカネズミみたいな体に見える…どっちかというと虫の方が似ているかな。（コウモリ？）…普通，羽のはしに爪かなにかあるでしょ？　爪はたぶんこの部分に隠れている，でも，うーん，でも場所が違うね。（体はハツカネズミみたい？）えーと，本当はハツカネズミって言ったんじゃなくて，むしろ，なにか虫みたいって…3つとも実際はうまく当てはまらない。

　c．具体性。具体性の反応過程からは，課題が明らかな現実性を持ってしまうような，見通しの喪失が示唆される。被験者は課題に対して十分に抽象的な反応ができない。

　WAISからの例：（シカゴからパナマへ行くにはどちらの方向へ行きますか）飛行機でいくなら，おそらく南でしょう。

　（北と西との類似点）どちらも南と東の反対側。

　（ニューヨークからパリまでどのくらいの距離がありますか）さあ，どうでしょうね。飛行機で8時間。

　ロールシャッハからの例：（Ⅷ）…虫が大きくなりすぎたもの－巨大化したもの。（巨大化した虫のように見えたのはどういうところですか）形が虫のように見えましたが，普通の虫にしては大きすぎるので，巨大化したんです。

　（Ⅶ）なにかおとぎ話の軍隊の飛行機がカードの上を飛んでいる。

　d．過度の明細化。過度の明細化反応は，強迫的傾向が過大であるという点で，過度の適合性反応と類似している。しかし，過度の明細化反応で，評価者が探さなければならないのは，反応の質を悪くしたり過度に観念的になってしまったりするような，独断的で的はずれの明細化である。被験者は正確さを試みるのだが，過度の強迫性のために失敗し，馬鹿げた，奇妙な反応となってしまう。

WAISからの例：（創世記の本のテーマは何ですか）それは，えーと…おとぎ話で…書かれていることは…プロレタリア階級のために，どんなふうに…生命が始まった…人間にとっての生命が始まったかが書かれている。

（コートとドレスの類似点は？）どちらもハンガーにかける…そしてボタンで開く，んー…どちらもボタンがついている，それともファスナーかどちらか。そして洋服として着る。

ロールシャッハからの例：
（Ⅲ）四つ足の小羊

（Ⅲ）熊の骨

e．融合反応。過度の明細化と反対方向の誤りで，ここでは被験者は過度に一般的で抽象的となる；つまり，概念分類を制限せず，その概念のなかに多くのものを含めてしまう。融合反応は，類似問題の項目（WAIS）によく見られる。

WAISからの例：（ハエと樹木の類似点は？）両方とも空気中で生きている。

（オレンジとバナナの類似点は？）両方とも原子を含んでいる。

2．軽薄反応

軽薄反応も距離の問題を反映している。ここでは被験者がテスト状況に対してとる態度が，まじめでなかったり，冗談をいってテストを受けることを拒否する傾向を示す。軽薄反応は多くの場合ユーモラスで，日常的会話では非常に親しみ深いものであると思われる；しかし，こうした発言がテスト状況にとって破壊的であったり不適切である場合には，スコアする。この反応をスコアする際に難しいのは，この不適切さが，反応自体の劣悪さではなく，その反応が生じた状況に基づくものであるという点である。日常会話で軽薄反応を示した場合には逸脱の指標とはならないかも知れないが，こういった反応をテスト状況で抑制することができないことは問題となる。

例：（Ⅸ）また膣に見えます，私，セックスマニアなのね……まあ，それも書くんですか。やだ，警察が来てしまいますよ。

例：（Ⅸ）もし今日このテストを受けるってわかってたら，ここのところ，しっかり勉強してきたのに。

3．漠然

　漠然反応では明確な意味が伝わらない。しかし，漠然反応は，情報の欠けていることを隠すために用いられることがある。この場合，この反応が混乱や自閉的思考の文脈のなかで用いられている場合と比較すると，それほど重度の精神病理的な意味付けはないものと思われる。この2つの漠然の原因を区別することは困難なので0.25と低いレベルにスコアされる。これらの反応においては，被験者は不適当な反応を与えないように試みているように思われる（その意味では成功している）。そうは言っても，実際上，何も情報を与えることができない。もし，被験者が不適切な事柄を抑制することに失敗した場合はさらに困難な状況となるであろう；このような失敗は混乱や支離滅裂，不条理など，より高いレベルにスコアされる。

　漠然反応は，長いとりとめのない話のこともあれば，非常に短く曖昧で何も特定の情報が伝達されないような発言のこともある。

　例：(詩と彫像の類似点は？) 歴史でしょう。

　例：(「文」の意味は？) 話を読みとるとても短い何か。

　例：(バティカンというのは何ですか) ローマにある。法王。(もう少し説明して) これは全部つながりあっています。カトリック宗教です。

　例：(結婚すると役所に届け出なければならないのはなぜですか) 合法性。なぜ必要かはその法律を持つ各州の問題ですから。

　ロールシャッハでは，被験者は明確な知覚を全く形成できないように思われる：

　例：両端に2つの形があるだけです。(どんなところからそう思いましたか。) どんな形かはわかりません。2つのしみみたいに見えるだけです。

　被験者が反応を与えても，何を見ているのかはっきりと伝わらないこともある：

　例：なにか奥行きと物質の絵，距離のような．．．．あなたの目の高さのあたり

　例：ちょっと奇妙ではっきりしない…定義すると…はっきりしない…全く混乱している…グロテスク。

　例：…全部，動物かも知れない，私－私，一般的すぎる。わからない…

4．独特な言語化と反応

　このカテゴリーには，3種類の独特な反応が含まれている：

●独特な表現

●誇張した不適当な表現

●特異な言葉づかい

　最初に述べたように，これら3種類のサブタイプ間の区別は（特に最初の2つ）それほどしっかりしたものではなく，独特な言語化という一般的なカテゴリーにスコアするための手掛かりとして示した。

　独特な言語化に含まれるのは，奇異で，風変りな，そして，個人的な語や表現で，意味は明確であっても，その表現自体が普通でない。語の結合が一般的でないために，変な表現になったり，ちぐはぐな修飾語になったりする。一般に，評価者はいろいろなテスト刺激に対する反応として通常見られる反応からはずれた，誇張した，こじつけの，非論理的な，異常な表現に注意しなければならない。文化的な背景を持った反応様式として，もったいぶった，あるいはこじつけの反応が出現することがあり，それはスコアしない。これらの例外はあとで例示する。

　a．独特な表現。恐らくある言い回しの中に反復や矛盾が含まれていて，語の結合が独特になってしまうために，反応が不調和になったり，独特な，不適切なあるいは擬人的なイメージが描かれる。

　WAIS からの例：（朝食の定義は？）朝食べる夕食。

　（黒い色の服はなぜ明るい色の服よりも暖かいのですか）太陽が黒い服に夢中になるから…太陽の熱を保持するからです。（訳注：warm up to ── 夢中になる）

　ロールシャッハからの例：逆の鏡像。

　前を見ている耳。

　クマ皮の敷物．．．．両側に飛び散っているでしょ。

　b．誇張した不適切な表現。言い回しがぎこちなく大げさに聞こえる表現。

　WAIS からの例：（机と椅子との類似点は？）どちらも部屋の舞台装置。

　（祭壇とは何ですか）宗教的な起源を持つ集会を始めることができる場所

（スライスとは何ですか）肉の一切れやパンの一かたまりをさらに分割してもっと薄い断片にすること。パンの一切れとか肉の一切れのことを言う場合もある－大きい全体の一部分。

ロールシャッハからの例：(IV) アニメーションの一切れ（訳注　原文は a piece。正しくは一シーン a scene）。

(VI) 私は，私の心は，つまり私の注意は真ん中の線に集中していました。

(IX)（どうして毒を持っているように見えたのでしょう？）毒を持ったクラゲは，たいてい…たくさんの違う（訳注　原文は different。正しくはいろんな various）色を放ちます。自然がそういうふうにつくったのです，警戒信号として。

(IV)（どうして動物のように見えたんでしょう？）頭つきですよ。

(II) そしてこれが肺１セット。

(III) …いいえ，遠景から見渡さないともう何も見えません。

(IV) なにか意味があるんですか。単に総体図です。

c．奇異な言葉づかい。奇異な言語使用の例としては，不適当な換喩があげられる。ここではある語が，それを示唆する他の語に代用されている。

ロールシャッハからの例：彼はピエロした服装をしている。

全体の形，周囲，外形的な形。

なにか人間味のない形に見えます，なにか自然でないもの，なにか不自然なもの。

─土地みたい。

奇異な言葉づかいのもう１つの例は，一緒に用いられることが多い言葉や概念が，等価なものとして扱われたり，互いに代用される場合である。この場合，スコアするには教育や社会文化的背景を考慮にいれなければならない。被験者の社会階級が低かったり教育水準が低かったりすると，国，都市，大陸，あるいは身体の部分も取り違えることが多いからである。従って，この種の言葉の代用をスコアするのは，混乱が見られる場合，正確な言葉が思い出せない場合，あるいは正しい言葉を知っていることがわかっている場合に限る必要がある。例えば，被験者が触角のことを角と言ったり触角と言ったりする場合には，角という言葉の使用は奇異

な言語使用にスコアする。被験者が触角のことを言うのにいつも角という言葉を使って，それが教育レベルや社会階級を背景としたものであると思われる場合には，スコアしてはならない。

　社会階級が低かったり教育レベルが低い場合の正常被験者で良くみられる言葉の取り違えの例を示す。被験者が高校を卒業しており，正しい用語について混乱がみられる場合以外にはスコアしてはならない：

（エジプトはどこにありますか？）エルサレムです。

（イタリアの首都はなんといいますか？）スペインと言おうと思ったのですけれど，スペインはポルトガルにあるし。

手＝前足＝腕

ヒゲ＝触手＝触角＝しっぽ＝角

同様に，黒人英語のように，被験者の下位文化的な言いまわしのために語が代用されている場合にはスコアしない：

血（blood）＝人（person）

牙（fang）＝ヒゲ（feeler）

　ある言葉が「言葉遊び」的に使われ，本来の用語でないにもかかわらず，容易に理解することができるということがよくある。評価者は被験者の教育的，文化的階級をとらえておかなければならないとともに，その意味が明確であるかどうかに注意しなければならない。被験者が正しい言葉を知らないために「言葉遊び」的に言葉を使い，正しい言葉に類似している場合はスコアしない。下層階級の被験者の言語化をスコアする場合，その語が文化的に受け入れられている「言葉遊び」からのものか，思考の流動性からのものかが区別できない場合がある。このような場合，疑わしきは罰せずで，スコアしない。しかし，音連合でもったいぶったふうな言葉を使って検査者の注意を引こうとしてしゃべるような場合，あるいは思考途絶による場合にはスコアする。

WAISからの例でスコアされるもの：（耳と目の類似点は？）どちらも必要性。

（「修繕」の意味は？）そのなにかおかしいところを直す…正しめる（rightened）。

（黒い服はなぜ白い服よりも暖かいのですか）太陽を吸出（exorb）するから。

（「国産の」の意味は？）非輸入（inalien）資源からという意味。

フィルム（フィラメントのつもりで）

ロールシャッハからの例でスコアされるもの：熊の敷物みたい…伸展（outstretch――訳注：本来は動詞）だから。

2頭の絵付けされた（charged）象

2つの刻印された（imprint）象の絵

私には自己決定（self-determine）がある。それこそこの世界で持つべきものですよ。

こういうふうにそれを印象付与（impressioned）したんです。

胎児…強く結びついた臓器（organ）みたいにみえたんです。

5．単語発見困難

　被験者が知っていると思われるのに，思い出せずにいる場合は，単語発見困難（.25）としてスコアする。この思い出せないということと単に適切な語の知識に欠けていることは区別する必要がある。単語発見困難（.25）は，言葉を探している間に2つ以上の誤った言葉を言うか（正しい言葉がその後見つけられたとしても），あるいは，明らかにその言葉を知っているのに言えない場合にスコアする。

　例：（血管の名前を3種類言いなさい）毛細血管，動脈，そしてvではじまる［1回目］，心室（ventricle）じゃなくて［2回目］…静脈（veins）。

　この硬い殻を持った虫，なんて言いましたっけ？。かぶと虫？。いや，そうじゃない…かぶと虫でしょう，それがこの虫の名前だと思います。

　（どんなところが海の動物のように見えたのですか）この形が…名前を思い出せない，そっくりなんだけど。なんて名前だったか，たしか，えーと…よく知ってる名前なんだけど。

　もし，被験者が言葉を探している間に，独特な反応（0.25）を言ってしまった場合には，検査者は次の例のように両方をスコアすること。

　反対側に同じ絵があるようです。ただ，反対側にあるので逆変（reverted）しています，つ

まりなんて言ったらいいのかな。逆変とはいえないな。

　もし，被験者が言葉を知らず，単に指さすだけであればスコアしない。

　これです。なんていうか知りませんけれど，この上にあるものです（指さす）。

　適切な言葉を思い出せないというのは，一時的な効率の悪さだけで説明がつくものではない。もし，被験者が一度だけ言語発見を失敗して，そのあとすぐに探していた言葉を見つけた場合にはスコアしない。

　これは，うーん，なんて言ったっけ，あっ，そうだ，触角だ。

6．音連合
　音連合は，反応が1つの明らかな脚韻または頭韻に限られる場合にスコアする。被験者の発言は言葉の意味ではなく音によって決定される。

　WAISからの例：(「パロディ（travesty）」の意味は？）宝物（treasure）と王朝（dynasty）のことを連想します。

　（合衆国の人口は？）…数百万人（millions）。数十億人（billions）で数兆億人（zillions）。そうだなあ，およそ…5億兆億人（500 million zillions）。

　ロールシャッハからの例：(IX)…そしてここに霧（mist）がかかっているんで，神秘的な（mystical）世界にすんでいるってことかな。形もそんな感じ，ここのは硬い形で，こっちは霧を通してみた（misty）よう，だから神秘的な神話にでてくるような（mystical mythical）形の動物。

7．保続
　保続は，WAISとロールシャッハの両方にみられる。ここでは，ある観念が何度も抑制されずに繰り返し出現して，不適切な形で独断的に反応の中に入り込む。
　ロールシャッハでは，1つの反応が少なくとも3回出現し，形態水準が低い場合－すなわちその知覚がインクブロットにふさわしくない場合に，保続をスコアする：

　（ある被験者は6枚のロールシャッハカードで宇宙船を見た。10カードの反応では無理な説明になってしまった）宇宙船の一部です，全部は見えません。

　平凡反応（例えば「蝶」）でインクブロットに当てはまる場合，あるいは曖昧反応（例えば「葉っぱ」）でたいていのインクブロットに当てはまってしまう場合には，繰り返しがあっても

保続ではない。スコアの条件として，反応が独断的であることが必要である；すなわち，被験者が説明するのが難しかったり，観念をインクブロットに当てはめるのに無理があったりすることが必要である。

ロールシャッハからの例：体の中に根っこがある（3回目の「体の中の根っこ」）

やはり毛皮のコートに見えます。毛皮みたいに見えるんです（3回目の毛皮のコート）

8．矛盾した結合

　矛盾した結合は，基本的にはロールシャッハテストにおいてスコアされる。隣接するブロットの一部や，示されたイメージどうしが融合して１つの矛盾した知覚が形成される場合である。矛盾した結合は，描かれた運動が非現実的で，ブロットの一部分しか含んでいない場合にスコアする。ワイナーWeiner（1966）はこれらの反応を，イメージ間の関係をそのままにとしてとらえてしまい，装飾が道理に合わないものになってしまうような，ロールシャッハカードからの不適切な距離の反映として記述している。この反応はワイナーによると４型に分類される：すなわち複合反応，独断的な形態色彩反応，不適切な動作反応，内外同時反応である。

　a．複合反応。複合反応は２つの分離した知覚を結合して，１つの「複合物」を作り上げるものである。どちらもそれぞれの部分は正確にとらえられるが，それらは不自然に結合され，不適切な複合物にまとめられる。

てっぺんにいるのは人です。で，どういうわけか腕が２対伸びています。

アヒル顔の熊

猫とジェット機の混血みたい。

鳥の頭に角が何本かはえている。

マステドンが靴を履いているよう。

　芸術や神話にあるようなイメージ（例えばケンタウロス）や，被験者が不自然と気づいていて，ブロットのそれぞれの部分を説明するだけで，その不自然な部分どうしを結びつけようとしない反応はスコアしない。

なんだかわかりません。頭はネズミみたいだし，胴体は馬のよう。だけど，こんな動物はいないし。

複合反応（8 a）と特異な言葉の使い方（4 c）とを区別することが難しいことがある。例えば，被験者が「蝶の角」と言った場合，触角の代用として角という言葉を使っている（すなわち，特異な言葉の使い方）のか，それとも実際に蝶に角があるようにみている（すなわち，複合）のだろうか？このように曖昧な場合には，検査者が質問してはっきりと区別しなければならない。

b．独断的な形態色彩反応（FCarb）。FCarb 反応（Rapaport, Gill, Schafer, 1968, pp. 369-370 参照）として挙げられるのは，知覚される対象がカード上で特定の色だからという理由で，実際にもその色だという（例えば，ピンクの北極熊），過度に具体的で，先験的な判断である。被験者がインクブロットから離れて現実として理解しているものよりも，インクブロットのほうが現実的であるとされる。複合反応がブロットの形態的特徴を結合するのに対し，FCarb 反応は形態と色彩という 2 つの要素を融合させる。見ている対象が，その色と矛盾してしまう。質問することによって，被験者がその独断的反応をユーモアとして考えていたのか，あるいはなにか特定の美術とか文学作品にでてくるものを心に描いていたのか，それとも，不自然ではあるが実際にあるもののように説明をすることができるのかがわかる。FCarb は，被験者がその結合の不適切さに気づかない場合にのみスコアする。

ロールシャッハからの例：ここに小さい女の子がいます。この女の子も火につつまれています。緑の火です。

オレンジ色の骨盤。それとも 2 本の腕がオレンジ色の小さい人。

緑のシッポをした 2 匹のカニ。

c．不適切な動作反応。この反応では，対象，通常は人間や動物に対して不適切な動作が当てはめられる。もし，最終的なイメージが実際にありえない物で，現実性が歪められていればスコアする。

ロールシャッハからの例：2 匹の動物がお互いに鼻を縛りあっているよう。

ないているカブトムシ

脱皮している人

握手している毛虫

d．内外同時反応（0.5 レベルにスコアされる）。この反応では，ある対象の外部と内部の両方を，現実にはああありえないような形で，同時に見てしまう。

ロールシャッハからの例：これは，女の人でその下にあるのは彼女の卵巣です。

ああ，…これはなんだか，人のようです。わかります？　こういうのが鼻の穴，これが口かな。それから帽子をかぶっていますね。髪はこんなふうにお下げにしている。それから衿。気管。それから…それで全部です。

内外同時反応は概念的には矛盾した結合のカテゴリーに当てはまる（すなわち，1つの知覚の2つの側面が不自然に融合される）が，このサブカテゴリーの重症度は0.25ではなく0.5の方が近い。従って，このカテゴリーとしては矛盾した結合に含めたが，スコアは0.5レベルとした。

0.5レベル

0.25レベルの反応の多くは，日常会話のなかでもある程度の頻度で現れている。しかし，それによって，その被験者が現実との接触を失っているという印象が与えられることはまずない。そのような反応は，その被験者がなんらかの作業を適切に扱うことができないのかもしれないとか，状況によっては本人特有の仕方で（しかし，奇妙というわけではなく）反応することを示している。このような人は「境界線上にいる」といえるかもしれないが，それでも周囲との調和は保たれている。とても不安だったり，疲れていたり，全身状態が悪かったりすると，0.25反応がでてきてもおかしくない。一方，0.50反応がたくさん出現すると，よりどころがないとか，現実的な接触がとぎれとぎれ，感情的に反応過剰，明らかに奇妙であるなどの印象を与える。

9．関連づけ・継続反応

関連づけ・継続反応は，被験者が前の反応を繰り返したり，新しい反応を示しても，それを前の反応に関連付ける場合にスコアする。被験者は反応どうしを関係づけてしまう。

（患者は物語のように，それぞれのカードを先行するカードに関連させて，カードが変わるごとにその物語を少しずつ先に進ませる。）ここでも同じものが見えるでしょう，でもブタが殺されかけている……ほら，悪魔がブタとチョウを殺してしまった。

ここにも大きいものがある…ほとんどの絵にこれがありますね。

前の絵を暗示しているんです，つまり一番最初の絵にあったクチバシのことです。

バラバラになっています。［前のカードを示しながら］これの残りの部分だと思います。

10. 特異な象徴

ロールシャッハの象徴反応は2型に分けられる（Weiner 1966；Rappaport, Gill, Schafer 1968）；1つは，色彩や濃淡への意味付けであり，もう1つは，具体的なイメージを用いて抽象的観念を表現するものである。ここでは特異な象徴を2つのサブカテゴリーに分ける：

● 色彩象徴
● イメージ象徴

象徴反応は常に逸脱した思考を示唆しているとは限らないため，典型的な形式をとらないで奇妙な形式をとる場合のみスコアするべきである。

a．色彩象徴。ホルト Holt とハーベル Havel（1960）は，典型的な色彩象徴の例を挙げている：黒は悪，赤は怒り，緑はねたみ，青は冷静さ，黄は温かさ。このような反応はスコアされない。また，単なる色彩反応（色彩が一次，二次，あるいは単一の反応決定因となる場合）も，象徴としてスコアされない。（たとえば，これは緑だから植物です。）象徴的な色彩，濃淡反応は，その解釈が奇異な場合にスコアされる。

例：…そして，もちろんオレンジは地獄を象徴したものです。赤は動きを表しています。

そしてこの死の世界が薄くなっているのは，新しい世界の到来を表します。濃い緑色をしていて新世界の象徴です。

b．イメージ象徴。具体的なイメージによって抽象的な観念を表現する場合，このような象徴が奇異で，（空想的な遊びがなく）現実味を帯びて語られるときにスコアする。

例：2人の人が太鼓をたたいている…シャム双生児みたい。たぶん心臓は一緒に動いているんだわ。これが2人の心臓が一緒に動いていることを象徴しているんです。

ここのところの2つは，悪魔の角かしら。角が悪意を表しているんだと思います。

この絵にはたくさんの意味が込められています。この絵は愛，平和，幸福を現しているのです。

非常に想像力に富んだ人であれば，精神病でなくても，象徴反応を示すことがある。しかしこの場合，その反応が想像的だとか幻想的な性質の物であることを自覚している。奇異な象徴はこの自覚がなく，そのかわりに象徴的表現について確信している場合にのみスコアする。

11．風変わりな反応

　風変わりな反応は次のような一連の奇妙な表現上に位置する：独特な—0.25；風変わりな—0.5；不条理な—0.75；言語新作—1.0。独特な反応は，逸脱していても，日常会話では軽く聞き過ごしてしまうのに対し，風変わりな反応は明らかに，解体を反映するような病理性を示すものである。風変わりな反応は3つのカテゴリーに分けられる：

- 風変わりな表現
- 風変わりなイメージ
- 風変わりな語の誤り

　a．風変わりな表現。これは独特な表現を極端にしたものである。被験者は自信を持った様子で風変りな表現を述べるが，聞いている方はそれが何を意味するのかほとんど理解できない。

　風変わりな表現の例：花の生殖細胞の内向きの写真。

　外見人，外の見物人。

　彼らの足は結合して進んでいます。

　外側中心みたい。

　b．風変わりなイメージ。風変わりなイメージは言葉づかいが奇異であるに留まらない；言葉の使用法が奇異であると同時に，検査者が提示した課題から大きく離れた，または関係のない反応である。ここでは曖昧さ以上の不明瞭さが出現している。聞いている者は，なにか個人的なイメージ，通常の会話の範囲を越えたものを聞いているような感じを抱く：

　理想化された火。（どういう意味ですか）中に青い部分がない，それでなにかずっと長い間燃えていたものとか，マッチでつけたのではないような火のように見える。

　c．奇妙な語の誤り。奇異な言葉づかい（4c）よりも重度の語の誤りで，教育の欠如によらないと考えられるものは（0.50）風変わりなもスコアする。

　（ハエと木の類似点？）ハエには木みたいに枝分かれがある。

　低い教育レベルの被験者にみられるもったいぶった音連合による言葉の使用については前述した。

このような言葉の多くは奇妙な反応 0.25 としてスコアされる。しかしながら，もったいぶりに留まらないと考えられる場合もある。異なる意味を持つ 2 つの言葉が結合してしまい，できあがった言葉が明確な意味を持っていないような場合である。このような言葉は言語新作（1.0）としてスコアされるが，その多くは言語新作的なプロセスよりも社会的階級，教育レベルの結果として出現するように思われる。検査者がその言葉について質問しなければ，どんなプロセスでその言葉が形成されたのか判断し難い。このような判断の難しさがあるために，我々は折衷的な規則を作った。：このような言葉は風変わりな反応（0.5）としてスコアする。つまり，独特な反応よりは悪く，しかし，たぶん言語新作ではないように思われるからである。

奇異な言語新作（4c），風変わりな語の誤り（10c），言語新作（20）の相違点を明確にするために，以下に定義の概要を示した：

独特な（4c）：実在する単語を用いていて，その言葉づかいが不正確であったりぎこちない（あるいは実在する単語に誤った接頭語や接尾語が付けられている）。意味は非常にはっきりしている。

風変わりな（11c）：実在する単語を用いているが言葉づかいが不正確で意味が明瞭でないか，または実在しない単語を用いているが意味が明瞭である（実在する単語によく類似しているかまたは実在する単語の明確な結合であるもの）。

言語新作（23）：造語であり，その意味や由来が聞いているものにまったくわからないもの。

風変わりな語の誤りの例：花のめしべべん（pestals）［花弁（petals）＋めしべ（pistil）］

言語新作の例：タランギュラ（tarangula）［たぶん，文脈からいってタランチュラ（tarantula）とオランウータン（orangutan）の結合］

家庭的な inquility ［これは単に tranquility（落ち着き）の奇妙な歪のようであるが，特異な意味を持っているかもしれない］。

moliqamous 社会。（訳者注：monogamous（一夫一婦制の社会）からの造語か）

12. 混乱

被験者が，自分が何を言い，考え，見たのか，はっきりわかっていないように思われる場合である。混乱は，被験者が時間，場所，人物の見当識障害を示す場合にもスコアする。

混乱の例：これは，なにか虫のようです。ほら，海の中にいる，ある種の，海の中でなくて，カニの一種の，そう，海の中の。

あるいは オオカバマダラ蝶（milkweed butterfly）です。よく裏庭にいた幼虫（milkweed worms）がどんなかっこうしていたか知っていますよね。あ，あなた，わたしのところの裏庭にいませんでしたね。

誰かが皮膚を切りとって，あけてのぞいてみたのかもしれません。あるいは眺めたのか，あるいはそれをはぎとったかのか，あるいはそれをとりだしたのか，しばらくの間，取り出して伸ばしていたのかもしれない。

…マッチを喫って，煙草をもやしている人。

言葉や表現が言い間違いのためと思われるような場合，もし，その言い間違いが一度だけであれば，それは混乱（0.5）ではなく混乱傾向（0.25）としてスコアする。検査者が促さないうちに，被験者が訂正する場合はスコアしない。

混乱傾向の例：（なぜ少年労働法が必要だと思いますか）incident（「付随的な」の意）な者を保護するため。（質問）無−邪気，無邪気（innocent）な者です。

13. 連合弛緩

連合弛緩は認知的な焦点が著しく失われたことを意味する。被験者の反応は，質問や知覚について関連がなかったり，あるいは関連が独断的であったり接線的である。連想が奇妙に修飾され，会話の焦点を失って次々に流れていく。最初の視点は失われる；被験者の連想は自由に流れ，ときには系列的な音連合も出現する。もし，被験者が，だじゃれのように一個の連想にとどめたり，あるいは1個の音連合にとどめる場合には，0.25レベルにスコアする（不適切な距離，連合弛緩傾向，音連合）。反応が短いからといって連合弛緩にスコアできないということはないが，自由に流れ，統制されない連合の弛緩はより病理的である。我々は言語および概念活動における連合弛緩と知覚構造における連合弛緩を区別しており，後者を流動性（0.75）と呼ぶ。

WAISからの例：（なぜ我々は税金を払わなければならないのでしょうか）課税です。我々は代表権を持っている…代表権のない課税は犯罪です。…今まで，ニクソンがしてきたことには驚かされます。

（「平穏な」の意味は）平和，心地よい，なにか聞いたり，したり，香り（smell）が心地よいもの。笑顔（smile）は心地よい。あなたは利口じゃないけれどいっしょにいると楽しい人だ。

ロールシャッハからの例：黒いから，暗い，暗闇，情事

もし，あなたが持っているならば，これはあなたの髪につけるリボンでしょう。たいていの人にはたくさん髪の毛があって，のびてくるものだから，どういうふうに手入れしてよいかわかるようになるのです。

　（どんなところがカニ（crab）に見えますか）つまり私，蟹座（Cancer）だと思います，蟹座（Crab）ですね。私の症状はガン（cancer）です。私の星占いです。それに，私，よくガン（cancer）のこと考えるんです。神はガン（cancer）で死にゆく者を許してくださいます…私のことだったらいいのに…。

　2人の胎児。私の赤ちゃん，大好き。本当にそうよ。すぐにでも家にかえって，自分で，大好きよって言ってあげたいわ。そうね，今日，外に出してやってもよかったわね。あなた，私があの子になにか取り繕っていると思いますか，ずうずうしく。

　連合弛緩傾向（0.25）は，被験者の弛緩した反応が限定されていて統制されている場合にスコアする。

　連合弛緩傾向の例：ズボンのように見えます。ズボンは女性よりも男性のほうが似合いますね。

14. 作話的結合，不能，奇妙

　結合的思考は，凝縮という一次過程メカニズムを用いている。このような思考においては，知覚と概念は不適当な形で凝縮されるため，現実的な思考ができない。結合的思考は，言語，思考，知覚の各領域でみられる。非現実的な関係がイメージ，ブロットの性質，対象，観念，対象の活動に示され，その結果，0.25レベルでは矛盾した結合，0.5レベルでは作話的結合，0.75レベルではなんらかの作話，1.0レベルでは混交となる。

　多くの被験者は現実的な枠組みを歪めることなく，作話的結合を示す（たとえば，2カード，「2人の女性がボーリングのボールを持っている」）。これらの作話的結合は，正確に知覚された2つのイメージを現実に可能な1つの全体にまとめたことによるものであり，スコアしない。作話的結合は，被験者が<u>2つ以上の</u>，接触はしているが，分離して独立している知覚を非現実的に関係づけるときにスコアされる。ここでは独立した個々の知覚の形態の質は良いかもしれないが，それらの空間的な関係は確固たる現実としてとらえられており，しかも，最終的な結合イメージは現実的に不可能である。不可能な結合によって，次のように現実が歪められる：

●対象間，あるいはブロットの細部間の不可能な大きさの違いを含む；
●自然には同時に起こらない対象の結合；
●自然な枠組みと超自然的な枠組みの混合；

ロールシャッハからの例：アフロヘアの2匹のカラス，で，2つの心臓を押しつけあっている

パイプとかポールのようなものを登ろうとしている，目と口のあるジャガイモが2つ

2人の女性…胸腔のついた首…そして，この2人の女性は胸の上で横たわっているみたい。

2頭の馬がなにかの物の上を登って赤ん坊の上に足をかけたところみたい。

矛盾した結合/複合反応（8a），作話的結合（14），混交（21）の区別が困難な場合がある。以下にガイドラインを示す：

矛盾した結合（8a）。複合反応は複合物（すなわち，矛盾した要素でできた物）をインクブロットの1つの領域にみた場合にスコアする（例：コートをきたハツカネズミ）

作話的結合（14）。作話的結合はブロットの2つ以上の領域を不適切に結合したり関連させたりした場合にスコアする（例：タツノオトシゴに支えられている人）

混交（21）。混交は2つ以上の知覚を，ブロットの同じ領域または重なりあう領域に見て，互いに融合しあって個々の独立性が失われたときにスコアする（例：動物植物）

15. 戯曲的作話

戯曲的作話は作話反応（19）のグループと関連した反応である。被験者の最初の知覚はインクブロットと関連するが，反応はカード刺激の性質を越えて仕立てあげられる。作話との相違は作話ほど悪質な物でないことである。概して，作話傾向はそれほど極端ではなく，さらに重要なのは反応に遊びのまたはユーモラスな性質がある点である。想像力が過剰で，いつも反応にユーモアを混じえ，知覚やイメージで遊んでいるようである。戯曲的作話は作話のような重度の逸脱を示す物ではないので，0.5レベルにスコアされる。戯曲的作話にも不適切な知覚の結合がみられ，作話的結合（0.5）との区別がむずかしいことがある；しかし戯曲的作話のほうがより加工された反応であり，より物語的要素を含む。

ロールシャッハからの例：(IX) 花のステッキにまたがった魔女。電気じかけの花のステッキかなにかのよう…煙がでているからガスで動くんだ。

(IX) 真ん中の部分は悪い魔女がスクエアダンスを踊っているよう……こんなふうなドレスを着てドウ・シー・ドウを踊っていたんだわ。

16. 断片化

断片化の特徴は，情報を適切に構成しまとめ上げることができないという点である。2種類の断片化がスコアされる：

1．断片化は，被験者が，自発的に，知覚のいくつかの側面を1つの統合された反応に言語化することができない場合にスコアする。さらに，被験者が知覚間またはブロット領域間の関連をほのめかすが，この関係を説明すると，不明確で，断片的，ばらばらになってしまうことがある。

この反応では，個々の知覚を統一された反応にまとめあげる能力の障害が示される。断片化反応は，知覚段階では明瞭な理解可能な形に構成されているが，言語化段階で解体しているという反応とは区別しなければならない。こちらの言語化段階で解体した反応の特徴は解体した表現であり，混乱あるいは非常に重度の場合には支離滅裂とスコアされる。

例：仮装舞踏会の衣装。チャチャ。手を打って，さあ，踊りましょう。（質問）1つには色…1つには輪郭が…ダンスです。それで…ドシンと…ドシンと…ドシンと足をならす［「ドシンと」を独特なとしてスコアする］…手を打って…一緒に…相手の人と。

彼らは…振る舞う…まるで友達みたいに。友達みたいに振る舞う，子供みたいに。（質問）彼らの足。これがたぶん2本の足。彼らは近くに寄り添っている…とても陽気に見えるから。

…部分部分が近くにあるから。何に見えるかっていうと…ムカデ。（質問）そこのところに寄せ集めた。2つの部分。この部分…それからこの部分。

2．断片化は被験者が，大きい物を言語化しようとしているのがわかるのだが，大きな知覚について何もいわないまま，その一部分または別な部分を言語化する場合にもスコアする。このプロセスは質問段階で見つかる場合もあれば，続く言語化でわかる場合もある。この反応も情報を合成したり統一することができないという特徴を持っていて，内容の制限とか貧困として特徴づけられる反応と区別しなければならない。この貧困反応は，ふつう，漠然にスコアされる。

例：あんまり見えない。真っ黒に見える…取っ手みたい。この絵でわかるのはそれだけです。（質問）えーと，取っ手みたいに見えたんですよね。それだけしかわからない。…えーと，わからない…そうみえただけで……

これはあまりわからない。両側にこの2つ…つついている…これを。（質問）2羽のカラス…もしかするとカニかもしれない。2羽のカラスが……それ以上にはわかりません。

この小さいのは…ヒゲのよう。何なんだろう。本当いうと，ヒゲには見えない。でもこれは体なんだよな。これは羽だな。（質問）これは羽があっていやだな。でも他に言いようがない。えー…蝶に見えたってことからすると…体と…大きな飛ぶ羽。

このタイプの断片化は，ロールシャッハでは「Do」または「精神薄弱」反応と記述されて

きた。これが当てはまるのは，被験者が，通常大きな領域（カード全体とか大きな部分）の一部分としてみる領域を，みてしまう場合である。例えば，ある被験者は5カードで蝶の触角を見るのだが，蝶はみなかったという具合である。

　断片化反応から示唆される障害は，何らかのプロセスが干渉するために，ブロットの分離された各部分を全体の反応にまとめあげることができないという点である。このプロセスは，知覚の構造化または知覚を観念上のモデルに関連させて統合することの障害を反映すると考えられる。しばしば，被験者は，反応のいくつかの部分を言語化しようとするが（例，「羽，触角，足」），質問段階になっても，統一された反応にまとめあげることができない。

　0.75 レベル

　0.75 レベルにスコアされる反応は明確な思考障害を表している。臨床家はこれを精神病的な障害に関連づけてきた。思考と知覚の不安定性，不条理性，抑制のきかない観念の結合が典型的である。

17. 流動性
　流動性では，被験者による外界のとらえ方が非常に不安定であるという印象を受ける；ある瞬間に，あるものとして知覚されたものが，次の瞬間には異なったように知覚されるのである。対象の恒常性は失われる；物事は少しの間しか存在しない。流動性をスコアするのは以下の場合である：

●1つの知覚が別な知覚に変化すると被験者が述べる。
●被験者が知覚に対して明確な同一性を付与することができず，そのために検査者は，被験者が何を表現したのか確信できない。
●被験者は，前に表現した知覚の位置を同定したり思い出すことができず，知覚が不安定なために再認できないと考えられる。

　例：2人の人…さっきはこれが彼らの目のようにみえたけれど，次には，その目がついている体全体のようにみえた。この絵は，うーん。ああ，最初，何の絵に見えたかと言うと，でも忘れてしまった，もう何も見えない。

　ロケットの先頭，っていうか…クマの頭か鳥の頭か，でも…これ…私には…上の部分が下の部分とあわないように見えた。（うーん）なにかがなにか別の物になって行くように見えた。

　被験者が2つの知覚の間をいったり，きたりしてどちらかに決めることができない場合――これは流動性の存在する証拠であるが，先の例ほど顕著ではない――(0.5) 流動性傾向がスコアされる。

例：同じ場所に2匹のプードルと2人の女性がいるけれど，それがプードルなのか女性なのかは言いきれない。

最初にこれをみた時は，飛んでいくコウモリのようにみえたけれど，もう一度みると，こちらに向かってくるコウモリのようにみえる。

区別して提示されて，明らかに別のものである反応はスコアしない：

これは鳥か虫です。

被験者の思考が駆けめぐり1つの焦点に留まることができない場合には，言語的な連合弛緩と流動性を区別することは難しい。流動性としてスコアするためには，ある知覚が先行する別な知覚に続いているのではなく，1つの知覚が他の知覚に変化していくことを，被験者が明確に述べていなければならない。これは障害のある被験者で，非常に早口で，ある知覚から他の知覚へと次々に飛び移ってゆくような患者の場合，特に困難である。

18. 不条理な反応

検査者や採点者が，その反応の源について，何もわからない場合，不条理な反応（0.75）とスコアする。被験者の内的な事柄との関連では意味があるのかもしれないが，質問の内容や課題との関連では意味を持たない；従って，これはほとんど独断的なものである。

WAISからの例：（「聖書外典」とは何ですか？）解放と布告ですか？

ロールシャッハ・テストでは不条理な反応は，インクブロット自体になんら客観的な証拠がない反応である。評価者は不条理な反応を保続や漠然の知覚と区別しなければならない。

ロールシャッハからの例：蜘蛛。（他になにか見えますか）見えない。（蜘蛛に見えたのはなぜですか）足。（他に蜘蛛らしいところはありませんか）鼻。

これは…わからない。よくわからないが，タイ国の切れ端かな…形…全部……

ここのところが突き出ている。忘れないで，これは，えーと，ここの治癒ですよ。われわれの治癒なんです，いわゆる……

なんだかわからない。（もう少し見ていてください）1つ言えるのは，私には脊椎のシッポがないということです。シッポなんて見たことがない。私の人体の外側には他の人体と違うものなどない。そんなふうに思います。

この白い部分が…ペンタゴンの一部分みたい

19. 作話

被験者のもとの知覚はインクブロットやテスト材料に関連しており，そこでとめていれば，全て適切である。ところが，被験者は，ブロットやテスト材料の残りの部分までも，もとの知覚にあてはまる，あるいは属するものののように解釈してしまう。作話はインクブロットや課題からの距離が過剰なために生じる。作話には2種類があげられる：

● ロールシャッハブロットの小さい領域から大きい領域へ過度に一般化する。
● 知覚や質問に対して著しく連想的に加工したり解釈をする。

　a．部分汎化。このタイプの作話はロールシャッハテストでのみ生じる。被験者はブロットの小さな領域に反応し，より広い領域に過度に一般化をする。それは小さい領域では適当であるかもしれないが，大きい領域の形には当てはまらない。

　例：選手，バスケットボール選手。（バスケットボールの選手らしいのはどんな点ですか）ここにボールがあって，そしてこれではどこにバスケットボール選手がいるかわからないけれど，ボールはある。きっと，そこのどこかにいるにちがいない。

　b．極端な加工。極端な加工は，現実的な枠組みの範囲を越えて，自閉的にブロットの解釈を拡大して，観念の作話傾向を押し進めることによって生じる。

　ロールシャッハからの例：白熱電球が──人工のものです。ピンクのがここにあって白熱電球の電源になっている。白熱電球とピンクのから出ている蒸気によって，うーん，緑とオレンジが，えー，ここにある。これは──これは──自家発電を持っていて，でもピンクが上ってきて電球の中にはいってさらに電気を供給する。

　なにか悪い魔法使いが2つのものを持ち上げているよう。それは大きな力を持っているんだと思う。髪の毛がものすごいたてがみで…肩にかぶさっている。一種の，北欧の部族の魔法使いのリーダー。魔法使いが持っている2つのものは動物だと思う…なにか彼の体とか肩の横をよじ登っている。なんとか手なづけたに違いない。とても不吉な感じがする──彼が動物を持ち上げて動物がなにか力を彼に与えている…。

　出会いのよう，2頭の，えーと…2頭の竜の出会い，剣を比べあっている…というか自分のことに没頭していてお互いに気づかない，そして地獄のような，地獄じみた…悪魔のような…地下のダンスを踊って…それともローラーの上でただじっと見つめあっている，いや雲の上に立っている，なにかピンクの雲。

20. 自閉的論理

自閉的論理にスコアするのは，誤った考えや論理付けをはっきりと述べる場合である。この反応は，被験者が「なぜならば」という言い方で反応を正当化しようと試みるが，その正当化が，非論理的であったり，個人的，自閉的な論理に基づいていて，一般的に受け入れられるような論理的な繋がりに基づかない場合である。

例：WAIS（絵画完成）この船には帆がみえない。だから，この船には操縦する人がいないのでしょう。なにか付録みたいですね。（付録みたいというのはどうして？）まったく使いものにならないように見えたからです。それで付録だと思ったんです。

（金塊？）全部がこの金塊に向かっている。だから，思いつくかぎり最も価値ある金属だと思ってそういったのです。

反応はブロットの部分にうまくあてはまるのだが，質問段階で説明させると自閉的となる場合がある。しかし，この奇異な論理によってこの反応が導かれたのか，被験者自身この非論理性に気づきつつそれを言語化しないだけなのか，あるいは，その説明の言葉がそれ自体風変りなために，被験者がどうやってその知覚に行き着いたか，評価者が確信できないのかを判別することは難しい。このような場合に自閉的論理傾向（0.5）をスコアする。

例：（岩というのはどうして？）硬くて表面がハンマーされないよう（独特な言語化にスコア）。岩のよう。人のようには見えない。

（カードⅣの部分に与えられた反応で，一般に木といわれるところ）大きい木。枯れた木。枯れた木。葉っぱが落ちている。（どうして？）..なにか死んだもののようにみえる。だから何かが前にそびえ立っていて，死んでいるようにみえるから，枯れた木と思うようになった。

1.0レベル

1.0レベル，あるいは最高に混乱したレベルでは，現実との接触が完全に崩壊しているように思われる。

21. 混交反応

ロールシャッハ・テストにおける混交反応では，2つの分離した，そして矛盾した知覚が1つの知覚に混ざり合う。これは結合活動の極端なもので，どちらの知覚も，その本来の独自性を失う。2つの重複するイメージ，これは普通インクブロットの同じ領域にあるが，それが1つの知覚に融合している。

例：チョウが世界を繋ぎ止めている。（どうしてそのように思いましたか？）だって，この

両側は，地図のパターンみたいだから。

インドの神様…草原に飛び込んでいる。ジョウ・スミスの薬草地。（ジョウ・スミスの薬草地ってなに？）彼は夜ここで働いて，薬を差し出すときはいつも，彼の目の前が緑にみえて，アイルランドの草原のようだから。

これは確かに人です…人の蝶。人の顔をした蝶…黒い雲のよう，黒いのはすべての…あー…黒い粒子を飲み込むから。人の蝶…雲みたいな人の蝶かな。

22．支離滅裂
　支離滅裂反応は，課題に関連がないばかりでなく，検査者，評価者はどのような文脈においても全く理解できない。

　例：（どうしてアヒルにみえましたか？）このバラバラな感じです。いっしょに後を追っていたり，互いに後を追っていたり。この2つの爪先がいっしょになって向かいあっている。背中をあげていて脊髄がこわれているみたい。

　全部前にある。全部手書きです。手書き。手書きって覚えてますか。ときどき手書きでしなくちゃ。だから，残り，下の部分が仕上がるまでやったんです。あなた気難しくなりましたね。年をとって寛大になる以上のことですよ。強い人にとってはね。

　（筋肉のように見えたのはなぜ？）髪のように見えた。（何？）髪。（何？）髪です。肩です。（髪のように見えるっていわなかった？）ええ。（髪みたいに見えるのはなぜ？）いや，髪じゃない。これは何かっていうと，なにか…これで全部です。

23．言語新作
　言語新作は造られた語で，たぶんそれは言語的凝縮の結果であったり，個人的な言語から出てきたものである。言語新作は，2つの言葉が結合され，3つめの言葉がその結合から現れるが，その2つの言葉の意味は依然として含まれているという点で言語的混交と類似している。被験者はしゃべった言葉の非通常性について気づいていないようである。被験者にとっては意味があるようである。しかし，聞いている方は，その発明された言葉が2つの葛藤するような意味を持っていたり，あるいは理解できないものであるため混乱させられる。風変わりな(11)の項目に記載した，独特な(4)，風変わりな(11)，言語新作(23)の判別のためのガイドラインを参照。

　例：絵彫刻（tavro─訳注：tableau 場面・絵＋carving 彫刻？）か新彫像（neoglyphics─訳注：neo 新しい＋glyphic 彫像の？）

硬骨（firmabone）のよう。（硬骨？）そう，硬骨。

TDW＝WAIS の TDI スコアの合計

TDR＝ロールシャッハの TDI スコアの合計を総反応数で割り，100 倍したもの。

TDW＝ .25（A）＋.50（B）＋.75（C）＋1.00（D）

$$TDR = \frac{(.25(A) + .50(B) + .75(C) + 1.00(D))}{R} \times 100$$

　　　ここで：

A＝.25 レベルにスコアされた反応の数

B＝.50 レベルにスコアされた反応の数

C＝.75 レベルにスコアされた反応の数

D＝1.00 レベルにスコアされた反応の数

R＝ロールシャッハ反応の総数

思考障害指標（TDI）：使用の手引き

尺度の特徴

この尺度は陽性思考形式障害を定量的に評価するものである。

思考障害の全般的重症度の評価とともに，カテゴリー評価を用いて思考障害のパターンを評価することができる。この特徴を利用して，健常者と精神分裂病患者の比較だけでなく，精神分裂病と他の疾患との比較にも用いることができる。ロールシャッハテストで精神分裂病患者でよく認められるとされる逸脱言語反応をもとにしており，用いられている思考障害項目もそこから引用されているものが多い。

施行時間は通常のロールシャッハテストと同じで約40分であるが，注意障害がある被検者を対象とする場合などには，簡便法として，10枚のカードのうち4枚のみを用い，施行時間を短縮することができる（Daniels ら 1988）。

準備するもの

◆ロールシャッハテストまたは/およびWAIS-R言語性サブテスト
◆録音器具，筆記用具，（ストップウォッチ）

手順

1. ロールシャッハテストまたは/およびWAIS-R言語性サブテスト

ロールシャッハテストまたはWAIS-R言語性サブテスト，またはその両方を用いる。WAIS-Rは標準かされた方法にしたがって施行する。ロールシャッハテストは，カードごとに反応と質問を繰り返す方法が望ましい。検査者はマニュアルに精通し，被検者の逸脱した，あるいはあいまいな発言には十分に質問をする。ただ，検査者が言葉を使いすぎて被検者の反応を誘導しないよう，たいていの場合は被検者の言葉を単に繰り返す（例えば「クモの鼻って？」）とか，「もう少し説明してください」「──というのはどういうことですか」といった質問をする。

2. 被検者の発言と検査者の発言の両方を録音テープに記録する。また，検査時の被検者の行動で気のついたことがあればそれも書き留めておく。ロールシャッハテストの反応については，反応領域も記しておいたほうがよい。

＜プロトコルの作成とスコアリング＞

1. 録音テープをもとに被検者と検査者の陳述の逐語記録（プロトコル）を作成する。

2．プロトコルをもとにマニュアルに従って反応ごとにスコアリングを行う。1つの回答に対して複数の項目にスコアしてもかまわない。

3．下記の指標を求める：

TDW＝WAIS-RのTDIスコアの合計

TDR＝ロールシャッハのTDIスコアの合計を総反応数で割り，100倍したもの。

TDW＝.25（A）＋.50（B）＋.75（C）＋1.00（D）

TDR＝(.25（A）＋.50（B）＋.75（C）＋1.00（D))/R×100

ここで：

A＝.25レベルにスコアされた反応の数

B＝.50レベルにスコアされた反応の数

C＝.75レベルにスコアされた反応の数

D＝1.00レベルにスコアされた反応の数

R＝ロールシャッハ反応の総数

表19　TDIの因子と重症度

因子／重症度	0.25レベル	0.5レベル	0.75レベル	1.0レベル
連合弛緩	不適切な距離 軽薄 音連合 保続	関連づけ 連合弛緩	流動性	自閉的論理
結合的思考	不適切な結合 奇異な象徴	作話的結合 戯曲的作話	作話	混交
不統合	漠然 単語発見困難	混乱		支離滅裂
奇異な言いまわし	独特な表現	風変わり	不条理	言語新作

4．因子得点

ホルツマンらは各項目をその心理学的な意味づけから，4つの因子に分類している（表19）。各項目ごとの合計点を反応数で補正した値を因子ごとに足しあわせた値を因子得点として用いる。

ホルツマンらはそのほかに，各項目について主成分分析や判別分析を行い，その結果得られた因子を用いた研究も行っている。

なお，ホルツマンらは，因子得点を求めるにあたって，各項目得点を数学的に処理し正規分布に近似し，標準化した値を用いている。この方法では，先に述べた方法と比較して，0.25から1の重みづけを生かすことができなくなる一方，統計的な処理をしやすい。

解　釈

1．精神分裂病の診断

この尺度は精神分裂病患者の思考障害に対して鋭敏な尺度で，健常者と精神分裂病患者の比

較，精神分裂病と他の精神疾患の比較，さらに，精神分裂病患者の家族の思考の評価などに用いることができる。著者らが慢性期の精神分裂病患者と健常者を比較した研究では，ロールシャッハテストを用いたTDI総得点（TDR）で4点がカットオフ値であった。すなわち，精神分裂病が疑われる場合，TDI総得点が4点以上であると，病気に罹患している可能性が高い。また，0.75や1の重みづけが与えられている項目，すなわち17番以降のTDI項目がスコアされることは精神分裂病では多いが，健常者では稀である。

　因子得点を用いると他の精神疾患との比較を行うことができるが，診断的な力は高くない。おおまかにいうと，「奇異な言いまわし」や「連合弛緩」の因子は精神分裂病により特徴的であり，ドーパミンの活性と相関する。「結合的思考」は分裂感情病や躁病で多く認められる。また，側頭葉てんかんでは「不統合」の得点が高い。さらに右大脳皮質損傷では，これらの因子からはずれた「断片化」の項目が特徴的である。

2．思考障害の意義

　この尺度はさまざまな思考障害研究に用いられている。精神分裂病における前頭葉機能，側頭葉の形態指標，カテコラミン活性，注意指標，事象関連電位を用いた認知指標などが，思考障害指標と相関することが知られており，思考障害得点が高くなる場合には，その背景にこうした側面の異常があると考えられる。

　また，臨床的には，TDI得点は精神分裂病の再発予後と関連したり，精神分裂病の家族でTDI得点が高くなるなどの所見が得られている。精神分裂病患者でもTDI得点が高い場合には再発の危険性が高いと考えられる。また，発病していない者でも，TDI得点が高い場合には発病の危険性を持つと考えられる。

TDI項目　概要

1. 不適切な距離：対象（ロールシャッハカード）に過剰に感情的に反応を示したり，逆に課題と関連が乏しい話になってしまったりする。
2. 軽薄反応　　　　課題を妨げるような過剰な冗談や軽口
3. 漠然　　　　　　表現が曖昧で言いたいことが不明瞭
4. 独特な言語化と反応　　表現が不正確で奇異
5. 単語発見困難　　言いたい単語がなかなか思い出せない
6. 音連合　　　　　音韻のみのつながりによって語が羅列される
7. 保続　　　　　　同一の反応が不自然に繰り返し出現する
8. 矛盾した結合　　不自然に部分部分を結合してしまい，現実にあてはまらない
9. 関連づけ　　　　ロールシャッハテストにおいて，前のカードの反応と関連づけて反応する
10. 奇異な象徴　　　一般的でない不適切な象徴
11. 風変わりな反応　一般的でない意味がこめられた言いまわし
12. 混乱　　　　　　被検者が，自分が何を言い，考え，見たのか，わからなくなる場合
13. 連合弛緩　　　　個人的な話題にそれてしまう
14. 作話的結合　　　2つ以上のものが実際にはありえない形で関連付けられる
15. 戯曲的作話　　　過剰な修飾でユーモラスな傾向をもつもの
16. 断片化　　　　　1つのものの部分部分しか見ないもの
17. 流動性　　　　　知覚が安定せず，別な知覚に変化する
18. 不条理　　　　　独断的で課題や質問との関連が推測できない反応
19. 作話　　　　　　過剰な修飾
20. 自閉的論理　　　独断的な論理づけ
21. 混交　　　　　　2つの分離した，そして矛盾した知覚が1つの知覚に混ざりあう
22. 支離滅裂　　　　課題との関連がなく，どのような文脈においてもまったく理解できない
23. 言語新作　　　　被検者が作り上げた実際にはない言葉

TDI 例文集（ローマ数字はロールシャッハテストの図版の番号を示す）

1a 距離の増加

Ⅳ　ここの部分がアライグマ。＜どんな特徴から？＞ここにこういう線がある。アライグマもこう線がある。アライグマが好きで飼いたいと思ったことがあるんですけど――うちの近くの人が飼っていて，触ったことがある。ここが耳。ここらへんを気にしないで，顔だけのアライグマ。

Ⅹ　これは眼鏡みたい。これは顔とするよ，顔として，これはなんだろ。ピンクのピンクがわかんない――ピンクの髪の毛だ。顔はこうでしょ，頭はモヒカンみたいにしちゃって。ピンクの髪の毛，超モダンな――今，はやっているじゃない，ピンクの髪の毛ね。

Ⅹ　赤とうがらしのころもをつけた揚げ物みたい（笑う）＜？＞こういう赤いの，うちに売っていますから。＜それが赤いとうがらしに見えた？＞ええ。赤くて細長いから。ころもをつけた。いや，うちの兄が辛いものが好きなんです。人が，もう飛び上がるくらいに辛いのが，そういうのが好きなんです。それで。

1a 距離の喪失

Ⅸ　これはあんまり好きじゃないですね。なんか色合いがオレンジのところに，余りきれいじゃない緑がきて，余り形も好きじゃない。真ん中のところにある，これが目みたいに見える，なにかきみが悪い。余り長く見ていたくない感じ。

Ⅵ　いやだ――連想してしまいます，いやだな。ここ，ああ，連想します――ヴァギナっていうんですよね，たしか――いやだな――

1b 過度の適合性

Ⅲ　人間かな。バスケットじゃないな，なにやっているんだろう。スポーツかなんかやっているみたい。裸の人間じゃない――＜裸？＞裸ってことない――そうですね，洋服着ているんじゃない，裸だ。――人間といったけど，はっきり人間だってことわからない。口がとがっているし。

Ⅸ　この白いのだけを見ると，お馬さんみたい。お馬さんの鼻みたい。両端。だけど耳がないね，――お馬さんにしちゃ，おかしいね。耳がないですね。

1c 具体性

Ⅴ　コウモリ。コウモリを写したような感じ。＜？＞羽があって，足があって，顔があるというところです。＜写したというのは？＞コウモリをここにくっつけたような感じ。写したというか，ここにペタンとくっつけたような感じ。墨なので。墨を塗ってここにペタンとくっつけたよう。大きさはずいぶん違うんですけど。

1d 過度の明細化

Ⅱ　野生の子熊，野生の子供の熊ですか。一卵性双生児の熊。──なにか取り合っているみたい，そういうの。

Ⅸ　魚なんかを練炭で，練炭じゃないや，ガスで焼いているような──ガスで焼いて，それができあがった感じがします

Ⅱ　熊の，楽しそうに踊っている，ちょっと手前で──あの，踊ってるって，遊んでるところを──あんまりそんな喧嘩してるんじゃないから，楽しそうに遊んでいるのを，チョウチョは50cmくらい離れて，熊より50cm位離れてそっと見ているってかんじた。

Ⅹ　女の人，女の人っていっても，中年で50才ぐらいの人

2 軽薄反応

Ⅱ　身体の大きな人が手をつなぎあってる様子かな，その人達がオーラを発しています。そんなところ。＜オーラ？＞（笑う）──これはサービスです。オーラは──人間だとオーラを発してるよ。──言われない？，オーラ発してるって，僕なんか言われたよ──

Ⅵ　また変な絵。誰がかいたの，よっぽど意地悪な人がかいたんでしょ──

3 漠然

Ⅸ　2つの物体を1つにした──同じ──＜同じ？＞同じ形にした。全部同じですね，右も左も。それを一つにした感じ

4a 独特な表現

Ⅲ　なんか原住民の土人みたいな感じ。

Ⅷ　昆虫の化石のよう。現在生きている化石でなくて，──このでている部分とかが，どうもこう，腐ったような感じがするので，化石ではないかと。

Ⅸ　人間の人体のように見えます。

Ⅴ　船が泳いでいる──

4b 誇張した不適切な表現

Ⅹ　木を──なにか主体としたものがなければ巣を作れないですからね。巣をつくるんだと，木を2つあわせて，そこの間に巣をつくろうと思ったことをぼくは思ったんですけどね。

Ⅱ　ペンダントっていいますよね。あの──上の方で輝いているんでなくて，下の方を局地的に照らす。

Ⅴ　羽の広げ方が本格的なコウモリ。

4c 特異な言葉づかい
Ⅸ　＜じゃまず髭らしく見えたと言うのは？＞こう横に，あのう無防備にボサボサした感じが……整っていない感じが髭に見えました。

Ⅵ　＜ハゲタカらしいのは？＞羽だとか目，それから頭。なにか，のっぺりしている。頭上がのっぺりしている。

Ⅴ　上が頭部，下がした部。

Ⅳ　相撲取りの──相撲取りが座っているような感じ──こっちが，このへんから顔。散髪──散髪っていったらおかしい──頭のような感じ

5 単語発見困難
Ⅰ　そしたらあれだわ，お花の，なんのお花かな，お花が咲いた，開いたところ，そんなふうにも見えますね。ちょうど咲いた，あれ，なんて言ったんだか，に似ていると思ったんです。あれ，なんて言ったかしら，夏，咲く花です，背の高くなる花，なんて言ったか，それに似てるんです，そのここから上が，それで漠然と申し上げた──なんて言ったかな。格好が似ているから，何だっけあのお花，よく道に，こう，忘れちゃったんですけどね，名前は，──忘れちゃったんですよ，色はね，黄色っぽいものもあるし，それから，紫──紅いろっていうのかしら──なんていったかな──種類があるんですよ3種類くらい──おはなって言うより，木みたいに大きくなるんですよね。

Ⅳ　こうやってみると，あれ，何だっけ，鳥で──ふくろうかなにかが，上にいて──木が変な茂り方しているけど──なんて言ったしら──あ，コウモリ，コウモリみたいな鳥があれしているみたいな──ふうにもみえるし

Ⅱ　人間のこの，あれのように感じる──人間の，あの──人の──人の図（「奇異な言葉遣い」）を書いたよう。

6 音連合
Ⅴ　蟹かな。蟹かも知れない。むずかしいですね。お化けの蟹──大きい蟹。オオガニ──オーガスト──お前ばかだね，おっちょこちょい──。

Ⅵ ＜門松らしいのは？＞ここのところが（真ん中）門松に似ている。竹がこうなって。オソマツじゃないよ，門松。──あれは7人兄弟，オソマツ，チョロマツって。

7 保続
Ⅲ 子宮に見えます。ここのところがかこってあるところで，ここに子どもがいるような感じ。ここのところに胎盤があって，羊水っていうんですか，そういうのができているっていうかんじ。
Ⅶ これは胎盤があって，子どもが中にいるんですが，口と頭と手と足が両方できています。でもこれは逆さ子です。
Ⅸ 女性の胎盤でやはり双子です。──逆さ子になっています。頭がここ，足，手がないですね，両方とも。これは奇形児ですね。

Ⅰ 人間の脳味噌
Ⅱ 出血して形が変わった脳味噌
Ⅲ なにかの病気にかかって，こんなふうになっちゃった脳味噌
Ⅳ 脳味噌。病気で空洞ができた脳味噌 ──

8a 複合反応
Ⅸ こう見てウサギさん。ここが耳で緑のお洋服を着ている。ここが足でちょこちょこが目で，耳で，御洋服を着ているウサギみたい。

Ⅴ 人間とチョウのあいのこみたい。

8b 独断的な形態色彩反応
Ⅷ ピンク色のヒョウ。

Ⅸ これはグリーン色の兎。

8c 不適切な動作反応
Ⅳ 孔雀が2羽抱き合ってクチバシとクチバシがこうなっているんですけど，2羽が向きあっているようにみえますね。横向いてね，横向いて孔雀が2羽が，こういうかっこうして，なにか，ショートダンスしているみたいに思ったんです。

Ⅹ 真ん中の薄茶色，細かい虫が喧嘩している。口あけて怒鳴っている──お互いに怒鳴っているふうに見えた。

9 関連づけ・継続反応

Ⅲ　カエルに見えます。
Ⅳ　先程のカエルの下半身に見えますね。腰の，こちらの方が後ろ足で，で，ここが胴体で。

10 特異な象徴
Ⅹ　＜蟻は？＞中腹の左右にいる，黒っぽい色をした部分。そっくりかえって，自分の身には重い枯れたはっぱを，それぞれ手に持って，えっちらおっちら運んでいる感じ。重いなと。茶色い部分がはっぱだとすれば，若干黒いのが蟻の誠実さを表している。

Ⅲ　2人，人がいて，腰をちょっと屈めるようにして，なにか井戸かで，水をくみ出している。水をいれる桶が手の下にあって，お互いに見合っているのだと思います。まわりの赤いところなんですけど，これは共通感だとか血のつながりのようなものを表しているのだと思います。

Ⅵ　かなり偉い，位の高い人がかぶる帽子で，帽子の頂点に達するようなところがかなり権力を表していると思う。

11 風変わりな反応
Ⅴ──だから，門が低い──低いっていうか──丸みの門みたい。

Ⅳ　このへん，「こうちゅう」類の感じ。

Ⅲ　向かって左側が赤血球とか「ぎけつ」，細胞。

Ⅵ　ムササビだとかそれのなめし皮。＜なめし皮らしい特徴は？＞黒い部分というか，そういった部分が左右両極端に均等に分かれていて，真ん中にしっぽなりなんなりといったそういった感じで生えているというところですね。

12 混乱
Ⅶ　これ，鳥に見えるっていったの。おっぽで頭で口でしょ，目があるでしょ。これはなんだか知らない。＜鳥らしいと思ったのは？＞この羽。あ，おっぽだ。羽はチョウチョだったね。おっぽだね──鳥だったら羽じゃない。──羽だよ。おっぽは動物だよ──あれ，鳥だったら──わかんない。

Ⅴ　これもやっぱり蝶々ですね。アゲハ蝶かな。これはわかんない。アゲハ蝶しかわかんない。アゲハ蝶って目がこんな目してますよねえ。この目の部分。でこういう形も似てますよね。＜ここは何？＞ここは尻尾っていうかこの羽っていうか，何の部分なんだろう。やっぱりここも羽になるのかな一応は。羽の形。でここからこれは，これは羽なんですよ。この形は羽。蝶々の羽。ここからこうなってこうなって…アゲハ蝶って言ったっけ？アゲハ蝶かな，何

だかなっていったんだっけ？＜アゲハ蝶かなって＞…間違えていったかな。＜間違えた？＞うん。間違えた。アゲハ蝶がこれになってて，あ，さっきなんていったっけ？アゲハ蝶っていったっけ？＜アゲハ蝶っていった＞アゲハ蝶っていったよね。アゲハ蝶と何ていったっけ？＜今アゲハ蝶を説明してもらってるんだけど＞アゲハ蝶はそれでいいの。

Ⅴ ＜どういうところがフクロウらしい？＞黒いところ。羽の感じと頭。全体にフクロウに見える。＜フクロウですよね？＞―― はいフクロウ ―― コウモリ，あ，フクロウじゃない，ごめんなさい。コウモリ。まちがえちゃった。（混乱の傾向）

13 連合弛緩
Ⅵ ＜トンボは？＞羽が4枚ある。トンボだか蛾だか。空飛ぶ ―― 絨毯 ―― アラジンの不思議なランプ。月の砂漠，2人ならんで行きました ――。

Ⅴ コウモリ，夜行性でしょ。肉食でしょ。ネズミが変化した。ぼくが高校生の頃のこと思い出すんですよ。ぼくが越谷高校 ―― 中学の時，友達がぼくに対して一緒に行こうといったんです。吉田カズオっていうんですよ。中学3年のとき，勉強が終わる寸前に補習したら，合格してしまったんですよ。その人と2人で行ったんですよ，夜間。

14 作話的結合
Ⅹ タツノオトシゴがブラジャーみたいなものをぶらさげてるなと思うんですけど。＜ブラジャー？＞二人でこう引っ張りあってるというか。

Ⅷ 熊がまわるくなって手をつないでいるように見えます

15 戯曲的作話
Ⅵ これもテレビでみる ―― テレビでみる，漫画 ―― 漫画じゃないな。＜？＞これは漫画です。なんてんですか，アニメの ―― 動く ―― テレビの ―― テレビの漫画。＜どの部分ですか？＞こう，髭が，こう ―― 漫画ですから，実際じゃなくて。＜何の漫画？＞子供の見るような。＜その漫画にでてくる ―― ？＞ええ，そうです。＜漫画にでてくる何？＞―― 爆弾が破裂して顔がかわっちゃった。＜顔は？＞―― 顔はこう見ている。顔は，向こう側，あ，こっち側，後ろからみている。＜これが髭で？＞これが髭で，目があって。＜で，後ろからみているんですね？＞ええ。＜爆発しているというのは？＞顔の造作がかわっちゃっている。＜どれ？＞ここ。爆弾が爆発している。＜どこの部分のことをいっているんでしょう？＞――。＜全部？＞ええ，全部です

16 断片化
Ⅵ これ，ヒゲじゃない？これヒゲでしょ，頭，これ，わかんない。＜？＞ヒゲ ―― この細いとこ。頭。それしかないの。＜頭があって髭があるだけ？＞うん。わかんない。＜どうして髭に

見えたの？＞細いから。細くて長いから。顔，顔がなくちゃね。顔に髭がなくちゃね

17 流動性
Ⅰ　こっち側は犬みたいなのと，こっち側は鹿みたいなものがいたり，動物の連携があるみたい —— ここが犬，これが目，鼻。＜鹿は？＞このあたり —— あれ，よくわからない —— なんだかわからなくなっちゃった

Ⅲ　モダンダンスを踊っている若い女性みたいといったが，その女性が傲慢な，威張っている感じ，なんか急にオットセイに見えてきたり

Ⅳ　鳥にも見える。＜鳥？＞これが羽 —— あれ，何でとりっていったんだろ —— わからない。

18 不条理
Ⅱ　中学校のとき地理の時間に，アメリカ大陸の地図をまわしてみると，ちょうど雄牛が描かれたようにみえたのと同じように，これもどこかの空想大陸にみえる。高校の本に，物理の本に，理想大陸というのがでていた。＜理想大陸？＞はい。＜この絵でいうと？＞この絵でははいっていないですね。＜理想大陸ってなに？＞この地球における気候図を均一均等にしたものを示します。

19 作話
Ⅲ　動物がひっくり返ったところ。この中の，薄い黒い部分が，動物の足に見えた。ちょうど，上から落ちてくる感じに，この薄い黒なんかもみえました。この足が，カメラだったら，すぐそばだから，こんな大きく撮りましたけど，これが足の部分で，この付け根のところが，体の真ん中にあたるかなって感じがした。この薄い部分が足の上の方，ももの方。この薄い部分が，体になるんですけど，ちょっとわれちゃってるからよくわかんないんですけど。動物が上から落ちてきて，頭がうえのままでおっこってくる。＜頭はどれ？＞頭，見えなくて，手で頭が隠れちゃってますけど。＜足が手前にあるの？＞ええ。＜大きく見えるっていうのはそういうこと？＞そうです。

Ⅸ　魚を練炭で，ガスで焼いているような —— ガスで焼いて，それができあがった感じがします。＜魚は？＞魚っていうのは結局，ここなんですね。ここがガスで。ちょっとしたとりたての魚の大きい —— 大きめの魚ですね。それを火で焼いて，そのできあがった魚が —— できあがった魚を裏返しにして —— 網をひいて魚をのせて焼いたやつを裏返しにして，向きが変わって，黄色い —— 黄色っぽくなった —— 焼き上がった魚が黄色い魚になった。幾らかちいさめになっちゃったけど ——

Ⅷ　閻魔様が熊2匹に —— 熊2匹を呼び寄せるっていうか，死んだ熊を呼び寄せるような感じ。熊っていっても死んでる熊ですね。死んでる熊 —— 死の世界へ閻魔様が熊2匹を呼び寄

せているんですね

Ⅰ　蛾にしか見えないんですけど。羽がちぎれててかわいそうですね。もしかしたら車にひかれたのか自分で窓にぶつかってこんなになっちゃったのかも知れないですね。だからこんな，目がこわいものを見たときのように目を見張っているよう。内臓も透けて見えるし。かわいそうだな。死んじゃったのかな，でも，きっと末期でまだ息だけが残っているんでしょ。早くこういうのは殺してあげた方がいいのかも知れないと思う。ちゃんと埋めてあげるから。きっと雄ですよ。だって，肩はいかついし，そういう感じがする。だいたい動物って雄の方がきれいで大きい羽を持ってたりするでしょ，これもかなり——今はちぎれちゃったけど，きれいな羽を持っていたんじゃないかな。

20 自閉的論理
Ⅸ　森の火の中をハツカネズミが逃げまどっているように見えます。＜ハツカネズミは？＞これ。なんとなく直感で。＜森は？＞森というのは——ハツカネズミはふつう森に住んでいて，森がおかしくなっちゃうと気違いのようになるから。

21 混交反応
Ⅸ　ここで火を焚いている。火がシャーベットで，でもとかされないです。

22 支離滅裂
Ⅱ　こうしてみると春風みたい，——春風じゃなくて蠟燭をたてて，蠟燭をたてて，蠟燭をたてて死んじゃう感じに見えました。春風じゃなくて，蠟燭をたてて，死んでいった人。蠟燭をたてて，蠟燭をたてて，蠟燭をたてて，死んでいく人のいやな感じに見えた。蠟燭をたてて，——すごくいやだった，赤い色がとても。赤いものがちっちゃいときに夢を見て，迫ってくる感じがしたんです，いやな感じが。ええ，赤い夢。2人の女性と男性が不気味なものに向かって御祈りをしているような気がする。頭を下げてものすごくこんなになっている。不気味な感じ。平身低頭をして，神様に誓いをたてているような感じで，その手の感じがものすごく汚いというか，じとっとくっつきすぎていて，逆に2人の手がとれそうな感じです。あんまり強くつきすぎている感じで，とれそう，それが嘘だといっているような感じに見えます。ぎゅっとくっついていて，変だなと，固い感じ，じとっとしていて，ほんわかした感じがない。結婚するのでない感じ，鋳型でくっつけたような感じ。それがおじいさんとおばあさんの意志によってやっていて，そうするとふつうに見えてくるんだけど，こういうふうに黒く見えたりするんだけど，それにしても，この赤い光が自分のほうには非常によくなくて，絶対自分を駄目にしちゃうんじゃないかな，といっていても，みんなが駄目になって。そうなんです，赤い光がここにあって，どんどん駄目になっていって，それでセックスしてがんばるのですが，セックスも赤くておんなじだから，体が駄目になって，それでそういうふうにいうと赤い光がなんとなくわかって，そうだそうだ，セックスがいけないになって，セックスが体を悪くするとなって，セックスがいけないというと赤い光が悪いとなって，といったりすると——

23 言語新作

Ⅰ　落ち葉に見えます。東京国立博物館の庭に落ち葉が落ちていたんですが，そこにあるはっぱによく似ていました。重ねはっぱです。上が1枚2枚，下が3枚。3枚に見えます。後は縦横ですね。＜？＞縦横4面です。＜縦横4面って？＞（カードを回しながら）こうやってみるのが1面，2面，3面，4面です。

Ⅰ　かぶと文鎮に見えます。そのものですね。こう置きますと立脚地点に基づいてかぶと文鎮の「翼端」に見えます。＜よくたん？＞つばさの端ですね。こう置きますと「こま文鎮」にみえます。

Ⅰ　文鎮重ねに見えます。立脚姿勢で安定感があります。

Ⅲ　蛙がこれから跳ぼうとしているところかなにか。ちょうど蛙の両手し，両そくしの計算が2/3形態，対角線形態なものですから。両手し計算に見えます。ここがこれから跳ぼうというところ。ここが足だめ，ここからここまでが手出しですね。ここのところが濃淡で蛙の眼球に見える。濃淡墨を落とした ── こういうおとしかた。

Ⅶ　湾に見えます。これが鼻ですね。＜鼻？＞ええ，鼻です。＜？＞内海水面ですね。

Ⅷ　果樹園に見えます。いろんな花が咲くでしょうという，歌番組になりそうですね。＜？＞伏せてあったのをぱっと見たときに鮮やかだったので果樹園に見えた。統計立った落ちつきのある相似形経済に於ける，株からのなんらかの花の進行過程。宇治の平等院のツツジがきれいでした。
（支離滅裂もスコアされる）

C. 奇妙で独特な思考の評価：陽性思考障害の包括的指標
（ハーロウ，マレンゴ思考障害スケール）

Joanne T. Marengo, Martin Harrow, Ilene Lanin-Kettering, and Arnold Wilson
Schizophrenia Bulletin 12：497-511, 1986

要約

　本論文では，2種の短い言語性検査を用いて，陽性思考障害，すなわち奇妙で独特な思考を評価する評価法をまとめた。この評価法を用いることによって，思考障害について次のような標準化された評価を行うことができる：すなわち，（1）全般的思考障害の有無および重症度，（2）現れた思考障害の種類，である。奇妙で独特な思考の定義と例，および評価システムの信頼性と妥当性についてのデータを記す。陽性思考障害の重症度によって患者をグループ分けする方法も示す。すなわち思考障害なし，思考障害あり，重度思考形式障害という分類である。この評価尺度を用いて，思考障害症状の縦断的変化を評価し，思考障害と，他の精神症状（妄想など）および他の機能領域における適応との間の関連を，複数の疾患群にまたがって検討してきた。

　これまで様々な視点から思考障害の評価についての研究が行なわれてきた（Buss and Lang 1965；Maher, McKean, and McLaughlin 1966；Gottschalk and Gleser 1969；Payne 1970；Maher 1972；Chapman and Chapman 1973；Andreasen 1979 a, 1979 b；Chapman 1979；Johnston and Holzman 1979）。我々の陽性思考障害研究の多くは，奇妙で独特な談話および思考という概念をめぐって行なわれてきた（Harrow and Quinlan 1985；Marengo and Harrow 1985）。この奇妙で独特な思考の包括的評価法によって評価される内容には，通常「思考形式障害」としてとらえられる現象の大部分が含まれる（Fish 1962；Andreasen and Olsen 1982）。

　陽性思考形式障害は精神分裂病の重要な症状である可能性があるため，我々は精神分裂病の疾患の経過と適応についての長期の総合的研究における1つの重要な側面として，この症状をとりあげた（シカゴ追跡研究，マイケルリーゼ病院とシカゴ医療センター，イリノイ州）。このような経緯から，陽性思考障害研究においては，次のような課題に答えることを重要な目標としてきた。すなわち，（1）思考障害は精神分裂病だけに特徴的なのか，それとも他の精神病や精神病以外の疾患でも認められるのか，（2）精神分裂病の経過の中で，陽性思考障害がどのように変化するか，（3）退院後あるいは急性期後の談話および思考障害の程度は疾患の重症度の指標となるか，（4）談話および思考の障害と他の精神科的適応（例，就職および社会的機能，幻覚および妄想）との関連はどうか，である。

　ここで示す思考障害尺度は，陽性思考障害の頻度と重症度に焦点をあてて評価を行う。より

定性的な分類法もあるが，我々は思考障害が連続した広がりを持つという仮説を持っており，そうした点から思考障害の重症度を測定するよう工夫した。これによって，実り多い結果が得られるだろう。

　2種の短い言語性検査を用いて奇妙で独特な談話を評価するスコアシステムの概要を以下に示す。完全なスコアマニュアルとさらに多くの例文についてはハーロウらとキンラン（1985）を参照されたい。このスコアシステムは，この領域で過去におこなわれてきた研究の延長として開発されたものである。このシステムで用いられている材料の一部はアドラーが開発して過去の研究に用い，成果をおさめた評価基準を用いている（Harrow, Tucker, and Adler 1972; Adler and Harrow 1973, 1974; Harrow and Quinlan 1977, 1985）。しかし，今回のシステムでは奇妙で独特な反応を評価する，より特異的な評価基準を取り入れており，評価の補助としてそうした反応の特徴的な例を挙げた。種々の場面，文脈における種々の患者から得られた，談話および思考の障害を分析することによって，このシステムの概要を作りあげた。

奇妙で独特な思考の定義

　我々は奇妙で独特な談話および行動を以下のように定義した：（1）その個人に独特である，（2）通常の社会規範という点で逸脱している，（3）しばしば理解困難，またはその反応が生じた文脈からすると共感することが困難である。以上の3つの特徴はこの概念の中心となるものである。より頻度が低いが，その他に言語表現の特徴としてあげられるものは以下のとおりである：（4）混乱していたり，矛盾を含んでいたり，非論理的である，（5）唐突であったり予期されぬ対比を含む，（6）当面の課題との関連では，一般的には不適切ないし解決に役立たないようなものである。

　以上の定義のうち，最初の2つは，直接的に社会規範と関連したものであるが，それぞれ異なった視点からとらえられている：すなわち個人という視点および社会という視点である。定義にあげた最後の3つの特徴は，奇妙で独特な思考の特徴として認められるものであるが，出現頻度は少なく，常に認められるという訳ではない。奇妙で独特な談話を見つけ出すことは驚くほど簡単である。表現の仕方やあるいは考えそのものが，評価者（不慣れな評価者も含め）にとって異常，奇異，奇妙，不適切という印象を与えるものだからである。

　上記の定義によって，独特な談話であると一般的に考えられるものについて幅広い概念が得られる。1つ強調しておかなければならないことは，奇妙あるいは独特といった特徴は，抽象的な反応および具体的な反応にも認められるし，正しい反応にも誤った反応にも認められるが，こうした反応の側面とは別な次元で分析され評価されるということである。

　例えば，検査者が次のような諺を提示した場合を考えよう：

　鉄（iron）は熱いうちに打て。

　被検者は次のように答える：

それは――（間）――ヘラクレスだ。（もう少し話してください）ヘラクレスの映画を見たんです。（ええ――）それで、これは手の上にアイロン（iron）をかけるなということ、それからあなたが最初の石を投げないうちは誰も打ってはいけないということだね

　得られた反応が上記の基準のすべてを満たさなくても陽性思考障害とスコアすることができるが、この被検者の反応は上記の奇妙で独特な思考の基準の多くを満たしている。この例では異常な思考が明らかに認められる。評価者はまず次のようにいぶかる、「ヘラクレスだって？もとの諺となんの関係があるのだろう？」。この反応は、この問題に対する一般的な答えから独特に偏ったものである。よく考えてみると、打つというところが暴力行為を示唆したために、ヘラクレスを含む答えに解釈したのかもしれない。この応答のこの部分だけでなく他の部分についても、この答えが得られた考えの筋道に共感したり理解することはたやすいことではない。さらに、手の上にアイロンをかけるという考えは、それまでの話からすると予期せざるものであるし、それ自体、非常識なものである。談話全体は混乱しているように見えるし、こうした思考の筋道をたどって反応に至った結果、得られた答えは、独特なものとなっている。

手順

　手順は次のとおりである：（1）2種の言語性検査を用いて評価を行う、（2）患者の各反応について、思考障害の重症度の総合評価を行う。この手順の概要を以下に示す。さらに、それぞれの反応について、思考障害のサブタイプに分類するための採点基準が用意されている。奇妙で独特な思考の5つのカテゴリーと11のサブカテゴリーを定めており、その要約を記した。これらのカテゴリーのより完全な評価基準はハーロウとキンラン（1985）[25]の文献を参照されたい。奇妙で独特な思考の総合得点およびカテゴリー得点をカバーする反応例を、付録1に記載した。この反応例のスコアを記したので、練習課題およびスコアの際に参照する基準として用いるとよい。

検査とその施行方法

　パイロット研究の過程で、独特な談話を引き出す可能性が検査素材によって異なることがわかった。誰が聞いても奇妙だと判断できるような会話をする被検者でも、言語的素材や検査によっては、簡単には奇妙な反応を示さないのである。我々の経験では、より自由に回答することができる方法のほうが、思考障害を現わす可能性のある被検者から、独特な談話を引き出すことがわかった。そうでない検査は、負担が大きすぎたり、あてにならないことがわかった。しかし、ゴーハム諺テスト[16]とウェクスラー標準知能テスト（WAIS）の一般理解サブテスト[51,52]の2つの言語性検査は、比較的短く、施行が容易で、思考障害を示す可能性のある被検者に対して、独特な言語反応を引き出すよい素材であった。

諺テスト

ゴーハム諺テスト（臨床用，自由回答方式）は，相同な3つの様式からなり，それぞれに12の諺が含まれている。我々の研究では，複数の様式があると，同一の被検者から縦断的なデータを集めるのに便利であった。

被検者の評価を標準化するために，諺テストの説明を次のように読み上げる：

これから幾つかの諺を読みます。例えば「千里の道も一歩から（原文：大きな樫も小さなドングリから）」という諺は，大きなことも小さなことから始まる，という意味でしょう。それでは，それぞれの諺がどういう意味か答えて下さい。ただもとのことわざに少し言葉を付け加えるというだけではいけません。全部の諺について答えるようにしてください。

WAIS 一般理解サブテスト

WAIS[51]またはWAIS-R[52]一般理解サブテストは，社会的理解と判断に関する問題から成り立っている（例；都会の土地は，なぜ田舎の土地より高いと思いますか？）。これらの問題のうち，12を奇妙で独特な思考の評価の素材として用いる（問題3-14）。

一般理解サブテストはWAISの手引で教示されている方法で被検者に提示する。反応するように励ますことは，諺テストの場合と同様に，このテストでも必要になることがあり，ウェクスラーの手引によって標準化された方法で利用するのが適当である。

データの記録

被検者の言葉とともに検査者の言葉を逐語的に記録することが必要である。プロトコルには，検査素材によって刺激された，ないし検査施行中に表出された，行動や感情についてのメモも記載する。もしも急性期の患者の談話を記録することができなければ，テープに録音したものをもとにして記録することが，検査プロトコルとして最も正確であろう。検査者は，不明瞭な，または奇妙な単語や答えのすべてについて関心を払い，押し付けがましくないやりかたで質問し，こうした質問はかっこでくくって記録する。これらの質問の目的は，独特な答えにあてはまる談話と思考の，種々の側面を評価するのに十分な情報を集めるということにあるので，検査者は，評価基準をよく理解して，どのような場合に質問するかを判断する練習を行う必要がある。

他の言語性検査

我々のものと同様な諺テストが以前の研究で用いられた[7]。最近では，談話のいくつかの重要な側面を評価するように我々が作成した，標準化された質問による言語性検査（ラニン・バーント・コミュニケーション・インタヴュー Lanin-Berndt Communications Interview）も用いてきた（Berndt 1981；Lanin ら 1981）。このような総合的な検査のための評点システムを作成する努力を行うなかで，現在の手引を作成するに至った。

奇妙で独特な思考を評価するにあたってはロールシャッハテストや自由発言状況を用いてもよい反応が得られた（Quinlan ら 1972；Quinlan and Harrow 1974；Reilly ら 1975）。いずれ

の方法も捨て難い特徴を持っている。しかし、ロールシャッハテストは実施および転記に時間がかかる。自由発言法も、奇妙で独特な行動を明らかにする上で感度の高い方法であるが、標準化と転記といった点で問題があった。

評点法
奇妙で独特な反応の総合評点

奇妙で独特な思考の総合評点を各反応について評価する。総合評点では、各反応が、その時の談話の文脈に合っているか、また一般社会で話された場合に適切で十分理解できるものかどうかを評価する。ある反応が全体として奇妙であるかどうか、また奇妙で独特な思考の各カテゴリーの基準にあてはまるかどうかは、反応によってその程度に大きな幅がある。この評点システムでは、0、0.5、1、3点と点数をつけ、それぞれ思考障害なしから重度思考障害を表わすこととして、思考障害の程度を評価する。ここでは、各得点の奇妙で独特な思考の例をいくつか示す。奇妙で独特な思考の総合評点を適切に評価するための他の例は Harrow and Quinlan (1985) に提示した。

総合評点値
　　0＝独特な言葉遣いは見られない
0.5＝軽度の認知のずれ。軽度に独特なところを持った言葉遣い。反応はわずかにずれているが、社会的場面では、その言葉遣いは特に目立つという程には奇異ではない。0.5点と評価される2つの例を示す：

問：映画館で映画をみている時に、煙と火に最初に気が付いたとしたらどうしなければなりませんか。
答：外に出てメッセンジャーに伝えます。＜問＞え、そういいましたっけ。支配人（マネージャー）に伝えます。

問：税金を払わなければならないのはなぜでしょうか。
答：税金は必要です。しつこい取り上げ（takes）は政府を助けます。それについては論文をひとつ書けるくらいです。

1＝明らかに奇妙または独特な反応。このタイプの答は、一般的でなく奇異であるとすぐにわかるが、たいていはまだ理解可能である。奇妙または独特な側面を明らかにもつ反応はほとんどこの評点となる。こうした反応は社会的場面では、はっきりと奇妙さが目だつであろう。2つの例を示す：

問：悪い仲間と付き合わないほうがよいのはなぜですか。
答：悪い仲間は悪い影響の前兆を産み出すのです。＜問＞彼らはよくないんです。悪い人に「種をもぐらされたり（subseeded）」だまされたりしちゃいけない。奴等はとにかくよくない

問：ローマは1日にしてならず。
答：愛です。愛だと思います。私は，愛に対して働きかけなければならないし，愛もわたしに対してはたらきかけなければいけないのです。これは徐々にそうならなければいけないのです。

3＝奇妙さが非常に重篤な答。この反応は一般に理解される談話から大変かけ離れ，かなりの混乱を含み，社会的にも非常に逸脱している。その問に対してこのような答がなぜ出てくるかということは理解しがたいことが多い。このレベルの答は，健常者の中では非常に稀にしかみられない。2つの例を示す：

問：猫がいなくなると鼠が遊ぶ（鬼のいぬ間に洗濯）
答：ああ。地球上で，てっぺん高く，真ん中で，XYZ。終わり，始まりの終わりの始まり。
問：1羽の燕は夏を告げず。
答：えい，ありゃ，くそみたいにけちんぼだ。そいつは本当にけちんぼだ。真の後ろに引っ張るみたいだ。

諺テストと一般理解テストの総合点の合計は0から36点までである。奇妙で独特な思考のスコアをそれぞれの反応につける際には，評価者は基本的に，より一般的な反応と比較して，その反応がどれだけ新奇で逸脱しているかを評価する。理解したり共感することが可能な反応でも，奇妙な特徴があったり社会通念から異常なないし予期しないふうに逸脱している場合には，スコアすることがある。一般的な答から逸脱しており，その上理解困難な反応は，より重症な思考障害得点にスコアする。

上記にアウトラインを示したように，総合評点0は答がいかなる点からも奇妙でも独特でもない場合にスコアする。総合評点0.5は，その反応がややずれているか，粗大には逸脱していないような認知のずれを含むときにスコアする。社会的場面では，このような反応は，実際に聞いていて驚いたり深い疑問をいだいたりはしないだろう。このスコアの意味は，軽度の逸脱をとらえるということにあり，こうした逸脱は健常者の記録にも時に認められる。総合評点1は明らかに奇妙または独特な反応の場合にスコアする。総合評点3は，極度に一般性を欠き，ひどく奇妙な陳述の場合にのみスコアする。

奇妙で独特な反応をスコアするにあたって，注意しなければならないのは，答が誤っているということでスコアするのではないということである。なぜなら，知識の不足は奇妙さや新奇さをあらわすものではないからである。しかしながら，誤った答で，どうしてそのように誤答が出てきたのか理解に苦しむようなものや，問題とまったく関連がないようなものは，通常，奇妙または独特と考えられ，しかるべくスコアされる。

「総合評点」は我々の研究では，思考障害の重症度を最も正確に反映する指標であった。総合評点は，反応全体として陽性思考障害がどうであるかという判断を表したものであり，反応

がどの程度一貫していて適切であるかということに基づくとともに，評価者が奇妙で独特な思考の定義をどのように理解しているかということによっても，評点のされ方が異なってくる。総合評点は，答にあらわれた独特さを「定量的に」評価する指標である。

奇妙で独特な思考の重篤さに基づいた被検者のグループ分け

連続モデル。思考障害を反映する反応は，非常に重度に奇妙で独特な思考から，正常な，社会的通念に従った思考までの連続線上に位置づけられ，非常に重篤な反応には相応のより高い得点が付けられ，軽度の認知のずれと対比されている。被検者をおおまかにカテゴリー分けするシステム，すなわち重度の思考障害，中等度の思考障害，思考障害なしなどに分類するシステムがあれば役に立つであろう。そこで，各被検者の諺テストと一般理解テストの総合評点の合計を，種々の程度の奇妙で独特な思考の程度を反映するカテゴリーないしレベルに分類する。

このシステムでは，被検者の総合評点の合計を，陽性思考障害の連続線上に分類する。このシステムに含まれる5つのカテゴリーは以下の通りである：（1）思考障害なし，（2）微細から軽度の奇妙で独特な思考，（3）異常な思考の兆候または明らかな思考障害，（4）重度の思考障害，（5）非常に重度の思考障害。表20に示した変換基準を用いる。

思考障害スケールの1と2はわずかな思考障害ないし思考障害なしを示し，正常範囲内に位置する。レベル3（中等度）は思考病理ないし異常な思考の明らかな証拠があることを示す。レベル4と5は重度の思考障害の患者を示す。レベル3, 4, 5の患者数の合計により，陽性思考障害ないし異常な思考のはっきりした兆候のある患者の割合がわかる。

奇妙で独特な思考の合成指標

諺テストと一般理解テストの両方の言語性検査を行ない，上記の奇妙で独特な思考の5つのレベルを用いると，奇妙で独特な思考の合成指標を計算することができる。この合成指標では，各被検者は，2つのテストの高いほうのレベル（最重度）に従って分類される。この合成指標では2つの異なったテストを行った場合に，被検者がなんらかの奇妙で独特な思考の兆候を示すかどうかによって分類される。

我々の研究では，物品分類テスト（Goldstein and Scheerer 1941 ; Goldstein 1944）を用いて思考障害指標を測定し，物品分類テストの得点に基づいて，同じく，奇妙で独特な思考を5

表20　3つの心理テストを用いた思考障害群と思考障害尺度の分類

思考障害群	思考障害尺度	思考障害連続体	諺テストまたは一般理解テストのスコア	物品分類テストのスコア
思考障害なし	1	なし	0-0.5	0
	2	軽度	1-2.5	1
思考障害あり	3	明らか	3-6.5	2
重度思考障害	4	重度	7-11.5	3-6
	5	最重度	12-36	7-21

つのレベルに分類した（Harrow et al. 1985）。我々は物品分類テストに基づくカテゴリーの得点ないしレベルと，諺テストおよび一般理解テストによるカテゴリー得点ないしレベルとを組み合わせ，奇妙で独特な思考の大合成指標を求めた（表20）。

この合成指標は，思考障害の3つの異なるテストに基づいて算出する。この合成指標では，各患者は，3つのテストのスコアのうちの最も重度なレベルに従って，思考障害なし（レベル1）から非常に重度の思考障害（レベル5）に分類される。この分類システムでは，3つの異なった場面が与えられたときに，なんらかの陽性思考障害を示すかどうかということによって患者を分類する。この合成指標は広い行動領域にわたるサンプルを含むものであり，1つないし2つだけのテストによる指標よりもより包括的である。

奇妙で独特な思考の評価システムと他の思考障害評価システムとの関連

ラパポート，ジル，シャファー Rapaport, Gill, Schafer のシステム（1968）

我々が奇妙で独特な思考を評価する際に用いた概念的枠組みと，ラパポートが思考障害を研究する際に用いた枠組みとは，共通点もあるが，相違点もあることは注意を要する。我々の概念的枠組みは，なにか反応しなければならないという状況で何が適切でなにが逸脱したものであるかということについて，人々が時間をかけて獲得してきた暗黙の概念的な社会規範と，深く結びついている。一方，ラパポートが用いた枠組みは，元の刺激から距離が離れすぎているか，あるいは距離を失っているかということで病的な陳述を評価するという原則に基づいており，こうした判断というのは暗黙の社会規範に基づいているのである（Rapaport, Gill, and Schaffer 1968）。この2つの評価システムは概念的な基盤に相違点があるが，しかし，実際の病的な陳述の評点には類似点が多い。我々が用いるシステムには，ラパポートが「距離の増大」とか「距離の喪失」と名付けるような思考障害概念に合うような，逸脱した反応や行動の評価が含まれている。

ジョンストン−ホルツマン Johnston-Holzman 思考障害指標（TDI, 1979）

我々の奇妙で独特な思考の構成とジョンストン−ホルツマン思考障害指標との間にも共通点がある。いずれの評価システムも，奇妙で奇異で逸脱した反応は評点づけされ，いずれのシステムでもより逸脱の大きい反応にはより重い，ないしより病的な評点が与えられる。ジョンストン−ホルツマン思考障害指標では，WAIS一般理解サブテストと他のWAISサブテスト，それにロールシャッハテストが用いられる。

我々の諺テストによる奇妙で独特な思考の指標は，急性期後の若い精神分裂病患者を対象とした研究で，ジョンストン−ホルツマンの思考障害指標（1979）による得点と，有意な相関を示した（r＝0.61）。このシステムが有用な尺度である。しかし，我々の言語性検査と評価システムの方が，より時間がかからないので，望ましいと考えている。

アンドリアセン Andreasen による思考，言語およびコミュニケーションの評価尺度（TLC）

アンドリアセンによる（1979 a, 1979 b）TLC尺度では，異なった言語行動がそれぞれ思考障害の亜型として定義される。思考障害の重症度評価が含まれており，これは標準化された方

法によって評価される。おおよそ，我々の陽性思考障害尺度に示したタイプの奇異で奇妙な思考は，TLCによって得られる陽性思考障害の合成指標においても評価される。例えば，アンドリアセンによって評価される種々の思考障害（例；接線的談話，支離滅裂，結論のない談話）は，我々が陽性思考障害を評価するために用いる言語性テストで現れた場合，奇妙で独特な思考とスコアされる。

RDCおよびDSM-IIIにおける思考障害評価基準

我々のシステムにおける奇妙で独特な思考の主要な要素は，研究用診断基準 Research Diagnostic Criteria（RDC）とDSM-III（Spitzer and Endicott 1968；American Psychiatric Association 1980）などの主要な診断基準に示されるような種類の思考形式障害の有無を評価する上でも有用である。RDCにおいて思考形式障害として記載されている5種の病的談話および思考のうちの4種（談話のわかりにくさ，連合の弛緩ないし脱線，非論理的思考，言語新作）は，我々のシステムでは奇妙で独特な思考の構成要素としてとらえられている。

また，DSM-IIIでは思考形式障害の概念について幾分懐疑的であるが，DSM-IIIで実質上，思考形式障害の代わりに記載されている3種の思考障害（支離滅裂，著明な連合弛緩，著明な非論理的思考）は，我々のシステムに含まれる。注目すべきは，これらの思考病理が，DSM-IIIでは精神分裂病の診断基準の一部として用いられる症状となっていることである。

信頼性と妥当性

この評価システムの信頼性と妥当性の評価を，健常者と外来，入院精神疾患患者の評価に基づいて行った。信頼性と妥当性の評価は，様々な状況で行っており，慢性患者と急性患者，精神病患者と非精神病患者，服薬患者と未服薬患者を対象とした評価が行われている。

信頼性

評価者間信頼性については，次のものを検討した：（1）諺テストと一般理解テストを用いた奇妙で独特な思考の総合評点，（2）次の章に提示した奇妙で独特な思考サブカテゴリー。評価者間信頼性は，常に，総合評点では高度で，個々のカテゴリーでは中等度から高度であった。20名の患者記録に基づいて別々に4回行った評価者間信頼性評価の値は，諺テストと一般理解テストによる総合評点について，$r=0.93$，$r=0.88$，$r=0.67$，$r=0.91$であった。独特な思考の個々のカテゴリーについての評価者間信頼性は以下のとおりであった：

カテゴリー	rの範囲
I．言語の形態と構造	0.82-0.99
II．話の内容，表現された思考	0.84-0.99
III．混合	0.75-0.85
IV．問題と反応の関係	0.73-0.99
V．行動	0.47-0.98

評価者間信頼性に加えて，諺テストについてクロンバッハのαを用いて内部一貫性を求めたところ，すべての可能な項目間の組み合わせについての信頼性は0.85であった。また，患

者は1回のテスト場面で2つの形式の諺テストを続けて行った。ゴーハム（1956）諺テスト形式1と形式3を用いた。これらの2つの形式の間の奇妙で独特な思考の総合評点の相関はr=0.79であった（Harrow and Miller 1980）。

同一の被検者における諺テストと一般理解サブテストの総合評点を比較し，一方のテストでより病的なスコアを示した被検者が他方のテストでもより病的なスコアとなるかどうかを確かめた。18名の州立病院入院中の非服薬患者を対象として，入院1週間の間に両方のテストを行いスコアしたところ，諺テストと一般理解テストの総計点の間の相関係数はr=0.74であった。次に，個人および州立病院の104名の服薬患者（精神分裂病63名，非精神分裂病41名）を対象とした場合には，諺テストと一般理解テストの総計点の相関係数は，r=0.53であった。2つのテストの間で有意な相関が認められたのは以下のものであった：(1)思考障害の認められた反応数の合計，r=0.57，(2)中等度および重度思考障害の反応数，r=0.55，(3)重度思考障害の反応数，r=0.47。このことから，奇妙で独特な思考は，ある特定のテストに特異的に認められるものではないことが示唆される。

しかし，2つのテストにおける総計点には有意な差が認められた，t=2.69，df=102，p<0.01。急性期の患者に施行した場合，一般理解サブテストよりも諺テストの方がより重度の奇妙な反応が認められた。奇妙な思考の傾向を持っている急性期の患者においては，奇妙で独特な思考を引き出すという点において，諺テストはより鋭敏であることがわかった（Marengo 1983）。このことは，テストごとの刺激および要求される内容の特徴の相違によるものであると思われる。諺テストは患者にとってはより親和性が低く，より抽象的で複雑な思考を要求する。諺テストの多くは，以前の経験や社会的なステレオタイプの反応に頼って反応することがあまりできないものである。

妥当性

この陽性思考障害を評価するシステムの構成妥当性についての一連の研究を行った。これらの研究の多くは，次のような事柄を検討するために行なわれた縦断的研究に基づいている：(1)奇妙で独特な思考と他の精神病理的側面と関連，(2)患者の疾患の様々な段階における奇妙で独特な思考のレベル。種々の患者および健常者を対象とした初期の研究において，奇妙で独特な思考の構成妥当性を指示する結果が得られていた。

諺テストと一般理解テストを用いた奇妙で独特な思考についての我々の研究から以下のことが示唆された：

●奇妙で独特な思考は，構造化されたコミュニケーション課題における言語的誤りと有意な相関を示した（Lanin-Kettering 1983）。諺テストを用いて測定した思考障害は，文脈の統合度の総合指標と有意な相関を示し，r=0.48，p<0.001，要素指標のうち，主題の維持能力，r=0.29，p<0.03，文と文とのつながりの一貫性，r=0.43，p<0.003などのいくつかの指標と相関した。この研究の対象は患者と健常者が含まれている。

●精神分裂病および非分裂病患者において（n=85），単語連想テストで連想過程に障害の認められた患者は，WAIS一般理解サブテストにおいて有意に重度の独特な思考を示した（Silverstein, Harrow, and Marengo 1980）。

●50名の急性期入院中の精神疾患者において，諺テストと一般理解テストの総計点と，

物品分類テストによる奇妙で独特な思考のスコアの相関は，それぞれ r＝0.60 と r＝0.50 であった。

●我々は奇妙で独特な思考の初期の版を用いた指標と，精神分裂病家族についての理論家が作成した，物品分類テストを用いたコミュニケーション偏倚の指標（Wild et al. 1965, Wild 1972）との関連を検討した。40 名の精神分裂病および非分裂病患者を対象とした研究で，この有意な相関が得られた。ワイルド Wild とリッツ Litz による交流的思考の指標は，WAIS 一般理解サブテストを用いた初期の奇妙で独特な思考の指標（r＝0.45），および物品分類テストを用いた思考障害指標と（r＝0.67）と有意に相関した（Quinlan et al. 1978）。これらの結果から，奇妙で独特な思考，ないし陽性思考障害と家族研究におけるコミュニケーション偏倚の指標との間に有意な相関が認められることが示された。

陽性思考障害の合成指標（3種の思考障害テストを用いた）を用いた一連の研究で，上記のシステムの有用性が確かめられた。

●急性期には，初期の精神分裂病患者は他の精神病および非精神病患者（躁病を除く）と比べて有意に重度の奇妙で独特な思考を示し，この指標が診断の要因に鋭敏であることが示された（Marengo and Harrow 1985）。

●精神疾患の病期が異なると，認められる思考障害の重症度が異なる。急性期と部分寛解の時期（急性期の7週後での評価）の評価を比較すると，奇妙で独特な思考の重症度が明らかに減少する。この重症度の減少は，患者の臨床状態の他の側面の改善と有意に関連した（Harrow et al. 1982；Harrow, Marengo, and Lanin-Kettering 1983）。

●縦断的研究において，精神分裂病と非分裂病の間で急性期の思考障害に有意な差を認め，急性期後の，1.5 年後フォローアップではこの相違はかなり縮小していた（Harrow, Marengo, and McDonald 1986）。

●思考障害尺度（合成指標による）と他の主要な精神病理，例えば妄想との間に有意な相関が認められた（Harrow, Silverstein, and Marengo 1983；Marengo and Harrow 1985；Harrow and MMarengo，本特集；Harrow, Marengo, and McDonald 1986）。さらに，精神分裂病と他の精神疾患において，思考障害指標と，現在およびその後の全般的社会適応との間に有意な相関が認められた（Harrow, Silverstein, and Marengo 1983；Marengo 1983；Harro and Marengo，本特集；Harrow, Marengo, and McDonald 1986）。

我々は思考障害指標が連続体の上に位置すると考えているので，思考障害群を判別するカットオフ値を定めることが有用である。重度思考障害，思考障害存在，軽度思考障害または思考障害なし，と患者を分類した場合，種々の主要な精神症状について各群に有意な差が認められた（Harrow and Marengo 1986）。これは，精神分裂病患者のうち，思考障害なしまたは軽度思考障害の患者（思考障害尺度レベル 1, 2），思考障害存在の患者（思考障害尺度レベル 3），重度または最重度思考障害の患者（思考障害尺度レベル 4, 5）を比較した場合に認められた結果である。思考障害によって分類した群どうしの差は，精神分裂病および大うつ病における，思考障害評価時の労働機能，全般的精神病重症度，退院後の再入院率に認められた

(Marengo 1983)。これらのデータから，先に定め記したカットオフ値の妥当性がある程度示唆される。

　我々の研究の他の局面では，思考障害尺度と思考障害グループ分け（合成指標を用いた）は，退院後の疾患の早期に思考障害を評価した場合，将来の患者の機能の予後のよい指標となることが示された。重度の思考障害（思考障害尺度レベル4，5）があると，精神分裂病および非精神分裂病の両方において，将来，持続的機能障害を示すことが多い（Harrow and Marengo 1986）。対照的に，思考障害なしおよび思考障害ありとされる患者は（重度思考障害を除く），疾患の縦断経過を追った場合，重度思考障害の患者よりもより良性の，ないし寛解したその後の経過をたどることが示されている（Marengo 1983）。

　これらの初期の研究において，思考障害指標を用いた結果は，おおよそ一般的な臨床的観察および奇妙で独特な思考および陽性思考障害についての理論と合致する。

　注意すべきことは，我々が対照群とした非患者を評価したところ，健常者のなかに思考障害存在とされる例があったことである（Marengo and Harrow 1985）。健常被検者にも，重度陽性思考障害とされる例があった。一般理解テストまたは諺テストの一方を用いた場合，健常者の10から15パーセントは，レベル4か5を示し，合成指標では10パーセントが重度思考障害を示した（Marengo and Harrow 1985）。健常者の中に重度思考障害を示す例があることは，「健常者」のなかに，なんらかのレベルの病的症状や，重度の病的症状さえ認められることがあるという年来の種々の知見を考えると，驚くべきことではない。

　さらに，思考障害のある者でもかなり正常な談話を行うことを指摘しておかねばならない。このことは，被検者の中には，急性期の混乱の中であっても，思考障害が波状に経過する者がいるということを示唆する。我々の評価が示すものは，自発的な，制限のない会話状況で，奇妙で独特な思考を示す可能性なのである。

奇妙で独特な思考の個々のカテゴリーおよびサブカテゴリー

　思考障害の重症度を示す総合評点に加えて，陽性思考障害として現れる異常を明確にするために構成した基準に焦点をあてて個々の反応を評価するシステムの概要を作成した。奇妙で独特な思考の5つのカテゴリーと11のサブカテゴリーを基準として用いて，奇妙で独特な陳述の要素をより詳細に評価することができる。これらの大カテゴリーとサブカテゴリーによって，種々のタイプの奇妙な考えや行動，言語が示される。これらのカテゴリーは，特定の課題および日常の行動において認められる，異なったタイプの異常な思考の幾つかについての，分類法としても用いられる。

　思考障害にこうした要素があるということは，異なった理論的予測という点，疾患の発症や回復の種々の時点において思考障害が異なるという点，臨床的な相違によって思考障害が異なるという理解，に従って，それぞれ独立して研究された。奇妙で独特な思考というのはより全般的な思考障害概念であるのに対し，これらのカテゴリー評価では，特異的な思考障害を研究することができる。

　我々は，奇妙で独特な陳述および行動のサブタイプが有用であることを見出し，実際に研究でこれらの評点づけを行った。しかし，強調しておくべきことは，これらの個々のカテゴリー

について評点づけを行ったり注意を向けることが，奇妙で独特な思考の総合評点を採点するのに絶対的に必要というわけではないということである。以下のようなサブカテゴリーを用いる場合でも，これらのサブカテゴリーの評点づけを行う前に，奇妙で独特な思考の総合評点の採点をまず第一に行うべきである。

我々は，被検者の言語的形態（すなわち，考えが伝達される方法）と反応の内容（すなわち，考えそのもの）の両方を研究するために，5つの基本的カテゴリーを用いた。それぞれの反応の詳細な例と，奇妙で独特な反応の5つのカテゴリーと11のサブカテゴリーの評点づけの方法については，Harrow and Quinlan (1985) に記述した。これらのカテゴリーは排他的なものではなく，多くの反応は複数のカテゴリーにスコアされる。特に，思考形態における問題と思考内容における問題はしばしば分かち難いものだからである。

奇妙で独特な思考の5つのカテゴリー
Ⅰ．言語の形態と構造。
ここでは反応における言語の形態に注目する。この領域で取り扱われるのは，単語の用い方や文法的形態，単語や句の間のつながりが歪められているために，被検者の陳述が理解し難いというような問題である。個々の言葉遣い，反応の言語的構造の奇妙さや，明確な意味の伝達を妨げるようなコミュニケーションのギャップが問題とされる。

Ⅱ．話の内容：表現された思考
ここで最も考慮しなければならないのは，反応に現れた思考である。このカテゴリーで評価されるのは，独特な論理づけ，非社会的態度，解体したないし混乱した考えといった，反応での異常である。被検者の思考や態度について，常識的な態度，論理的思考，説得力のある説明という観点から評価する。

Ⅲ．混合傾向
このカテゴリーでは，弛緩した連想や個人的関心に話題が移るために反応がわからないものへとそれるか否かという点に焦点をあてる。このカテゴリーでは次の2点が重要である：(1) 被検者の過去や現在の経験からの個人的な話題が反応に混入する，(2) 話題，考えについて極端に詳しく述べたてるために，反応の枠組みに収まりきらず，不自然に見える，という2点である。従って，ここで問題となるのは，反応の一部分に，奇妙で独特な個人的連想や接線的思考が話されているかどうかという点である。

Ⅳ．問題と反応の関係
ここで評価の対象とされるのは，被検者の考えを問題とどう関係づけるかということである。被検者が諺を解釈したり問題に答えたりする課題に取り組むことができるか？被検者が，個人的な，自閉的な連想や考えに，不適切に気をとられたり，あるいはすっかり没頭してしまっていないか？といったことが評価される。

Ⅴ．行動
動作，感情，言葉遣いなど，検査場面の行動について，一般常識と照らし合わせて評価する。被検者の行動が，表情が極端であるとか，行動が検査場面から逸脱していないかを問題にする。

奇妙で独特な思考の段階的評価

　これらのカテゴリーの評点づけは，以下に記載した基準に従って行う。反応が関連するカテゴリー基準にどのくらいあてはまるかを評価し，0，0.5，1，3点を各々のカテゴリーにスコアする。

　カテゴリーおよびサブカテゴリーの評点づけにあたっては，以下が役立つ：

　●被検者がどのように考えを表現するかを考察する。反応の構造が貧困でないか，反応を構成する要素があいまいでないか，独特な用語のためにあいまいになっていないか？被検者の言葉の選択はどうか？言葉の使い方が普通でなかったり，不自然な，衒学的，形式的な言語表現がされていないか？被検者が筋道の通ったふうに考えを伝えているか，それとも説明されないギャップや指示語などの参照が不明であるなどのために理解し難くなっていないか？もしあてはまるものがあれば，サブカテゴリーの定義に従って反応を評価し，対応する思考障害の程度をカテゴリーIにスコアする。

　●次に，表現された思考について考察する。被検者の陳述は意味をなしているか？もし反応が全く意味をなさないなら，カテゴリーIIに3点をスコアする。論理が論理規則や社会的通念から逸脱していないか？陳述に奇妙な意味が含まれていたり，奇妙なところがないか？もしあてはまるならば，その程度を評価し，カテゴリーIIおよびあてはまるサブカテゴリーに適当な評点をスコアする。

　●次に反応に含まれる混合を評価する。反応の最初から個人的な話題を混合することがある。また，最初は順調であっても（反応の始まりが部分的にまたは全て正しい），被検者の反応が接線的な話題や無関連な話題に移ったりしないか？反応が個人的な話題を混合しているようではないか？もしあてはまれば，こうした余計な話題によって陳述が奇妙に見えるようになっている程度を評価し，カテゴリーIIIとあてはまるサブカテゴリーにスコアする。

　●反応と問題や諺との関係を考察する。反応内容は（少なくとも最初は）問題と関連しているか（正しいか誤りか，具体的か抽象的かとか，他の奇妙な点はさておき）？問題や諺の語や概念と，被検者の陳述の間に関連が認められるか？反応と問題や諺との距離を反映する評点をカテゴリーIVにスコアする。

　●最後に，検査場面での被検者の動作，感情，言葉遣いが，一般常識から逸脱していないかを考察する。もし逸脱していれば，その程度を評価し，0，0.5，1，3点をカテゴリーVにスコアする。

　これらの5つのカテゴリーの評点をそれぞれスコアシートに記録する。上記の5つのカテゴリーの評点づけは，基本的に次に記載する言語および思考の障害の11のサブカテゴリーに基づく。これらの指標は，奇妙な思考の5つのカテゴリーの記述についての行動上の基盤を評価者が知っておくために有用であることが示されている。さらにサブカテゴリーのいくつかは，奇妙で独特な思考の特異的なメカニズムと関連すると考えられる。奇妙で独特な反応のあるものは，混乱と解体，中立的なことを考える際に個人的な関心を混合する傾向，論理的思考の障害，問題の全体でなく一部に注意が向けられる，などといった特徴に影響されているか，ある

いは一部がこれらの特徴の結果であると考えられる。しかし，これらの奇妙で独特な思考の11のサブカテゴリーは重要であるといっても，これらによって，奇妙な行動と思考として考えられる全てのタイプや，それを観察する全ての観点が網羅されるわけではない。反応が奇異または奇妙に見える場合は様々であり，反応が社会通念から独特に片寄る場合も様々なのである。

カテゴリーⅠ：言語の形態と構造
1．奇異な言語
　a．普通でない特別な方法で使用された1つの単語（知的，文化的欠損に基づくものでないことを，評価者が十分判断すること）
　b．文の構造，考えの表現における軽度または中等度の認知的逸脱，または新語の作成（新語は正しい語に形態が似ている）
　c．造語新作（個人的な意味を持った新語）。真の造語新作（個人的な意味を持つ）は非常に稀で，重度に独特であることを反映して3点をスコアする。
　d．不自然，衒学的，形式的な話，テスト場面の会話として不適当なもの。
2．通じ合いの欠如
　a．陳述に明確さがない反応
　b．コミュニケーションにおける小さなギャップ，説明されない語や，指示語の参照が不明確なもの
　c．コミュニケーションにおけるより大きなギャップ，説明されない句。概念や考えが通じなかったり説明されなかったりするような，個人的言語の要素が，明らかに認められる。
　d．反応内の連続した単語，句，文章の間の解体した貧困な関連。

カテゴリーⅡ：話の内容
3．一貫しているが奇妙な概念を含む反応。
4．社会的習慣から逸脱した反応
5．特殊あるいは独特な論理。
　a．人間，出来事，環境に関する，一般常識からみて不正確で非論理的な反応。
　b．述語論理のような論理形式に従わない反応。
　c．自己矛盾した反応，混乱した論理による反応。
　d．奇妙で自閉的な論理による反応。
6．混乱し解体した反応
　a．はっきりした意味をなさない単語の配列
　b．文法的には正確だが論理的ではない文章

カテゴリーⅢ：混合
7．行き過ぎ反応。
　a．部分的にあるいは全体的に正確な反応の中で無関係な話題にそれる。

b．過度に詳しすぎて，本来の問題がほとんど見失われる。
8．反応の中に個人的関心や連想が混合すること。

カテゴリーIV：質問と反応との関係
9．全体より部分にこだわること：被検者の反応が，単語や句からの連想やその解釈となっていて，質問全体に基づいておらず，しかも反応が奇妙で独特に見える。
10．被検者の言葉と質問の関係の欠如－まるで違う質問がなされているように見えること。

カテゴリーV：行動
11．奇妙な行動－動作および感情表出を含む

　上述した大カテゴリー，サブカテゴリーのリストによって反応を評点づけする際には，評価者はまず被検者の反応を分析し，11のサブカテゴリーのそれぞれに従って評点づけする。次に5つの大カテゴリーに評点づけする。1つの反応で1つの奇妙で独特な思考のサブカテゴリーに評点づけされても（例；通じ合いの欠如），同じ反応について同時に他のサブカテゴリーに評点づけしてはいけないというわけではない（例；混合や行き過ぎ反応）。
　各カテゴリーは，言語行動が普通でないとか奇異であるように見える背景となっているさまざまな特徴が明らかとなるように構成されている。しかし，時には，あるカテゴリーにあてはまると考えられるのに（例；言語的形式あるいは反応の述べ方におかしな点が見られる），その独特さが特定のサブカテゴリーや行動指標にあてはまらないことがある。このような場合には，奇妙で独特な思考のカテゴリー評点は行ってよいが，個々の行動記述（サブカテゴリー）は空欄にしておく。
　ここで挙げたカテゴリーとそれを構成するサブカテゴリーは，独特な思考と言語について考えられる側面をくまなくカバーするものではない。反応の総合評点は奇妙さ独特さの総合的な指標であり，カテゴリーとサブカテゴリーはこうした言語行動の各要素の指標である。ある反応が総合評点にはスコアされるが，ここのカテゴリーやサブカテゴリーにはきちんとあてはまらないという場合には，カテゴリーとサブカテゴリーは0点とスコアすることになる。

　一方，5つのカテゴリーのどれかに1点とスコアした場合，反応全体または反応の一部は明らかに奇妙であったり独特であるわけなので，総合評点は当然少なくとも1点とスコアされる。総合評点は少なくとも各カテゴリーの評点と同等であるが，カテゴリー評点の合計は総合評点よりも高いことがあり，実際そういうことが多い。（1つの反応の総合評点は0，0.5，1，3点であり，カテゴリー評点の合計ではないことに注意する）。
　先に述べたように，多くの反応は複数のカテゴリー，サブカテゴリーにスコアされる。例えば，入院分裂病患者では，奇妙で独特な言語と思考としてスコアされた反応のうち，約50％は1つのサブカテゴリーに，30％は2つのサブカテゴリーに，20％は3つ以上のサブカテゴリーにスコアされた。しかしこの比率は母集団によって異なると思われる。

結論

本稿では2つの言語性検査を用いた陽性思考障害の評価方法をまとめた。ここでは，奇妙で独特な思考および陽性思考障害についての我々の考えの一部と，評価システムの信頼性および妥当性を述べた。ここで我々の評価システムの要点は伝えたが，奇妙で独特な思考のカテゴリーのより完全で詳細な評点づけの手順，および他の実例については，Harrow and Quinlan (1985) に提示した。

付録：スコアされたプロトコル

1．精神一到何事か成らざらん（原文：意志あるところ道あり）
　運命は常に正しい。

2．ローマは1日にして成らず
　兄に尋ねるべきです。兄は建築家なんです。コーランでは，私の兄弟はモーゼです，ですからその質問には兄弟が答えるのが一番です。私は今聖書の中のローマ人を研究しています。ローマ人の人生に対する精神的態度を研究しています。今，学校にいっています－モザンビーク大学です。私は心を通して学んでいます。（注：被検者は外国の大学に行ったことがない）

3．鬼のいぬ間に洗濯（原文：ネコがいなくなるとネズミが遊ぶ）
　監督ということをいっているのです－子供たちは親がいないと乱暴になったりわがままになります。監督がいなければ行動は誤ったものになります。

4．吠える犬は嚙みつかぬ
　威嚇です。（問）吠える犬は相手を威嚇しようとしているのです。

5．本木にまさる末木なし（原文：流れはその源よりも高くならない）
　水は丘を登らない。

6．川の中で鞍がえするな
　否定です，水の上のピラミッドです。外の人は私の意見には反対です。

7．転石苔むさず（原文：使う鍵は光っている）
　これが前頭の知識ではどういう意味か知りませんが，側頭の知識でも知りません。

8．地獄の沙汰も金次第（原文：金は天国以外のどんな門でも通る）
　天国には黄金の門があるのです。天国を買うことはできないのです。

9．1羽の燕は夏を告げず
　忍耐の教え。

10．女房は一家の大黒柱
　女房は家内安全の象徴なのです。閉ざされた扉の影のリーダーなのです。

11．賢者は金を使い愚者は金に使われる
　それは真実です。（諺を繰り返す）ヨガをして座っているのと旅をすること，服を着て乗り物に乗ること，の違いです。（問）超自然的な音です。

12．豚に真珠
　豚は地面や土を食べようとするだけで，真珠を食べようとはしません，真珠は永遠の典型なのです。

被検者ID：　　　　　　　　　　　　　　　　　評価者
　　　　　　　　　　　　　　　　　　　　　　課題（○をつける）
　　　　　　　　　　　　　　　　　　　　　　諺（形式①，II，III）
　　　　　　　　　　　　　　　　　　　　　　一般理解

奇妙で独特な反応のスコアシート

問題番号	総合評点	I.言語の形態と構造			II.話の内容，表現された思考				
		言葉の奇妙な形態または使用法	通じ合いの欠如	最終評点	まとまっているが馬鹿げた思考	社会習慣からの逸脱	奇妙または独特な推理	混乱した思考	最終評点
諺/一般理解		1	2		3	4	5	6	
1	1		1	1	1				
2	3								
3　3	0								
4　4	0								
5　5	0								
6　6	3		3	3					
7　7	3	3		3				3	3
8　8	0								
9　9	0.5		0.5	0.5					
10　10	0								
11　11	3	1	0.5	1	3				3
12　12	1				1				1
13									
14									
総計点	14.5	4.0	5.0	8.5	5.0	0	0	3.0	8.0
1,3点の合計	14	4	4	8	5	0	0	3	8
0点の数	05	10	8	7	9	12	12	11	8
0.5点の数	01	0	2	1	0	0	0	0	0
1点の数	02	1	1	2	2	0	0	0	2
3点の数	04	1	1	2	1	0	0	1	2

実施日
評価日

III. 混合傾向			IV. 問題と反応の関係			V. 行動
ゆきすぎ反応	混合した反応	最終評点	注意が問題の一部に向かう	問題と反応の関連の欠如	最終評点	最終評点
7	8		9	10		11
				1	1	
3	3	3	1		1	
				3	3	
				3	3	
3.0	3.0	3.0	1.0	7.0	8.0	0
3	3	3	1	7	8	0
11	11	11	11	9	8	12
0	0	0	0	0	0	0
0	0	0	1	1	2	0
1	1	1	0	2	2	0

ハーロウ・マレンゴ思考障害スケール ——日本語版の信頼性検討——

要約

　思考障害の客観的評価は方法的に困難があり，簡便で有用性の高い評価法はあまり知られていなかった。今回われわれは，ハーロウらが作成した奇妙で独特な思考の評価法をハーロウ・マレンゴ思考障害スケールとして日本語化し，その信頼性を検討した。ハーロウ・マレンゴ思考障害スケールは12の諺の意味を尋ねる諺テストとWAIS一般理解テストの回答にみられる陽性の思考障害を5つのカテゴリーと11のサブカテゴリーに分類し，数量的評価を与えるもので，簡便に施行でき，分析に長時間を要さないという利点がある。信頼性検討として10例の分裂病患者に諺テスト，WAIS一般理解テストを施行した。そのデータを6人の評価者が採点し，評価者間一致度を求めた。その結果，評価の下位項目ごとの一致率にはばらつきがみられたが，評価システム全体の得点である総合総計点ではANOVA ICC＝0.5と十分な一致度が得られ，思考障害の評価法として本スケールは信頼性を有することが確認された。

1．はじめに

　著者らはハーロウ・マレンゴ思考障害スケールの，マニュアルを日本語訳するとともに，テストに用いるゴーハム諺テストを，意味の類似した日本の諺におきかえ，ハーロウ・マレンゴ思考障害スケール日本語版を作成した。ここでは，その信頼性の検討として，評価者間一致度を測定した。

2．評価法のトレーニング

　ハーロウ・マレンゴ思考障害スケールの信頼性を高めるために，評価者6人で実際に評点づけし，評価を一致させるトレーニングを行なった。6人の評価者の内訳は評価者A（医師，経験19年），評価者B（医師，経験6年），評価者C（医師，経験7年），評価者D（医師，経験6年），評価者E（臨床心理士，経験4年），評価者F（臨床心理士，経験4年）である。評価トレーニングには，ハーロウらがトレーニング用に用意している10例の練習問題，50例の健常人データ，25例の精神分裂病患者のデータの合計85例のサンプルを用いた。
　信頼性検討にあたり再検査法による同一の患者での得点の安定度を調べる必要性も考えられたが，時間をあけることで患者の状態像も変化すると予測されたため，再検査法は行なわず，評価者間の一致性の吟味をもって本スケールの信頼性検討とすることとした。

――――――――――――――――――――――――――――――――――――
（＊脚注）この論文は杉浦らが季刊精神科診断学 6：333-344，1995 に発表したものに加筆訂正したものである。

3. 対象と方法

　信頼性検討の対象としたのは，入院中の男性精神分裂病患者10例で，日常の診察のなかで比較的に思考障害が顕著であると思われる患者を選択した。年齢は19～49歳，平均34.7歳。DSM-III-Rでの病型は解体型4例，妄想型3例，残遺型3例であった。ゴーハム諺テストとWAIS一般理解サブテストを施行し，回答の録音テープをもとに逐語記録を作成した。この10例のゴーハム諺テスト，WAIS一般理解サブテストのデータを6人の評価者が個別に評点づけし，その評価の信頼性を調べた。精神分裂病患者10例のデータのうちの諺テストは形式Ｉが2例，形式IIが2例，形式IIIが6例であった。

　ここで問題となるのは，逐語記録からは言葉の抑揚や検査場面での態度を，テストを実際に実施した者と同様な程度に正確に評価するのは無理があるように思われる点であった。このような理由から，動作，感情，言葉遣いなどが検査場面にふさわしいかを評価するカテゴリーVは今回の信頼性検討からはずすことにした。

　信頼性の指標としては，一元配置分散分析による級内相関係数（ANOVA intraclass correlation coefficient：ANOVA ICC）を総合評点の合計とカテゴリーVをのぞくカテゴリー評点の合計について計算した。

　このANOVA ICCは被検者間の分散の評価者間分散に対する比をとったもので，患者番号を独立変数，各評価者がつけた得点を従属変数として一元配置分散分析を行なった場合の級間平均平方をMSB，級内平均平方をMSW，評価者数をRとすると，以下の式であらわされる。

ANOVA ICC＝$(MSB-MSW)/\{MSB+(R-1)MSW\}$

　また，ハーロウらに従い，同様な得点について，各評価者間の相関係数（ピアソン）も算出した。

4. 結　果

　信頼性の指標の数値を示す前に，**表21　各評価者の粗点**に6人の評価者の粗点を示してある。諺総計点とは，ゴーハム諺テストに含まれる各12問の総合評点をすべて合計した点数であり，WAIS総計点も同様に，WAIS一般理解サブテスト各12問の総合評点の合計である。さらに，総合総計点とは，WAIS総計点と諺総計点を合計したものである。つまり，総合総計点が被検者に与えられる思考障害の全体的評価となる。

　カテゴリーについても総合総計点と同様に，諺，WAISの各テストにつき，それぞれの問題のカテゴリーの値を合計したものを示した。

　表22にはANOVA ICCの数値を示してある。ANOVA ICCの信頼性に関して一般的には，値が0～0.39の範囲にあるときは「相関性に乏しい（poor）」，0.40～0.59の時は「中位の相

表 21　各評価者の粗点

カテゴリー I

評価者	A	B	C	D	E	F
被検者1	3.5	2	3	5	2	4
被検者2	0	1	0.5	5	0.5	1
被検者3	1.5	3	1.5	4.5	1.5	5
被検者4	0	2.5	1	0.5	0	1
被検者5	0.5	6	3.5	2	2	3
被検者6	0	3.5	0	0.5	0.5	1
被検者7	1.5	6.5	3	2	2.5	5
被検者8	1	2.5	0.5	1.5	1	1.5
被検者9	0.5	3	1.5	0.5	4	2.5
被検者10	0.5	0.5	1.5	0.5	5	0.5

カテゴリー II

評価者	A	B	C	D	E	F
被検者1	3	9	2.5	6.5	2	1.5
被検者2	2	2	0	2.5	0.5	0
被検者3	1.5	4	1.5	3.5	1.5	2.5
被検者4	0.5	5	1.5	3.5	0.5	0
被検者5	1.5	5	0.5	8.5	1.5	2.5
被検者6	0.5	1	0	3.5	0	1
被検者7	2.5	3.5	2	6	2	1.5
被検者8	1	4	2	4.5	4.5	1
被検者9	0.5	3.5	1	6.5	2	1
被検者10	2	5	1	0.5	1.5	1.5

カテゴリー III

評価者	A	B	C	D	E	F
被検者1	1	7	0.5	1	0.5	0
被検者2	1	1.5	0	2	0.5	0
被検者3	9	6	4.5	10	5.5	6.5
被検者4	0	0	0	0.5	0	0
被検者5	0.5	1	0.5	1.5	1.5	0
被検者6	0	0	0	0.5	0	0
被検者7	0	0	0	1	0	0
被検者8	0.5	3.5	0.5	1	0.5	0.5
被検者9	0	1.5	0	2.5	0	0
被検者10	7.5	8.5	6	3	7	3.5

カテゴリー IV

評価者	A	B	C	D	E	F
被検者1	0	0	3	5	2	0.5
被検者2	0	0.5	0	0	0	0
被検者3	9	3	6	10.5	4	7
被検者4	0	0	0	1.5	1	0.5
被検者5	0	0	0	0	0.5	0
被検者6	0	0	0	0.5	0	0
被検者7	0	2	0	3.5	1.5	0
被検者8	0	0	0	2	3	1
被検者9	0	0	0	0.5	2	0.5
被検者10	3.5	0	1	0.5	1	0

関がある (fair)」，0.60〜0.74 の時「かなり相関がある (good)」，0.75〜1.00 の時「非常に高い相関がある (excellent)」と解釈されている (Cicchetti ら，1981)。

　まず，総合総計点，諺総計点，WAIS 総計点の ANOVA ICC での一致度はそれぞれ，0.5，0.44，0.49 と中位の相関が認められた。また，カテゴリーごとにみるとカテゴリー III が 0.74 (WAIS 0.75，諺 0.59)，カテゴリー IV が 0.65 (WAIS 0.60，諺 0.45) とかなりの一致度を示している。しかしカテゴリー I は 0.2 (WAIS 0.12，諺 0.31)，カテゴリー II は 0.06 (WAIS 0.08，諺 0.16) と低い値を示した。表 23 には各評価者間の相関係数を示したが，ここでも ANOVA ICC と同様な傾向を示している。総合総計点では 0.57〜0.95 (中央値 0.82) と高い相関を示しており，WAIS 総計点，諺総計点でも中央値が，0.71，0.75 と各評価者間の一致度は高い。カテゴリーごとにみると，カテゴリー III，IV が 0.46〜0.99，0.55〜0.92 と高い相関があるのに対し，カテゴリー I，II は，−0.27〜0.69，−0.08〜0.70 と相関が低い結果であった。

表22 評価者間の一致度（ANOVA ICC）

総合総計点	0.503
WAIS総計点	0.440
諺総計点	0.493

	合計	WAIS	諺
カテゴリーI	0.204	0.117	0.308
カテゴリーII	0.056	0.084	0.161
カテゴリーIII	0.740	0.754	0.590
カテゴリーIV	0.649	0.602	0.445

表23 評価者間の一致度（ピアソン相関係数）

	範囲	中央値
総合総計点	0.947〜0.574	0.823
WAIS総計点	0.925〜0.585	0.708
諺総計点	0.894〜0.635	0.746
カテゴリーI	0.687〜−0.265	0.384
カテゴリーII	0.704〜−0.078	0.287
カテゴリーIII	0.989〜0.464	0.840
カテゴリーIV	0.923〜0.545	0.769

5．考　察

　思考障害の全体的評価である，総合総計点，WAIS総計点，諺総計点については，ANOVA ICC，相関係数ともに相関ありとの結果であり，評価者間の一致率はシステム全体では高い傾向にある。ハーロウら自身の信頼性検討では，総計点に対する2人の評価者間の信頼性は，4組の評価において，$r=0.93, 0.88, 0.67, 0.91$であったと報告されている。われわれの結果はハーロウらのものと比較しても，遜色のない結果であり，奇妙で独特な思考の総合的評価である総合総計点については，実際の使用に耐える信頼性が得られたと考えてよいだろう。

　ハーロウらの信頼性検討のカテゴリーごとの一致度は以下のように報告されている。

　カテゴリーI（言語の形態と使用法）
　　$r=0.82〜0.99$
　カテゴリーII（話の内容，表現された思考）
　　$r=0.84〜0.99$
　カテゴリーIII（混合傾向）
　　$r=0.75〜0.85$
　カテゴリーIV（問題と反応の関係）
　　$r=0.73〜0.99$

　ハーロウらはカテゴリーI〜IVまで一様に高い一致度を報告しているが，われわれのカテゴリーごとの一致度をみると，かなりのばらつきがみられている。カテゴリーIII，IVに関しては高い一致性がみられ，ハーロウらの結果と比較しても遜色のない信頼性が得られたが，カテゴリーI，IIに関しては，評価法のトレーニングを行なっても良好な一致度が得られなかった。

　これは，カテゴリーIII，IVの定義が比較的明確で共通の理解を得やすいものであるのに対し，カテゴリーI，IIは評価者個人の経験や価値観に影響されやすいためとも考えることがで

きる。
　例えば，カテゴリーI（言語の形態と使用法）に含まれるサブカテゴリーIIの「通じ合いの欠如」は，曖昧な表現により伝達内容が理解困難になっていないかどうかを評価するものであるが，通じ合う，通じ合わないというのは基準を明確にするのが困難であるところがある。特に，日本語は英語に比べ，表現自体が曖昧であり，それを許容する範囲も広いという特徴が，一致度を下げる要因となったと考えられる。(Keene 1969)
　また，特に一致率の低かったカテゴリーII（話の内容，表現された思考）のなかのサブカテゴリー3「まとまっているが，馬鹿げた思考」では，答にみられる内容が常識的傾向よりいかにズレているかを評価し，サブカテゴリー4「社会習慣からの逸脱」では，一般社会習慣からどれだけかけ離れているかを問題とする。このような判断は評価者それぞれの価値観によって左右されやすく，共通の基準が得られにくい。
　このようなことから，特に思考の内容的側面や伝達そのものが曖昧かどうかといった点については，個人の主観的評価が介入しやすく，トレーニングを行なっても一致が困難であった。ANOVA ICCの値に比べて，2者間のピアソン相関係数の値がやや高い値を示していることからは，評価者間で重症度の評価についてのばらつきがあったと予想される。
　カテゴリーI，IIについては，理解しやすい具体例をあげるなど，定義を明確にしていくとともに，重篤さの程度の評価基準をより了解しやすいものに調整していく必要があると思われる。実際ハーロウは各国版のハーロウ・マレンゴ思考障害スケールの作成にあたっては，その国の文化背景にあわせて微調整するのが望ましいと述べている（ハーロウ私信）。
　今回のわれわれの試みは6人の評価者による信頼性検討であるが，ハーロウら自身による信頼性の検討でも，また，最近の思考障害評価スケールの信頼性検討の研究でも，評価者は2人であり（Andreasenら 1979；Johnstonら 1979），2者間での一致性指標を根拠に信頼性を論じている。その意味ではわれわれの研究は，多人数の評価者間で思考障害尺度の信頼性検討を本格的に行なった稀少な試みであるといえる。今回の結果では，奇妙で独特な思考の総合的評価である総合総計点では，多人数の評価者間で評価がよく一致しており，実際の使用に耐えうる信頼性が得られている。また，今回はカテゴリーVを信頼性検討からはずしているが，検査場面をビデオに記録するなどの方法を用いていれば全体的な一致度はさらに高まっていたとも予想される。
　ハーロウらは，総合評点が奇妙で独特な思考の最も正確な評点であると述べている。今回テストの各問題の総合評点の合計である総合総計点に一致が得られたということは，ハーロウ・マレンゴ思考障害スケール日本語版が，少なくとも，陽性の思考障害を評価するうえでの信頼性を有していると考えてよいだろう。
　今回，生物学的その他のさまざまな指標を用いて，精神分裂病の病態研究が盛んに行なわれているが，そうした研究においては臨床像のとらえ方も客観性が要求される。思考障害は，精神分裂病の症状のうちで，重要さが認められているにもかかわらず，簡便な定量的評価法が開発されていなかった。このような現状では，施行しやすく，信頼性を有する評価尺度を作ることが，強く要請されていた。ハーロウ・マレンゴ思考障害スケール日本語版は，こうした要請に十分応えられるものと考える。

精神分裂病患者の思考障害に対するハーロウ・マレンゴ思考障害スケール（日本語版）の有用性の検討

要約

　ハーロウ・マレンゴ思考障害スケールは，12の諺からなるゴーハム諺テストとWAISの一般理解サブテストの言語的検査を用いて，被験者の奇妙で独特な思考を評価する方法である。われわれはすでに，その日本語版を作成し，信頼性の検討を行い，比較的良好な評価者間一致度が得られている。今回，われわれはハーロウ・マレンゴ思考障害スケール日本語版を用いて，精神分裂病患者の思考障害を定量的に評価することを試みた。精神分裂病患者37名と健常対照群65名を用いて，比較検討を行ったところ，ほとんどすべての項目で患者群で有意に高得点が認められた。また，病型間の比較では，解体型で最も高得点を示し，臨床症状の重症度，教育年数などともいくつかのカテゴリーで有意な相関が得られ，これまでの報告と一致した結果が得られた。すなわち，精神分裂病における状態依存性の思考障害を評価するうえで有用であることが示唆された。

はじめに

　ハーロウ・マレンゴ思考障害スケールは，主として精神分裂病の思考障害を測定する目的で作られた尺度である。著者らは，ハーロウ・マレンゴ思考障害スケールの日本語版を作成した。このスケールの有用性を検討するため，用いて精神分裂病患者と健常者の思考障害を測定し，疾患および精神症状との関連を調べた。

I．対象と方法

1．対　象

　対象は，外来通院もしくは入院中で，DSM-III-Rにて精神分裂病と診断された患者群37名，および精神疾患の既往のない健常対照群65名である。分裂病群の年齢は16～56歳（平均34.1歳），男性は29名，女性は8名であった。DSM-III-Rの亜型分類では，妄想型8名，解体型12名，残遺型15名，分類不能型2名であった。重症度は簡易精神症状評価尺度（BPRS）得点の平均値が27.3（±19.21）であり，平均罹病期間が10.6（±9.29）年，平均

（＊脚注）本論文は齋藤らが臨床精神医学 26：1443-1451，1997 に発表したものの一部である。

教育年数は 12.3（±2.62）年であった。健常対照群の年齢は 17〜59 歳（平均 36.4 歳），男性は 29 名，女性は 36 名であった。また平均教育年数は 13.4（±2.62）年であった。

2．方　　法

1）ハーロウ・マレンゴ思考障害スケールの概略

ハーロウらは思考障害を奇妙で独特な言語と行動としてとらえ，以下のように定義している。

① その個人に独特である。
② 通常の社会規範から逸脱している。
③ 理解困難，または共感困難である。
④ 混乱し矛盾を含んだり非論理的である。
⑤ 唐突で予期されぬ判断に基く反応がみられる。
⑥ 当面の課題との関係では，一般的に不適切ないし解決に役立たないものである。

すなわち，ハーロウのいう奇妙で独特な言語と行動とは，陽性症状に含まれる思考障害（陽性思考障害）を指しており，思考内容の貧困（陰性思考障害）などは評価の対象とならない。

ハーロウ・マレンゴ思考障害評価スケールは，ゴーハム諺テスト，WAIS 一般理解サブテストの各問について得られた回答をもとに，奇妙で独特な思考の重篤さについての全体的評価である総合評点，評点基準が定義されている 5 つのカテゴリー，11 のサブカテゴリーに評点づけをする（表24）。カテゴリー評点は，そのカテゴリーに含まれるサブカテゴリー評点の最高のものと同等かそれ以上の評点がつけられる。

2）施行方法

各被検者にゴーハム諺テスト，WAIS 一般理解サブテストを施行した。回答の録音テープをもとに逐語記録を作成し，各問について評点基準に従って 7 名の評価者の協議によって，総合評点，カテゴリー評点，サブカテゴリー評点を求めた。逐語記録から言葉の抑揚や検査場面での態度を評価するのは困難であったため，カテゴリーⅤは今回の検討からはずすことにした。本研究では，ゴーハム諺テストに含まれる各 12 問の総合評点の合計点（諺総計点），WAIS 一般理解サブテスト各 12 問の総合評点の合計点（WAIS 総計点），両者の合計点（総合総計点），および同様に各カテゴリーについても各問の評点を合計した値（諺カテゴリー総計点，WAIS カテゴリー総計点，総合カテゴリー総計点）を解析の対象とし（表23），下記項目について検討を試みた。

① ハーロウ・マレンゴ思考障害スケールで得られた各総計点についての群間比較。
② 分裂病群において，ハーロウ・マレンゴ思考障害スケールの各総計点と背景因子（年齢，BPRS 得点，罹病期間，教育年数）の関連性。
③ 分裂病群において，ハーロウ・マレンゴ思考障害スケールの各総計点についての病型による差異。

表24 各カテゴリーの内容と各評点の名称

問題番号			1	2	～	10	合計
総合評点			a 1	a 2	～	a 10	ΣA
I. 言語の形態と構造	言語の奇妙な形態使用法	SUB 1			～		
	通じ合いの欠如	SUB 2			～		
	最終評点		b 1	b 2	～	b 10	ΣB
II. 話の内容,表現された思考	まとまっているがばかげた思考	SUB 3			～		
	社会習慣からの逸脱	SUB 4			～		
	奇妙または独特な推理	SUB 5			～		
	混乱した思考	SUB 6			～		
	最終評点		c 1	c 2	～	c 10	ΣC
III. 混合傾向	ゆきすぎ反応	SUB 7			～		
	混合した反応	SUB 8			～		
	最終評点		d 1	d 2	～	d 10	ΣD
IV. 問題と反応の関係	注意が問題の一部に向かう	SUB 9			～		
	問題と反応の関連の欠如	SUB 10			～		
	最終評点		e 1	e 2	～	e 10	ΣE
V. 行動	最終評点	SUB 11	f 1	f 2	～	f 10	ΣF

注：諺テスト，WAIS一般理解テストについてそれぞれ上記カテゴリーについて評点づけを行う。例えば，WAIS（諺）について評点づけを行った場合，ΣA－WAIS（諺）総計点，ΣB－WAIS（諺）カテゴリーI総計点，以下同様に各カテゴリーの総計点が算出される（今回はカテゴリーVは除く）。各カテゴリー総計点の総和がWAIS（諺）カテゴリー総計点である。また，WAIS，諺総計点の和が総合総計点，WAIS，諺カテゴリー総計点の和が総合カテゴリー総計点，また，WAISカテゴリー（I～IV）総計点と諺カテゴリー（I～IV）総計点の和をそれぞれ総合カテゴリー（I～IV）総計点とした。

II. 結　果

1. 分裂病群と健常群の比較

1）背景因子

年齢，教育年数について一元配置分散分析を用いて両群間で比較したところ，教育年数に有意な群の主効果が認められた（$F=5.67$, $p<0.05$）。すなわち，健常群は分裂病群に比して有意に教育年数が長かった。

2）総合評点

分裂病群と健常群のWAIS総計点，諺総計点，総合総計点の平均値をそれぞれ比較したも

表25 WAIS総計点，諺総計点，総合総計点の群間比較

	WAIS総計点**	諺総計点**	総合総計点**
分裂病群（N=37）	1.93±3.11	2.24±3.63	4.18±6.40
健常者群（N=65）	0.08±0.23	0.15±0.58	0.23±0.72

平均±標準偏差
**p＜0.01

のを表25に示した。いずれについても両群間に有意差が認められた（ウィルコクソン順位和検定）。

3）カテゴリー評点（図27）

WAISカテゴリー総計点，諺カテゴリー総計点および総合カテゴリー総計点を従属変数，カテゴリーを個人内要因，群を個人間要因として反復測定分散分析を施行したところ，各カテゴリー総計点について有意な群の主効果が認められた（WAIS；$F=12.49$, $p<0.01$：諺；$F=19.09$, $p<0.01$：総合 $F=12.27$, $p<0.01$）。各カテゴリーごとにみると，諺テストのカテゴリーⅢを除いてすべてのカテゴリー総計点に有意な群間差が認められた（ウィルコクソン順位和検定）。さらに，WAISカテゴリー総計点については有意なカテゴリーの主効果（$F=3.062$, $P<0.05$），カテゴリーと群の交互作用（$F=4.248$, $P<0.01$）が認められた。そこで，各群ごとにカテゴリー間の得点の比較を行ったところ，分裂病群でカテゴリーⅠとⅣの間と，カテゴリーⅡとⅣの間に有意差が認められたが，健常群では各カテゴリー間に有意差は認められなかった（対応のあるt検定）。

2．分裂病群における各総計点と背景因子との関連（表26）

分裂病群において，各総計点と年齢，BPRS得点，罹病期間，教育年数との相関値を求めた（スピアマンの順位相関）。

年齢については各総計点との間に有意な相関は認められなかった。

BPRS得点と有意な正の相関が認められたものは，WAISカテゴリーⅡ総計点，WAIS総計点，総合カテゴリーⅡ総計点，総合総計点であった。

罹病期間と有意な正の相関が認められたものは，WAISカテゴリーⅠ，Ⅲ，Ⅳの各総計点，WAIS総計点，諺カテゴリーⅢ総計点，総合カテゴリーⅢ総計点，総合総計点であった。

教育年数と有意な負の相関が認められたものは，WAISカテゴリーⅣ，WAIS総計点，総合総計点であった。

まとめると，ハーロウ・マレンゴ思考障害スケールの評点は，重症度，罹病期間，教育年数と関連を有し，特に諺テストに比してWAIS一般理解サブテストの評点に多くの有意な相関が認められた。

WAIS カテゴリー総計点

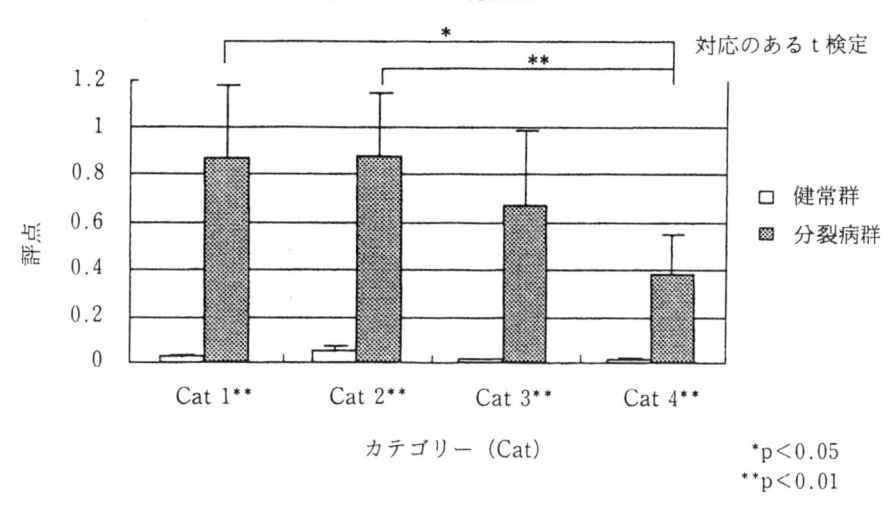

諺テスト・カテゴリー総計点

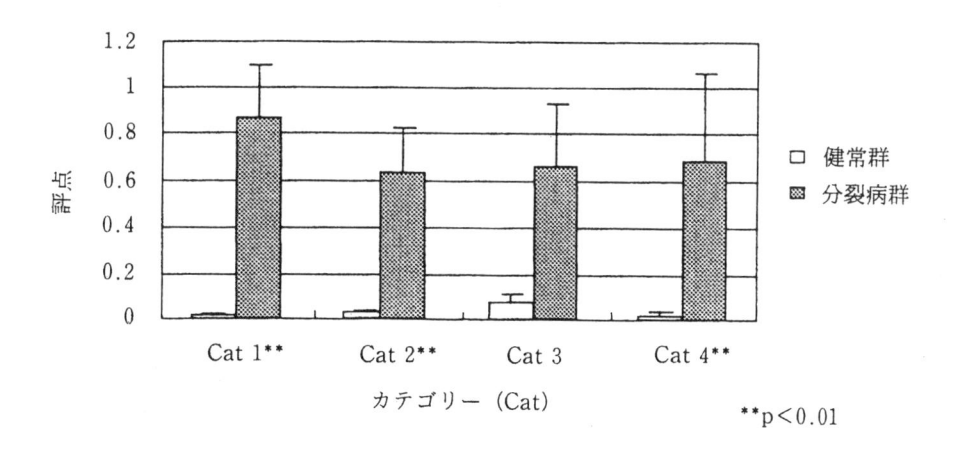

総合カテゴリー総計点

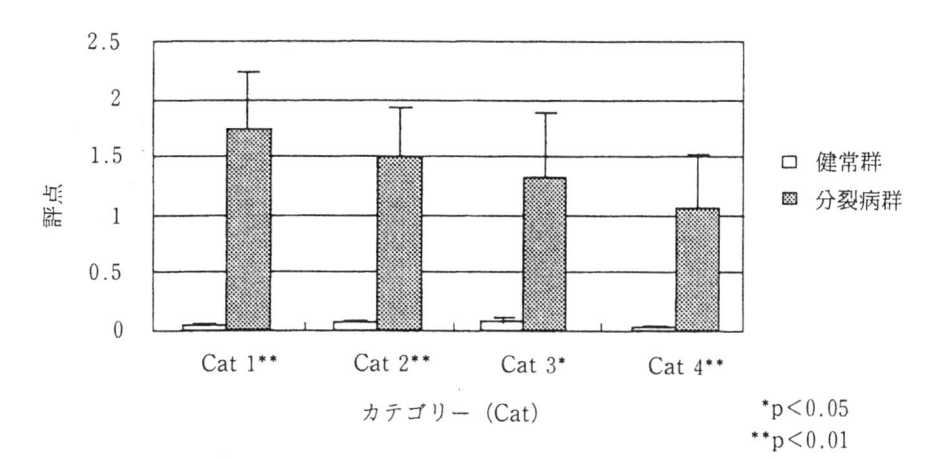

図27 WAIS，諺，総合カテゴリー（Ⅰ～Ⅳ）総計点の群間比較

表26　分裂病群における各総計点と背景因子との関連
（スピアマンの順位相関係数）

	年齢	BPRS	罹病期間	教育年数
WAIS 総計点	0.18	0.48**	0.49**	−0.36*
諺総計点	−0.03	0.24	0.19	−0.19
総合総計点	0.06	0.40*	0.35*	−0.35*
WAIS カテゴリーI	0.03	0.18	0.36*	−0.20
WAIS カテゴリーII	0.04	0.36*	0.28	−0.26
WAIS カテゴリーIII	0.07	0.27	0.33*	−0.19
WAIS カテゴリーIV	0.11	0.26	0.40*	−0.34*
諺カテゴリーI	−0.63	0.26	0.09	−0.05
諺カテゴリーII	−0.03	0.25	0.14	−0.21
諺カテゴリーIII	0.21	0.26	0.44**	−0.19
諺カテゴリーIV	−0.03	0.07	0.24	−0.25
総合カテゴリーI	−0.02	0.28	0.26	−0.20
総合カテゴリーII	−0.01	0.36*	0.21	−0.30
総合カテゴリーIII	0.12	0.32	0.39*	−0.26
総合カテゴリーIV	0.01	0.16	0.27	−0.22

*p<0.05　**p<0.01

3．分裂病群における病型間の比較

1）背景因子（**表27**）

　年齢，BPRS得点，罹病期間，教育年数について病型間で比較を行った。分類不能型は2名と少数であるため解析からは除外し，解体型12名，妄想型8名，残遺型15名について解析を行った。各因子の値を従属変数，病型を独立変数とする一元配置分散分析を施行したところ，罹病期間（F=3.96，p<0.05），教育年数（F=3.35，p<0.05）の有意な主効果が認められた。多重比較検定（シェッフェ多重比較検定）の結果，罹病期間については解体型と妄想型の間に有意差が認められたが，教育年数についてはいずれの群間比較についても有意差は認められなかった。

2）総合評点

　WAIS総計点，諺総計点，総合総計点について解体型，妄想型，残遺型の3病型間で比較を行った。各総計点を従属変数，病型を独立変数とする一元配置分散分析を施行したところ，WAIS総計点で有意な病型の主効果（F=4.21，p<0.05）が認められた（解体型；1.59±2.68，妄想型；0.23±0.48，残遺型；0.25±0.50）。解体型が最も高得点を示し，多重比較検定（シェッフェ多重比較検定）の結果，解体型と残遺型の間に有意差が認められた。諺総計点，総合総計点についても解体型が最も高得点を示したが，いずれも有意な病型の主効果は認められなかった（諺総計点：解体型；1.16±2.01，妄想型；0.39±0.76，残遺型；0.60±

表27 病型ごとの背景因子の比較

	解体型 (n=12)	妄想型 (n=8)	残遺型 (n=15)	
年齢	36.1±10.91	31.1± 6.81	33.3±10.05	n.s.
BPRS得点	33.6±19.42	33.3±24.37	18.7±14.75	n.s.
罹病期間	14.3± 8.63 a	3.9± 5.28 a	9.9± 8.86	$p<0.05$
教育年数	11.4± 2.57	11.8± 2.19	13.7± 2.38	$p<0.05$

平均±標準偏差
a : $p<0.05$

1.85, 総合総計点：解体型；2.75±4.36, 妄想型；0.63±1.02, 残遺型；0.85±2.10)。

3) カテゴリー評点 (図28)

WAISカテゴリー総計点, 諺カテゴリー総計点, 総合カテゴリー総計点について, 同様に解体型, 妄想型, 残遺型の3病型間の比較を行うために, 各総計点を従属変数, カテゴリーを個人内要因, 病型を個人間要因として反復測定分散分析を施行したところ, WAISカテゴリー総計点については有意な病型の主効果が認められたが ($F=3.38$, $p<0.05$), 諺カテゴリー総計点, 総合カテゴリー総計点のいずれについても有意な病型, カテゴリーの主効果は認められなかった。また, 病型とカテゴリーの有意な交互作用もいずれの総計点についても認められず, したがって各病型間でカテゴリー間の得点分布に顕著な違いは認められなかった。

さらに, 各カテゴリーごとに病型間の比較を行うために, 各カテゴリー総計点を従属変数, 病型を独立変数とする一元分散分析を施行したところ, WAISのカテゴリーⅡとⅣ, 諺のカテゴリーⅢ, 総合カテゴリーⅢの総計点について有意な病型の主効果が認められた。いずれについても解体型が高得点を示したが, それぞれ多重比較検定 (シェッフェ多重比較検定) を行ったところ諺のカテゴリーⅢ, 総合カテゴリーⅢの総計点について解体型と残遺型の間に有意差が認められた。

4) 背景因子の影響を除いた病型間の違い

WAIS総計点, WAISカテゴリー総計点およびカテゴリーⅡとⅣ, 諺カテゴリーⅢ, 総合カテゴリーⅢの総計点について有意な病型の影響が認められ, いずれも解体型が最も高得点を示した。一方, ハーロウ・マレンゴ思考障害スケールの評点には, 背景因子のうち重症度, 罹病期間, 教育年数が関連しており, しかも病型間で罹病期間, 教育年数に有意な違いが認められた。すなわち, ハーロウ・マレンゴ思考障害の評点が病型間で異なるのは, 病型間の背景因子の違いが影響している可能性がある。そこで, 背景因子の影響を除外したうえで, 病型間でハーロウ・マレンゴ思考障害スケールの評点に差が認められるか否かについて検討を行った。

WAIS総計点, WAISカテゴリーⅣ総計点は, いずれも罹病期間, 教育年数との間に有意な相関が認められたため, それらを共変量とし, 病型の影響について共分散分析を施行した。その結果, WAIS総計点については, 病型の有意な主効果が認められたが ($F=3.02$, $p<0.05$), WAISカテゴリーⅣ総計点については, 病型の有意な主効果は認められなかった ($F=2.55$, n.s.)。

同様に, 諺カテゴリーⅢ総計点, 総合カテゴリーⅢ総計点については, 罹病期間との間に有意な相関が認められたため, 罹病期間を共変量として病型の影響について共分散分析を施行し

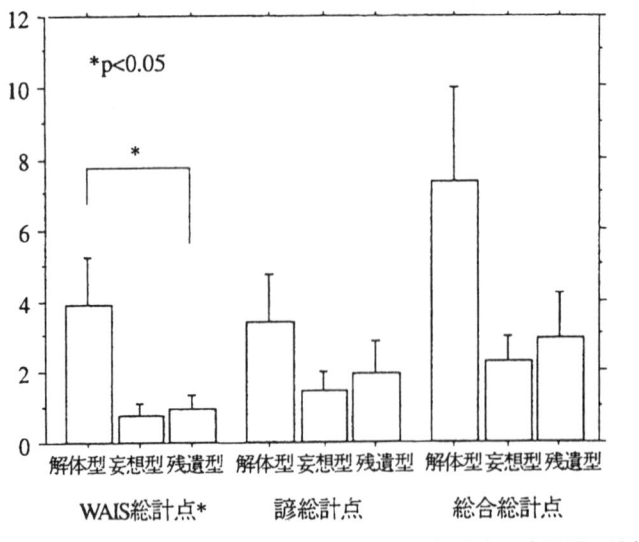

図28 WAIS，諺，総合カテゴリー（I〜IV）総計点の病型間の比較

た。その結果，いずれについても病型の有意な主効果が認められた（諺カテゴリーIII総計点：$F=4.44$，$p<0.05$；総合カテゴリーIII総計点：$F=4.23$，$p<0.05$）。また，WAISカテゴリーII総計点については罹病期間，教育年数のいずれとの間にも有意な相関は得られなかった。

まとめると，背景因子の影響を除外しても，WAIS総計点，WAISカテゴリーII総計点，諺カテゴリーIII総計点，総合カテゴリーIII総計点についてはいずれも病型による有意な影響が示唆された。

III. 考　察

1．思考障害スケールとしての妥当性

分裂病群は，諺カテゴリーIII総計点以外のすべての総計点において，健常者群に比して有意に高得点を示した。このことは，本スケールが精神分裂病の思考障害に対して十分な鋭敏性を有することを示していると考えられる。両群間では教育年数に有意差が認められており，分裂病群の中での検討によれば，教育年数はいくつかの総計点との間に有意な負の相関を示していることから，その影響も考慮に入れなければならない。しかし，分裂病群の平均教育年数は12.3年と高卒以上の学歴を有しており，本スケールで用いられた検査の難易度から考えて，高卒以上の学歴が大きな影響を及ぼすとは考えにくい。

また，病型間の比較では，各病型のうち解体型が最も高い得点を示した。一般的に，解体型は滅裂，著しい連合弛緩，ひどく解体した行動などがその特徴であり，他の病型に比して思考障害がより顕著であると考えられ，このスケールが精神分裂病患者の思考障害の定量的評価についても妥当性を示唆する結果と考えられる。

2．思考障害と背景因子

今回，分裂病群の背景因子として年齢，BPRS得点，罹病期間，教育年数を解析に用いた。これらの背景因子のうち，年齢については各総計点との間に有意な関連性は認められなかった。つまり，少なくとも本研究で対象とした患者の年齢の範囲（16〜56歳）においては，思考障害について加齢変化が認められなかった。これは，本スケールが精神分裂病の思考障害に焦点をあてたものであり，記憶，注意集中などの年齢依存性の側面を評価対象から除外した結果と考えられる。

一方，罹病期間のように病的過程を反映する因子はいくつかの総計点と有意な正の相関を示しており，分裂病に対して一定程度疾患特異的であり，またその経過を通じて思考障害の縦断評価を行う際にも有用である可能性が示唆される。

さらに，BPRS得点についてもいくつかの総計点と有意な関連が認められた。このことは，本スケールで評価される思考障害が精神分裂病の重症度に関連する，すなわち状態依存性の指標であることを示唆しており，これまでのいくつかの報告と一致する結果である（Harrowら，1982；Harrowら，1983）。罹病期間と各総計点との間に有意な関連性が認められたことと考え合わせると，本スケールは精神分裂病患者の病像の変化を比較的鋭敏に反映する特徴を有すると考えられる。

教育年数といくつかの総計点との間に有意な負の相関が認められた。教育年数が長いことは，教育の効果により，知識量が増す。そのことによって，各問が既知であることから紋切り型の回答が可能になる確率が増大し，思考障害が露呈せずにすむことが多いと考えられる。一方，今回詳細な検討は行わなかったが，他の要因として，発症年齢の影響が考えられる。すなわち，より発症年齢が早かった患者について教育年数が短縮し，一方罹病期間が長くなり，その二次的な結果として教育年数が少なかった患者の思考障害がより重症であるとの結果が得られた可能性がある。教育年数との間に有意な負の相関が得られた総計点は，WAIS総計点，総合総計点，WAISカテゴリーIV総計点であり，いずれも罹病期間との間に正の相関が得られたことからも上記の可能性が示唆される。

カテゴリーごとに背景因子との関連性についてみると，重症度はカテゴリーII，罹病期間はカテゴリーIIIとの間に比較的強い関連性が認められた。すなわち，精神症状の重症度は"話の内容，表現された思考"，すなわち思考内容の異常と関連し，病的過程に関連する思考障害には"混合傾向"，すなわち個人的な話の混入や，無関連な話にまで発展するという，いわば一般化の障害や脱抑制傾向が含まれる可能性が示唆される。特に，後者は診カテゴリーIIIでより

明らかであり，諺テストが一般化という処理過程を要する課題であることを考えると，病的過程によって一般化の能力が障害される可能性を示唆しており，興味深い。しかし，これらの相関値は他のカテゴリーに比して顕著に高値であるわけではなく，今後の検討を要する。

3. WAIS 一般理解テストと諺テストの評点の差異

　ハーロウ・マレンゴ思考障害スケール日本語版を用いて得られた結果では，WAIS 一般理解テストと諺テストの評点に若干の差異が認められた。すなわち，全体的に WAIS 一般理解テストの方がより鋭敏に群間，病型の違いを反映し，背景因子との間の関連性もより多くの関連性が認められた。一方，マレンゴ (Marengo, 1983) は急性期に施行された場合に諺テストで WAIS 一般理解テストに比して，より重症である奇妙な反応が引き出されたと報告している。今回の対象には急性期の患者は含まれていなかったが，少なくとも諺テストにおける評点については BPRS 得点，すなわち重症度との間には有意な関連は認められなかった。

　このように異なる結果が得られた要因として，諺テストが重症度に関連しているのではなく，急性期の患者に対して，奇妙な反応を誘発しやすい特徴を有している可能性の他に，われわれが用いたハーロウ・マレンゴ思考障害スケール日本語版と原版における諺テストの違いに起因する可能性があげられている。日本語版を作成するに当たって，諺テストについては可能な限り原版と同様の意味をもつ日本語の諺を採用したが，そのためにかえって日本人には親和性の低い諺を採用することになったものがいくつかあり，健常者でも初めて見る諺が若干含まれていた。すなわち，過去の知識ではすぐに答えられない場合が比較的多く，そのため健常者や軽症の分裂病者でも混乱するケースがしばしば見られた。マレンゴは，諺テストが抽象的で複雑な思考を要求し，一方急性期の患者が以前の経験や社会的なステレオタイプの反応に頼ることができないため，諺テストが鋭敏であったと考察している。すなわち，日本語版では以前の経験や社会的なステレオタイプの反応に頼ることが健常者，軽症の分裂病者でも困難な課題であったため，差が生じにくかった可能性がある。

　一方，上記で指摘したように，罹病期間と諺カテゴリーIII総計点との比較的強い相関など諺テストの評点は WAIS 一般理解テストにおける評点とは異なる特徴を有しており，その有用性は否定しきれない。今後，急性期の患者やあるいは慢性期の病的過程が進行した患者などを対象にすることで，さらにテストの特徴が明らかとなる可能性があると思われる。

総　括

　今回，われわれはハーロウ・マレンゴ思考障害スケール日本語版を作成し，その妥当性について検討を行った。その結果，分裂病患者の状態依存性の思考障害を定量的に評価する際に有

用であることが示唆された．一方，本スケールを用いて評価された思考障害と重症度，罹病期間，教育年数などの背景因子との間に関連が認められ，それぞれが思考障害の異なる側面に関連する可能性が示唆されたが，その詳細については今後の検討を要すると考えられた．

日本版ハーロウ思考障害尺度：使用の手引き

尺度の特徴

この尺度は陽性思考形式障害を定量的に評価するものである。

約10-15分と短時間で実施することができる。そのため，繰り返し検査を行うような縦断研究に適している。

一方，横断的検査を行った場合の感度はやや低い。すなわち，健常者と精神分裂病を十分に判別することができるが，精神分裂病と躁病との判別は横断的検査だけでは困難である。

準備するもの

- ◆ 諺テスト（杉浦ら，1996：Gorham，1956に基づき作成）
- ◆ WAISまたはWAIS-R 一般理解サブテスト

  （著者らは諺テスト，WAIS-Rの各問題を1問ずつ印刷したB5版のカードを用意した）
- ◆ 録音用器具，筆記用具

手　順

<検査>

1. 諺テストの説明

   これから諺をいくつか見せますから，その諺の意味を述べてください。例えば「花より団子」といったら，「風流より実利の方がよい」というように述べてください。ただもとの諺に少し言葉をづけ加えるというだけではいけません。見せる諺を，まず声に出して呼んでから，その意味を述べてください。

2. 諺を見せ，意味を答えてもらう。その際，被検者の言葉と検査者の言葉の両方をテープに録音する。検査時にできるだけ筆記しておいたほうが後のテープおこしが楽である。また，検査時の被検者の行動で気のついたことがあればそれも書き留めておく。

3. 同様にWAISまたはWAIS-R 一般理解サブテストの3-14番の問題を行なう。

<プロトコルの作成とスコアリング>

1. 録音テープをもとに被検者と検査者の陳述の逐語記録（プロトコル）を作成する。
2. プロトコルをもとにマニュアルにしたがってスコアリングを行い，記録用紙に記録する。スコアリングはまず総合評点をスコアし，次にサブカテゴリー得点，さらにカテゴリー得点をスコアする。

   （a）各カテゴリー，サブカテゴリーの得点は総合得点を超えない。総合評点にはスコアされるがカテゴリーやサブカテゴリーにはスコアされないということもあり得る。

   （b）1つの回答に対して複数のカテゴリー，サブカテゴリーにスコアしてもかまわない

3. 総合評点，カテゴリー得点，サブカテゴリー得点の問題数分の合計点を計算する（総合総計点，カテゴリー総計点，サブカテゴリー総計点）。総合総計点が陽性思考形式障害の指標となる。
4. **表27**に従って総合総計点を分類し，思考障害の概括評価を行なう。

解　釈

1. 精神分裂病の診断

この尺度を診断の補助として用いることはできるが，これのみで精神分裂病を診断することはできない。健常者でもある程度の得点にスコアされる場合がある一方，精神分裂病患者でもまったく得点がスコアされない場合があるからである。著者らが健常者65名，精神分裂病患者37名を評価した結果を表に示す（表．精神分裂病患者と健常者の比較）。ハーロウらの分類で思考障害ありとされる場合，すなわち諺テストか一般理解テストで3点以上スコアされる場合，かなり病的であると判断される。ただ，最初に述べたように，この尺度では横断的評価だけでは精神分裂病と躁病などの他の精神病との鑑別は困難である。また，得点が0である場合でも，ハーロウの分類で思考障害なしとされる場合でも，精神分裂病を否定することはできない。特に妄想型や残遺型では思考障害得点が低い傾向がある。

2. 精神分裂病における思考障害の意義

この尺度を用いた研究としては以下のようなものが行なわれている。詳しくは基礎編を参照。

a) 総合総計点0点をカットオフ値として精神分裂病患者を分類した場合，思考障害が認められた患者では事象関連電位P300成分振幅がより減衰しており，認知機能の障害がより重症であることが精神生理学的に確認された（岡島ら，1997）。

b) 罹病期間との間に正の相関が認められ，疾患による脳障害の進行と関わっていると考えられる（斎藤ら，1997）。

c) 思考障害の程度が，後の社会適応や社会的機能の予後を予測する（ハーロウら，1986）。

3. カテゴリー得点の利用について

ハーロウらによると総合総計点がもっともよい思考障害の指標であるとされていて，これま

表27　精神分裂病患者と健常者の比較

a) 総合総計点のカットオフ値を0点とした場合

総合総計点	0	>0	計
精神分裂病患者	11	26	37
健常者	52	13	65

b) ハーロウらによる分類を用いた場合
（諺テストまたは一般理解テストのいずれかの総計点が3点以上をカットオフ値とする）

ハーロウらの分類	思考障害なし	思考障害ありまたは重度思考障害	計
精神分裂病患者	25	12	37
健常者	62	3	65

著者ら（斎藤ら，1997）が検査した精神分裂病および健常者についてハーロウ・マレンゴ思考障害尺度を用いて判別を行った。ハーロウらによる分類はb)の基準であるが，これでは感度（精神分裂病患者が思考障害ありに分類される割合）が低い。a)の基準では感度，特異度ともによく精神分裂病患者と健常者を判別できた。事象関連電位との関連を求めた研究（岡島ら，1997）も，a)の基準を用いた。

被検者ID：　　　　　　　　　　　　　　　　評価者
　　　　　　　　　　　　　　　　　　　　　課題（○をつける）
　　　　　　　　　　　　　　　　　　　　　　諺（形式Ⅰ，Ⅱ，Ⅲ）
　　　　　　　　　　　　　　　　　　　　　　一般理解

奇妙で独特な反応のスコアシート

問題番号	総合評点	Ⅰ.言語の形態と構造			Ⅱ.話の内容，表現された思考				
		言葉の奇妙な形態または使用法	通じ合いの欠如	最終評点	まとまっているが馬鹿げた思考	社会習慣からの逸脱	奇妙または独特な推理	混乱した思考	最終評点
諺 ／ 一般理解		1	2		3	4	5	6	
1									
2									
3　3									
4　4									
5　5									
6　6									
7　7									
8　8									
9　9									
10　10									
11　11									
12　12									
13									
14									
総計点									
1,3点の合計									
0点の数									
0.5点の数									
1点の数									
3点の数									

実施日
評価日

III. 混合傾向			IV. 問題と反応の関係			V. 行動
ゆきすぎ反応	混合した反応	最終評点	注意が問題の一部に向かう	問題と反応の関連の欠如	最終評点	最終評点
7	8		9	10		11

諺テスト

形式 I
 1．精神一到何事か成らざらん
 2．ローマは1日にしてならず
 3．鬼のいぬ間に洗濯
 4．吠える犬はかみつかぬ
 5．本木にまさる末木なし
 6．川の中で鞍がえするな
 7．人通りに草はえず
 8．地獄の沙汰も金次第
 9．1羽の燕は夏を告げず
10．女房は一家の大黒柱
11．小人の腹は満ち易し
12．豚に真珠

諺テスト

形式 II
 1．あつものにこりてなますを吹く
 2．大勇は勇ならず
 3．論より証拠
 4．過ぎたるはなお及ばざるがごとし
 5．転石苔むさず
 6．鉄は熱いうちに打て
 7．人は見かけによらぬもの
 8．悪銭身につかず
 9．終わりよければすべてよし
10．さわらぬ神にたたりなし
11．能ある鷹は爪隠す
12．人生字を識るは憂患の始

諺テスト

形式 III
 1．彼も人なり我も人なり
 2．隣の芝は青い
 3．ペンは剣よりも強し
 4．明日の百よりきょうの五十
 5．溺れるものは藁をもつかむ
 6．船頭多くして船山にのぼる
 7．鎖の強さは最も弱い輪によって決まる
 8．言葉は心の文
 9．降ればどしゃ降り
10．盗人に追い銭
11．百里を行くものは九十を半ばとす
12．虎穴に入らずんば虎児をえず

一般理解（WAIS）

3. 街で，宛名が書いてあって新しい切手が貼ってあって，封をした手紙を拾ったらどうしたらいいでしょうか
4. なぜ私たちは悪い友達とつきあわないようにしなけらばならないでしょうか
5. あなたが映画館にいるとき，一番最初に煙と火がでるのを見つけたら，どうしなければならないでしょうか
6. なぜ私たちは税金を払わなければならないと思いますか
7. 次の格言はどういう意味でしょうか。「鉄は熱いうちに打て」
8. なぜ少年労働法は必要だと思いますか
9. あなたが真昼に森の中で道に迷ったら，道を見つけ出すためにどうしますか
10. 聾に生まれた人はなぜ話せないのでしょうか
11. 都会の土地は，なぜ田舎の土地より高いと思いますか
12. 私たちが結婚すると，法律ではなぜ市役所や，町役場や，または村役場に届けなければならないことになっていると思いますか
13. 次の格言はどういう意味だと思いますか。「1羽のつばめは夏を告げず」
14. 次の格言はどういう意味だと思いますか。「桐一葉落ちて天下の秋を知る」

一般理解（WAIS-R）

3. 食べ物を煮たり焼いたりして調理するのはなぜでしょうか
4. 山に植林するのはなぜでしょうか
5. 初めての場所を旅行するとき，地図を利用する利点は何でしょうか
6. 友人からお金を借りるより，銀行から借りるほうがよい点は何でしょうか
7. 電車やバスに，お年寄りや体の不自由な人が優先的に座れる特別な席があるのはなぜでしょうか
8. 都会では，田舎よりも土地の値段が高いのはなぜでしょうか
9. 昼間，森の中で道に迷ったら，どのようにして道を見つけ出しますか
10. 薬屋で特別な薬を買うときに，医師の処方箋が必要な場合があるのはなぜでしょうか
11. 労働基準法には，なぜ少年の労働についての特別な規制があるのでしょうか
12. 結婚するときは役場に届けを出すことになっていますが，それはなぜでしょうか
13. 税金を払わなければならないのはなぜでしょうか
14. 満席の映画館で映画をみているとき，煙と火に最初に気がついたとしたら，どうしなければなりませんか

で，カテゴリー得点を用いた研究は報告されていない。著者らの研究では，日本語版では，カテゴリーⅠとカテゴリーⅡについては評価者間一致度が低く，日本語に適した評価基準を工夫することが望ましい（杉浦ら，1996）。

ハーロウ・マレンゴ思考障害スケール例文集

1．言語の奇妙な形態と使用法
(0.5)
「ペンは剣よりも強し」
　文章の方が，文章で技術的にあるいはノンフィクションでもいいけど，書記されていつまでも残っている文章の方が刀よりもずっと高価なものである．

「なぜ私たちは税金を払わなければならないと思いますか」
　あれは社会保障に，貧乏人に，貧困者の金にする為，金持ちの金を持っている人が，累進税で金を持っている人が税率が高くなる．それで社会保障で使う為．

「あなたが映画館にいるとき，一番最初に，煙りと火が出るのを見つけたら，」
　「ファイヤー」と叫んで，これはアングロサクソン的な言葉ですけども，まず，「ファイヤー」と叫んで，それから119のダイヤルを回します．あっそれから，まず最初に非常口を確かめます．

「なぜ少年労働法は必要だと思いますか。」
　歴史においてかって女工哀史とか，青少年がしいて労働を強いられたという歴史があったため，よって少年労働法が雇用と非雇用における少年に対する，年齢の低い人に対しての身分保障のために必要だと思います．

「吠える犬は咬みつかぬ。」
　これは，犬というものはやたら吠えるということは恐がっていて，小心ものだということで，よって吠える犬は咬みつかぬということはやたら吠えている犬というものは咬むだけで，決して咬みつくような大胆な行為には陥らないということだと思います．

「1羽の燕は夏を告げず。」
　これは，つばめが夏を知らせるには1羽だけじゃなくて大量のつばめがやって来なければ，人も気がつかずまた原始的に，地学においてもゲシトカじゃないと夏は来ないということだと思います．

(1.0)
「精神一到何事か成らざらん。」
　精神1つだけで，何にもすることできないんですね．だから，精神だけじゃなく肉体，こう体を運動使って精神運動しなきゃできない．

(3.0)

「私たちが結婚すると，法律ではなぜ市役所や，町役場や，または村役場に」
　日本は，日本だけじゃなくアングロサクソンとか，私はあまり歴史に明るい方じゃないですけれども，とにかくいろんな雑血，血が入らなくなるためと，近親相姦とかそういう雑血民族にならないためと，性的な意味で雑血にならないためと，になるのを防ぐためと社会のルールがありますから，ルールを乱してはいけないということで全国に届け出ることになっていると思います。（カテゴリー5，6にもスコア）

２．通じ合いの欠如
(0.5)
「なぜ少年労働法は必要だと思いますか。」
　未成年を無理やりこう働かせて病気にさせたりけがをさせた場合に，保険が有りませんからもちろん入院や補償料を必要しないと悪い業者が少年や少女を使って悪いことに使われるからです。

「あなたが，まひるなか森の中で道に迷ったら，道を見つけ出すためにどうしますか。」
　太陽を見て確認して方角のため，知るのにさがそうとします。もちろんその時に，サバイバルの本を読んだりなれておけばよかったと思います。

「都会の土地は，なぜ田舎の土地より高いと思いますか。」
　都会にいる人達っていうのは，面積に対して住んでいる部分ていうのが少ないけれども東京は狭い土地に多くの多い人数が住まなければならないからそのぶん土地が土地の面積が限られてますから，どうしても人数が増える傾向で地方から流入してくる人が多ければ多いほどその土地がどんどん無くなっていきますから高騰していきます。

「桐一葉落ちて，天下の秋を知る。」
　植物の葉っぱの紅葉して落ちたのを，人間は季節をしる。

「溺れるものは藁をもつかむ。」
　自分が気が付かないうちに焦っているときはどんな物でもいろんな部分と錯乱状態になっていて，まああまり，えーと，回りのものが分からなくなって，それをつかんでもしょうがないのにそれをつかんでしまうということ。

「鎖の強さは最も弱い環によって決まる。」
　輪っていうのはつながってますよね，ですからそれできまっちゃう

「都会の土地は，なぜ田舎の土地より高いと思いますか。」
　それは進んでるからじゃないですかあの町が

「明日の百より今日の五十。」
　それはその日によっていっぺんに出来ないからそういうふうになってるんじゃないですか。

「女房は一家の大黒柱」
　お嫁さんは，一家の，何でもやってくれる，──人間の水準の生活の大部分をやってくれるということ。

「論より証拠。」
　これは本当か嘘かと同じじゃないですかね。（もうちょっと説明して下さい）論より証拠。例えば何かと何かより何かがいい，つうような感じじゃないですか。

(1.0)
「1羽の燕は夏を告げず。」
　ひ，1人，たせば人間1人1回ということ。

「つばめが1羽飛んできても，夏にはならない」
　これは，あっ，あっ，燕は絶対これる者ではないのでね，燕が出てきても，燕は一，まっ，まだ暑くないからね，寒いからね，だからあれは燕が頭に飛んでくる。

「なぜ私たちは悪い友達とつき合わないようにしなければならないのでしょうか。」
　それは人類が平和になるために，人の心になるのではないでしょうか。

「あなたが映画館にいるとき，一番最初に，煙りと火が出るのを見つけたら，」
　あのー，撮影している人はあのー，ハンバーガーのおばさんが近くにある交番みたいの<u>都合によるから</u>報告するから。（下線部：カテゴリー1にスコア）

(3.0)
「小人の腹は満ちやすし。」
　晩期大成の逆さまの器の浅い人に対しては，すぐいろんな金品とかそういうもので満ちやすいけれども，大器晩成の大物に対しては満ち難いところがいくらでもあって，さらに亀であるならば，腹がかえって穴が空いてて，いくらでも例えばチュウショキョウで言うならば，新しい酒は古い皮袋に入れるなということであって，これは1つの宗教的なことを言っているのではないかと思います。（カテゴリー1，6にもスコア）

3．まとまっているが馬鹿げた思考
(0.5)
「鉄は熱いうちに打て」
　これは，男性が結婚しようとする女性に向かっている諺で，自分たちの愛が熱して最高潮に

達しているときに結婚しようということです。

「さわらぬ神にたたりなし。」
　神は恐ろしい物から背中を向けて逃げた方が良い。

「なぜ少年労働法は必要だと思いますか。」
　労働法ですか，少年労働，やはり大人になった時の訓練のみたいなもんです。

「なぜ私たちは悪い友達とつき合わないようにしなければならないのでしょうか。」
　悪い友達がいてもいい友達もいるかもしれないからそれはしょうがないんじゃないですか。

「なぜ私たちは悪い友達とつき合わないようにしなければならないのでしょうか。」
　犯罪になるからです。

「あなたが，まひるなか森の中で道に迷ったら，道を見つけ出すためにどうしますか。」
　けもの道を見つけます。

(1.0)
「船頭多くして船山をのぼる。」
　漁師が，漁師が多すぎて，その舟がなくなって山に登って，農夫になるということ。

4．社会習慣からの逸脱
(0.5)
「聾に生まれた人はなぜ話せないのでしょうか。」
　努力次第で話せるようになれると思う。

「あなたが映画館にいるとき，一番最初に，煙りと火が出るのを見つけたら，」
　足で踏んで消す。

「街で，宛名が書いてあって新しい切手がはってあって，封をした手紙を拾ったらどうしたらいいでしょうか。」
　えーと，その出し主のところまで持っていく。

「街で，宛名が書いてあって新しい切手がはってあって，封をした手紙を拾ったらどうしたらいいでしょうか。」
　消印が有るんですかそれは。「とりあえずこの文だけで考えてください」そのまま見捨てて歩きます，かね。

「あなたが映画館にいるとき，一番最初に，煙りと火が出るのを見つけたら，」
　　んーと，それは騒ぐ。

「あなたが映画館にいるとき，一番最初に，煙りと火が出るのを見つけたら，」
　　ゆっぱり，警察，電話しなけりゃならない，警察に。警察に。

「あなたが，まひるなか森の中で道に迷ったら，道を見つけ出すためにどうしますか。」
　　まず最初に鳥の飛んでる方向を見つけます。その方向へいけば必ず川か，川か何かが有ると思います。だから，から動物の動きを見て動いてみたいと思います。

「虎穴に入らずんば虎児をえず。」
　　虎は洞穴の中に入らなければ子を生まない。

「燕が1羽飛んできても，夏にはならない」
　　季節外れが多いからですか，最近の気象条件が。

「あなたが，まひるなか森の中で道に迷ったら，道を見つけ出すためにどうしますか。」
　　叫び廻る。

「小人の腹は満ちやすし。」
　　心の狭い人の方が太っ腹というか…。

(1.0)
「あなたが，まひるなか森の中で道に迷ったら，道を見つけ出すためにどうしますか。」
　　それは星を見るとかん―水の流れを下っていっちゃうとか，太陽を見るとか，例えば火を付けちゃうとか。

「あなたが，まひるなか森の中で道に迷ったら，道を見つけ出すためにどうしますか。」
　　まず寝ます。〈寝て？〉その後はまっすぐずっと道なりにそってただ，ただひたすら歩きます。

「あなたが，まひるなか森の中で道に迷ったら，道を見つけ出すためにどうしますか。」
　　頑張ります。下がって，下がって頑張る，上から下に下がって。

5．奇妙または独特な推理
(0.5)
「あなたが，まひるなか森の中で道に迷ったら，道を見つけ出すためにどうしますか。」
　　真っ直ぐ一定の方向に歩いていく。右から外にでようとする。

(1.0)
「隣の芝は青い。」
　,,,,,隣もあおいってことは，うちも青い，皆同じ

「盗人に追い銭。」
　盗人はつかまるとそれだけ腹がへりますよね，だからそれだけ必要だということ

「聾に生まれた人はなぜ話せないのでしょうか。」
　耳の奥の方が悪いんだと思います。〈耳の奥の方が悪いと？〉あのー右脳が左，左っ側を支配して左脳は右っ側を支配するから。（注：後半部は3.0点に相当する内容だが，質問のあとなので1.0点とした）

(3.0)
「聾に生まれた人はなぜ話せないのでしょうか。」
　それは，人体の構造において，音波が口腔内において反射して気管支の方へ入って，口に，口腔の中に反射されるためであって，よって音波の反射がその蝸牛官を振動させないで，その耳の膜に対して反射しない感じで聾の人はああなるのです。（カテゴリー4にもスコア）

6．混乱した思考
(0.5)
「なぜ私たちは税金を払わなければならないと思いますか。」
　それは国が有るから。〈国が有るから？〉国が税金で，集めた税金，税金，あー，集めた現金で，それを資金としてまた資本投下するからですね。だから物作ったり，タバコ何かそうですよね，専売，塩とか，企業の中でも特に大事なというか，塩，タバコはちょっと疑問ですけどね。

「ペンは剣よりも強し。」
　えーと，読者が多くなると人数が多いし，えーと，ば，あのなんですか，ペン，人生を作って行くのはペンであるから。

(1.0)
「ペンは剣よりも強し。」
　戦，戦争を，戦争を起こして人を傷つけて国は，国や政府を実施するんじゃなくて，勿論議論で，理論による議論をして勿論てんというのが不必要ですから勿論論じ合って物を作りだしていくのがそんな戦争よりも話し合いでということ。（カテゴリー2にもスコア）

「鎖の強さは最も弱い環によって決まる。」

んー，鎖で縛られた場合えー，んー，鎖の強さは最も弱い，えー，鎖を縛って見て，えー，なわが切れても鎖が残るということ。（カテゴリー2にもスコア）

(3.0)
11 「小人の腹は満ちやすし。」
　晩期大成の逆さまの器の浅い人に対しては，すぐいろんな金品とかそういうもので満ちやすいけれども，大器晩成の大物に対しては満ち難いところがいくらでもあって，さらに亀であるならば，腹がかえって穴が空いてて，いくらでも例えばチュウショキョウで言うならば，新しい酒は古い皮袋に入れるな（注：聖書の言葉）ということであって，これは1つの宗教的なことを言っているのではないかと思います。（カテゴリー1，2にもスコア）

7．ゆきすぎ反応
(0.5)
「なぜ私たちは税金を払わなければならないと思いますか。」
　だからそれは税金てことは，ほらその皇族にもほら，あの，大蔵省の，それは関係無いと思うんだけれど皇族費というのがあるでしょ，皇族費にも使われたりね，それから国の為にも，なんていうか国がその，人民が幸福になる為にね，税金を国に納めて，そいでもって今度国が，その人民皇族とかそのなんていうの，税金を払うでしょ，そいで又払うんだけれ，その，国からその皇族費とか，人民の為に，役立つ為に，その建設費とかね，そういうとかなんとかかんとかそういうものに，お金を支払って，まあ国が幸いになって，まあ，戦争に負けたけどね復興が早かったからね，だからそういうふうに，その，税金を国に払ったけども，国がまた，その，国の復興を幸いとして，いろんなそのなんていうの，まあ文部省，建設省，大蔵省，郵政省とかなんとかかんとかあるでしょ，そういうものにもお金払うわけでしょ，国が，そういう為に税金を払うんじゃないですか。

「なぜ少年労働法は必要だと思いますか。」
　少年労働法，今その，最近はほら中卒というのはないんでしょ。高卒の方が多いんじゃないですか。昔は中卒の方が多かったろうけどねえ。だからその中卒からその，まだ18才にはなってないよね中卒はね，中卒だと15位かしら，15位からその働きだすよね，それが如何したんですか。〈問？〉それはやっぱり未来に於てその会社に入社するでしょ。それに役立つ為にするんじゃないですか。

「燕が1羽飛んできても，夏にはならない」
　燕が1羽飛んできても夏にはならない，初めてそんな言葉聞くね。何だろ，燕が1羽飛んできても夏にはならない。海鳥が鳴けば冬が来るとかなんとか言うでしょ，だからその，燕が来ればほら春でしょ，春に飛んで来るでしょ，南，北の国からね，日本にね，だからなんていうの，そういうその燕が飛んで来ればその春になったり，夏になったりするんじゃないですか。そういうふうなそのまあ海鳥が鳴けばその冬が来るとかそういう諺があるでしょ。それと同じ

じゃないんですか。

(1.0)
「本木にまさる末木なし。」
　これは，風と共に去りぬ，のレット・バトラーとスカーレット・オハラの最後の場面にも出てきますが，スカーレット・オハラにレット・バトラーが別れしなに，君はいつでも純銀とメッキの金細工を見せると金細工に目がいく，ということであって，本木とはいぶし銀とか純銀などを言って，末木というのはメッキを言って，結局真なるものには何事もそれにたてつくことはできないということだと思います。

「豚に真珠。」
　無駄だってことですか。馬何かは飾りますけどね。牛とか，牛も闘牛のときは暗い所からでてきて赤い物にぶつかっていく。

「聾に生まれた人はなぜ話せないのでしょうか。」
　声帯は普通で，喉の弁は。あーん，苦しいですね。声帯のね，あっ，水飲む時，薬なんか混ぜて飲むでしょ，それで苦しいですね。注意しないと。（カテゴリー8にもスコア）

「あなたが映画館にいるとき，一番最初に，煙りと火が出るのを見つけたら，」
　消火をするから多分，警察がねっ，呼んで，あの，消防車とかくんれん車じゃなくて何でしたっけあの，はしごとか登って赤く，確か消防機関車，そんなような名前のあれでしたよね。その人達が，だから百十九番と確か百，イチイチゼロ番がおまわりさんの電話番号ですよね，だからそういうことであれして，あの意味を言っているんであってそう言った消防屋さんていうか，その職業であって，火事とか発生したら，道とかねーあれもくる。車のあれじゃないですか，原理じゃないですか，それでそのまま，なんか消火器とか置いてあるじゃないですか，どっか団地とかの所にも置いてあったんでだからそれで消火ねー，僕はすればいいと思いますよ。（カテゴリー2，6，9にもスコア）

「人通りに草はえず。」
　人の通る所に草は生えない。人間中心主義社会に入る為には，要するにどれい社会，要するに雑草，アフリカと違って人間中心の日本の社会，習慣の，大衆文明時代。（勝手にめくって次へ。）（カテゴリー1，6にもスコア）

「人通りに草はえず。」
　これは，その言葉通りにいえば，人がよく通うところには種が，草が倒れちゃうから，種を草をまくことできないで，来年の実がならないことですが，これはたぶん「桃季…自ずから下をなす」で，成渓大学の成渓という言葉で，漢文にありますが，結局1本の桃の木があったら，自ずからけもの道とその上から人の道ができて，両方とも栄えるということであって，浅

い意味で言うならば成渓大学の成渓ですが，深い意味で言うならば…何事も苦労なしには報いられないことだと思います。(カテゴリー1，2，6にもスコア)

(3.0)
「豚に真珠。」
　豚に，豚には真珠，豚には真珠はなんにもな，ぶっ，豚は食べ物である。だから，食べ物である，人間様の食べ物である。動物であり植物にはなれない。豚はかわいそうである。

「なぜ少年労働法は必要だと思いますか。」
　少年労働法，確か20歳まではあれでしたよね。成人が来たらあれじゃないですか，ねー。20歳になったらパチンコとかそういうねー，競馬だの，一応，あのー，スポーツとかそういうのありますよねー。いろいろとテニスだの，まああげれば何でも出て来ます，ゴルフとか水泳とか水球とかいって投げるのもあるしハンドボールだってあるし，もちろんそこでサッカー，野球，そして下投げでソフトボールとか，だからボールによって違いますよね，硬球，C球，L球，確かそれでよかったんだと，ちょっとソフトボールのボールは比較的C球に比べて大きいですよね，だから下から投げるのかなって思って，そんなような感じです。(カテゴリー6，9にもスコア)

「ローマは1日にしてならず。」
　(笑い)。嫌なところが出た。歴史においての1つの格言で，パックスロマーナと言いますが，ローマは昔から，アングロサクソンが一番フューダリズムが大きくて残忍ですが，ローマは1日にしてならずは，たしかローマの建国は狼の，1匹の雌狼に対してロムロムとレムズが築いた王国だといって，古代昔からあるものですが，とても強靱である面では残忍なネロのような，ある時代はローマの七賢帝なのでよく国をおさめたものであってあって，だから1つの物事に対しても，ちょっとした物事に対しても，すべて万端用意を整えてからの方が失敗は少ないということだと思います。(カテゴリー1，6にもスコア)

8．混合した反応
(0.5)
「なぜ私たちは悪い友達とつき合わないようにしなければならないのでしょうか。」
　悪い友達と付き合ったことはないと思います。

(1.0)
「なぜ私たちは悪い友達とつき合わないようにしなければならないのでしょうか。」
　んー，ある程度抵抗力がついているからじゃないですか。力がついてから。僕は非常に弱いんですよ，腕ずもうなんか，井上さんに負けちゃった。

「吠える犬は咬みつかぬ。」

僕すごく，庭に飼っててね，庭で放し飼いしててね，すごく後通と吠えてね，あん時喰われたら大変だと，飛びだしたらね．

「あなたが，まひるなか森の中で道に迷ったら，道を見つけ出すためにどうしますか．」
　だからその，樹海ってあるでしょ，富士山のね，あれはあそこの中に入っちゃうともう道に迷ってもう出られないんだってね．それと同じ様にそのあちこち歩いてもその，それとか大菩薩峠ね，あそこもなんかその行ったりして迷うと出られないんだってね，だからそのあっちこっち歩いてもその他の山は出られるのかしら，道に迷ってもどうなんだろう，ちょっと分からないねそれは．それは分からない．

「鉄は熱いうちに打て」
　鉄は熱いうちに打てというのは，そのね，その僕が仮にね，そのいますぐ退院させたらね，その，ああそのね，いまこの退院させればその，今うまく行っている時だからその，退院させれば，そのお互いの為にうまく行くんじゃないかと，そう言うふうな，そういうふうな鉄は熱いうちに打てね，そういう訳．

(3.0)
「地獄の沙汰も金次第．」
　これは，もし自分が地獄へ行っても，金品を持って行けば地獄の閻魔様も許して下さるということですが，私の趣味ではないです．私は地獄へ行くつもりがなくて，クリスチャン系なので，天国か煉獄へ行って煉獄でバプテスマを受けて，天界へ昇ると思っています．

9．注意が問題の一部に向かう
(0.5)
「燕が1羽飛んできても，夏にはならない」
　少しの善意では人をすくっ，救うことは出来ない．

「なぜ少年労働法は必要だと思いますか．」
　少年労働法，しょう，少年，若いから，小さいからね，そういうわけだから，若くて小さいからね，困るのよ．ですから子供と同じです．

「人生字を織るは憂患の始．」
　宇宙を知ってしまったら，この世の小さいこと等気にする必要はない．（カテゴリー3にもスコア）

(1.0)
「なぜ少年労働法は必要だと思いますか．」
　若い者は，ところてん式の学校に入っているから大学まで行けるんですよ，試験受けていれ

10．問題と反応の関連の欠如
(3.0)
「降ればどしゃ降り。」
　よどんでないときに自分のした犯罪によって天下を閉ざされる。（カテゴリー2にもスコア）

11．行動
(0.5)
9　「降ればどしゃ降り。」
　It never rains, but it pours. これでいいでしょ。〈もうちょっと説明して下さい〉アハハハハハハ，ハハハハ（笑い）（貧乏揺すり），どしゃぶりにならない，ならない降り方はしなかった。

参考文献

1) Adler D and Harrow M : Idiosyncratic thinking and personally overinvolved thinking in schizophrenic patients during partial recovery. Comprehensive Psychiatry, 15 : 57-67, 1974.
2) Adler D and Harrow M : Manual for Assessing Components of Idiosyncratic or Bizarre Responses. (ASIS/NAPS #02192) New York : Microfiche Publication, 1973.
3) American Psychiatric Association. DSM-III: Diagnostic and Statistical Manual of Mental disorders. 3 rd ed. Washington, DC : The Association, 1980.
4) Andreasen NC : The clinical assessment of thought, language and communication disorders. Archives of General Psychiatry, 36 : 1315-1321, 1979 a.
5) Andreasen NC : The diagnostic significance of disorders in thought, language and comunication disorders. Archives of General Psychiatry, 36 : 1325-1330, 1979 b.
6) Andreasen NC and Olsen S : Negatibe v. positive schizophrenia. Archives of General Psychiatry, 39 : 789-794, 1982.
7) Benjamin JD : A method for distinguishing and evaluating formal thinking disorders in schizophrenia. In : Kasanin JS ed. Language and Thought in Schizophrenia. Berkeley : University of California Press, 1944. pp.65-90.
8) Berndt DJ : "The Course of Thought Disorder at Acute and Posthospitalization Phases With an Emphasis on the Roles of Energy Level and Affective Disturbance." Ph.D. thesis, loyola University, Chicago.
9) Buss AH and Lang PJ : Psychological deficit in schizophrenia : I. Affect, reinforcement, and concept attainment. Journal of Abnormal Psychology, 70 : 2-24, 1965.
10) Chapman LJ : Recent advances in the study of schizophrenic cognition. Schizophrenia Bulletin, 5 : 568-580, 1979.
11) Chapman LJ and Chapman JP : Disordered Thought in Schizophrenia. New York : Appleton Century Crofts, 1973.
12) Cicchetti DV : Developing criteria establishing interrater reliability of specific item : applications to assessment of adaptire be havior. American Journal of Mental Deficiency 86 : 127-137, 1979
13) Fish FJ : Schizophrenia. Baltimore : William & Wilkins Co., 1962.
14) Goldstein KA : methodological approach to the study of schizophrenic thought disorder. In : Kasanin, J.S., ed. Language and Thought in Schizophrenia. Berkeley : University of California Press, 1944. pp.17-40.
15) Goldstein K and Scheerer M : Abstract and concrete behavior : An experimental study with special tests. Psychological Monographs, 53 : No.2, 1941.

16) Gorham DR : A proverbs test for clinical and experimental use. Psychological Reports, 1 : 1-12, 1956.
17) Gottschalk LA and Gleser GC : The Measurement of Psychological States Through the Content Analysis of Verbal Behavior. Berkeley and Los Angeles : University of California Press, 1969.
18) Harrow M, Grossman D, Silverstein ML and Meltzer H : Thought pathology in manic and schizophrenic patients : At hospital admission and seven weeks later. Archives of General Psychiatry, 39 : 665-671, 1982.
19) Harrow M, King G, Marengo J, Rattenbury F and Silversterin ML : "A Manual to Assess Positive Thought Disorder, Using the Object Sorting Test." unpublished manual, 1985.
20) Harrow M and Marengo J : Schizophrenic thought disorder at followup : Its persistence and prognostic significance. Shcizophrenia Bulletin, 12 : 373-393, 1986.
21) Harrow M, Marengo J and Lanin-Kettering I : "Longitudinal Trends in Positive Thought Disorder in Schizophrenia and Psychosis." Presented at the Annual Meeting of the American Psychological Association, Anaheim, CA, August, 1983.
22) Harrow M, Marengo J and McDonald C : The early course of schizophrenic thought disorder. Schizophrenia Bulletin, 12 : 208-224, 1986.
23) Harrow M, and Miller JG : Schizophrenic thought disoders and impaired perspective. Journal of Abnormal Psychology, 89 : 717-727, 1980.
24) Harrow M and Quinlan D : Is disordered thinking unique to schizophrenia? Archives of General Psychiatry, 34 : 15-21, 1977.
25) Harrow M and Quinlan D : Disordered Thinking and Schizophrenic Psychopathology. New York : Gardner Press, 1985.
26) Harrow M, Silverstein ML and Marengo J : Disordered thinking : Does it identify nuclear schizophrenia? Archives of General Psychiatry, 26 : 433-439, 1972.
27) Harrow M, Tucker G, Adler D : Concrete and idiosyncratic thinking in acute schizophrenic patients. Archives of General Psychiatry, 26 : 433-439, 1972.
28) Holt RR and Havel J : A method for assessing primary and secondary process in the Rorschach. In : Rickers-Ovsiankina MA ed. Rorschach Psychology. New York : John Wiley & Sons, 1960. pp.263-315.
29) 池田八郎：文の生成過程からみた分裂病の思考障害－「構文テスト」による研究. 日大医学雑誌 31：1214-1223, 1972
30) Johnston MH and Holzman PS : Assessing schizophrenic Thinking. San Francisco : Jossey-Bass, 1979.
31) Keene D : Japanese aesthetics. Philosophy East and West 19 : 293-306, 1969
32) Lanin IB, Berndt D, Harrow M and Neiditz J : "The Many Levels of Cohesive Speech Behavior : An Empirical Examination." Presented at the Parasession on Language and Behavior of the Chicacgo, IL, May 1981.
33) Lanin-Kettering K : "Towards a Communicative Model of Discourse Cohesion." Ph.D. thesis, University of Chicago, Chicago, IL 1983.
34) Maher B : The language of schizophrenia : A review and interpretation. British Journal of Psychiatry, 120 : 3-17, 1972.
35) Maher B, McKean KO and McLaughlin B : Studies in psychotic language. In Stone et al., eds.

Genreal Inquirer. Cambridge, MA : MIT Press, 1966. pp. 469-503.

36) Marengo J : "The Prognosis of Thought Disordered Schizophrenics : A Followuo Study." Ph. D. thesis, Northwestern University, Evanston, IL, 1983.

37) Marengo J and Harrow M : Thought disorder : A function of schizophrenia, mania or psychosis? Journal of Nervous and Mental Disease, 173 : 35-41, 1985.

38) Marengo J, Harrow M and Silverstein ML : "The Prognosis of Thought Disordered Schizophrenics." Presented at the Annual Meeting of the American Psychiatric Association, Toronto, Ont., Canada, May, 1982.

39) 岡島由佳, 磯野　浩, 岩波　明, 上島国利 : 精神分裂病の思考障害と事象関連電位. 第18回日本生物学的精神医学会抄録. p 104, 1996

40) Payne R : Disorders of thinking. In : Costello, G.C., ed. Symptoms of Psychopathology : A Handbook. New York : John Wiley & Sons, 1970. pp.49-94.

41) Quinlan D and Harrow M : Boundary disturbances in schizophrenia. Journal of Abnormal Psychology, 83 : 533-541, 1974.

42) Quinlan D, Harrow M and Carlson K : Manual for Assessment of Deviant Responses on the Rorschach. (ASIS/NAPS #02211) New York : Microfiche Publications, 1973.

43) Quinlan D, Harrow M, Tucker GJ and Carlson K : Varieties of "disordered" thinking on the Rorschach : Findings in schizophrenic and non-schizophrenic patients. Journal of Abnormal Psychology, 79 : 47-53, 1972.

44) Rapaport D, Gill M, Schafer R : Diagnostic psychological testing 2. The Year Book, Chicago, 1946

45) Rapaport D, Gill MM and Schafer R : Diagnostic Psychological Testing. Edited by Holt R. New York : International Universities Press, 1968.

46) Reilly R, Harrow M, Tucker GJ, Quinlan D and Siegel A : Looseness of associations in acute schizophrenia, British Journal of Psychiatry, 127 : 240-246, 1975.

47) 齋藤　薫, 杉浦正人, 畑哲信, 中込和幸, 岩波　明, 丹羽真一 : 精神分裂病患者の思考障害に対するHarrow思考障害スケール（日本語版）の有用性の検討. 臨床精神医学 26 : 1443-1451, 1997

48) Silverstein ML, Harrow M and Marengo J : "Thought Disorders : One or Many?" Unpublished manuscript, Michael Reese Medical Center, Chicago, IL, 1980.

49) Spitzer RL and Endicott J : Research Diagnostic Crieria. New York : New York State Psychiatric Institute, 1968.

50) 杉浦正人, 岩波　明, 中込和幸ほか : Harrow思考障害スケール－日本語版の信頼性検討. 季刊精神科診断学 6 : 333-344, 1995

51) Watkins JG, Stauffacher JC : An index of pathological thinking in the Rorschach. Journal of Projective Techniques 16 : 276-286, 1952

52) Wechsler D : Wechsler Adult Intelligence Scale Manual. New York : Psychological Corp., 1955.

53) Wechsler D : Wechsler Adult Intelligence Scale Manual : Revised Form. New York : Psychological Corp., 1981.

54) Weiner IB : Psychodiagnosis in Schizophrenia. New York : John Wiley & Sons, 1966.

索　引

A

暗喩の障害　27, 29, 85
アリストテレス　3
ANDAN 判断　6, 8, 23, 78
ANOVA ICC　199
AX 法（CPT）　57

B

媒介系　9
漠然（TDI）　36, 144
部分汎化（TDI）　162
文脈効果　62, 63, 66
文の生成過程　39
文法的な認知　23
分裂感情病　47, 49, 53, 54
分裂言語　117
文章構造の障害　27
ブロイラー（Bleuler）
　　12, 26, 27
ブローカ野　23
ブロードマン　16
物品分類テスト　29, 78, 83

C

チャンク機能　63
遅延反応課題　20, 21, 24, 65
知覚学習　6
知能との関連　43
抽象化　28, 61, 83, 85, 87
抽象的概念操作　9
抽象的思考の障害　28

注意　13, 18, 57, 88
注意欠陥多動性障害　90
注意の幅　18
注意の持続　18
注意の強さ　18
注意持続課題　57, 90
注意と思考障害　57
中央制御部, 中央制御系
　　6, 12, 22, 64
直接プライミング　67
長期記憶　6, 19
cloze score　31
commission error　59
concreteness　28
continuous performance test
　　（CPT）　18, 57, 90

D

大脳皮質　13, 15
大脳基底核　14, 15
大うつ病　49
断片化（TDI）　36, 158
談話内容の貧困（KFTDS）
　　38
談話内容の貧困（TLC）
　　34, 113
談話の貧困（TLC）　34, 112
談話散乱（TLC）　34, 114
談話促迫　26
談話促迫（TLC）　34, 114
脱線　111
脱線（TLC）　34, 116
伝達欲喪失　26
digit span　57

独特な（TDI）　155
独断的な形態色彩反応（TDI）
　　151
独特な表現（TDI）　36, 145
独特な言語化（TDI）　137
独特な言語化と反応（TDI）
　　144
ドーパミン　13, 20, 75
ドーパミン受容体　64

E

延滞性　2, 24
エピソード記憶　6
エピソード性思考障害　50
Evene-related Potentials
　　（ERP）　77

F

符号化　5, 19
不条理（TDI）　36
不条理な反応（TDI）　161
複合反応（TDI）　150
不適切な距離（TDI）
　　36, 137, 140
不適切な距離（TDI）　137, 140
不統合（TDI）　36, 167
風変わりな（TDI）　155
風変わりな反応（TDI）
　　36, 137, 154
風変わりな表現（TDI）　154
風変わりなイメージ（TDI）
　　154
Fmθ　25, 82

fMRI 18

G

概念 7, 22
概念系 9
概念形成 83, 84
概念形成の障害 28
概念形成と思考障害 69
概念の統合度 85
概念の変換，概念の転換 25, 84
学習 10
言語脱線 27
言語表出の異常 26
言語性記憶 60
言語新作 27
言語新作（TDI） 36, 155, 164
言語新作（TLC） 34, 119
言語障害 34, 111
言語野 9
原始的思考指標 56
ゲシュタルト心理学 4
戯曲的作話（TDI） 36, 158
技能学習 6
語近似（TLC） 34, 120
ゴールドシュタイン（Goldstein） 28
語唱 26
語唱（TLC） 113
グリッドテスト 85
具体性 12, 27, 28
具体性（TDI） 142
具体的思考 28
ギャンブル課題 23
Grid Test 85

H

判断・推論 71
反応の抑制 24
反応抑制の学習 24
ハイリスク児 53, 54
ハノイの塔テスト 70, 87
ハーロウ・マレンゴ思考障害 40
ハーロウ・マレンゴ思考障害スケール 33, 37, 179
辺縁系 14
並列分散処理 10, 13
扁桃体 14
ヘップ反復数唱課題 60
頻度の法則 4
非論理性（KFTDS） 38
非論理性（TLC） 34, 118
皮質下構造 14
保持 5, 26
保続（TDI） 36, 149
保続（TLC） 34, 122
表象 24
ヒューリスティックス 8

I

一次皮質 13
遺伝負因 43
遺伝的要因と環境要因との相互作用 56
イメージ 24
イメージ象徴（TDI） 153
意味記憶 6
意味ネットワーク 7, 12
意味ネットワークモデル 66
意味的プライミング 12, 66
意味的プライミングと思考障害 66
意味的ミスマッチ 78
陰性思考形式障害 26, 35, 41
陰性思考形式障害（TLC） 113
陰性思考障害 47, 51, 58, 73
陰性症状 26
一般理解（WAIS） 220
一般理解（WAIS-R） 220
陰喩の障害 12

J

自我意識 14
自閉的論理（TDI） 36, 163
自己への関係づけ（TLC） 34, 124
自己モニタリング 74
人工知能 9, 13
事象関連電位 77
実行機能 14, 17, 60
持続的思考障害 49
冗長さ 26
常同 26
情動 43
情動と思考障害 43
情報工学 10
状況認知 81
状態依存性 31
順序化 14, 17
述語論理 12, 27, 30
ジャーゴン失語 117

K

寡言 26
寡言（TLC） 112
過包含 12, 27, 28
過度の明細化（TDI） 142

海馬　14,15,19
海馬傍回　15,20,21
海馬支脚　20,21
攪乱刺激を伴う数唱課題　57
確率判断　8
確率判断課題　71
観念奔逸　26,111
観念奔逸（TLC）　116
関連づけ（TDI）　36
関連づけ・継続反応（TDI）
　152
間接プライミング　67
監督調節系　74
換喩　120
かたい談話（TLC）　34
カテゴリーの転換　29
カテゴリー形成の障害　27
カテゴリー交代テスト　60
カテコラミン　75
活性化の拡散　7
軽薄反応（TDI）　36,137,143
経験論哲学　3
系列位置効果　19,63
系列位置当て課題　66
検索　5,19
血中アミン代謝産物　75
結合的思考　30
結合的思考（TDI）　36,167
結論のない談話(TLC)
　34,121
基本障害　12
奇異な言いまわし（TDI）
　36,167
奇異な言葉づかい（TDI）
　146
奇妙で独特な思考の合成指標
　185
奇妙な語の誤り（TDI）　154
奇異な象徴（TDI）　36,137

記銘　5,19
機能画像検査　18
機能解剖学　18
機能的核磁気共鳴画像　18
帰納的推論　8
記憶　5
記憶と思考障害　60
記憶容量　63
コミュニケーションの逸脱　53
コミュニケーションの障害　81
コミュニケーション障害
　34,111
コンフリクト課題　70
混交（TDI）　36,163
混乱（TDI）　155
かたい談話（TLC）　123
古典的条件づけ　6
誇張した不適切な表現（TDI）
　145
諺テスト　29,38,85
言葉遊び　26
言葉のサラダ　117
構文テスト　39,91
行動レパートリー　81
行動主義　4
後頭葉　15
クレペリン（Kraepelin）
　2,12,26
クローズスコア　31
キャメロン（Cameron）　28
局所脳血流　70
極端な加工（TDI）　162
距離の喪失（TDI）　36
距離の増加（TDI）　36
距離の喪失または増加（TDI）
　140
拒絶　27
級内相関係数　199
KFTDS　33,38

M

枚挙　26
みかけの疎通　40
未来記憶　14,17
ミスマッチ陰性電位　77
問題解決　2,8,17,25,70,81,87
問題性　2
物語ゲーム　39
妄想　25
妄想性障害　54,71
矛盾した結合（TDI）
　36,137,150
無論理思考（TLC）　113
mismatch negativity（MMN）
　78

N

内言語　27
内外同時反応（TDI）　151
内的過程　24
粘着　26
日常的思考　8
二重課題　22
認知　5
認知文脈の更新　77
認知の焦点づけの障害　30
認知の逸脱　140
認知心理学　2,5
脳波異常　74
脳磁図　18
脳幹　14,15
脳器質障害，脳器質性障害
　26,48,89,90
脳梁　15
脳損傷　70
N 400 成分　78

Nd 成分　78
no-go 電位　24,82
no-go 課題　24

O

音声ループ　6,12
遅い陰性電位　78
お手つきミス　59
音遊び　26
音連合（TDI）　36,119,149
音連合（TLC）　34
おうむ返し（TLC）　34,122
Object Sorting Test（OST）
　29,78,83
overinclusion　28

P

ポジトロンCT　17
プライミング　6
プライミング課題　67
プライミング効果　7
プロダクション・システム　11
P 300 成分　77
PET　17

R

乱数生成課題　73
連合　3
連合弛緩　12,26,27,30,64,111
連合弛緩（KFTDS）　38
連合弛緩（TDI）
　36,137,156,167
連合弛緩（TLC）　116
連合の3法則　3
連合主義　3
連合主義心理学　27

連合野　13
連続モデル　185
リハビリテーション　81
ロンドン塔テスト　17,25,87
論理性　3
論理的記憶　61
論理的思考の障害　12,28,30
ロールシャッハテスト　30,35
ルビンの反転図形　5
類似の法則　3
流動性（TDI）　36,160
reference failure　31,59,90
Rorschach test　30

S

作業記憶　6,19,20,60,64,89
作業記憶課題　60
作業記憶と思考障害　64
再生　5
再体制化　4
錯乱　26
錯文法　117
錯語　120
錯語（TLC）　124
錯語，音韻的（TLC）　124
作話（TDI）　36,137,162
作話的結合（TDI）
　36,137,157
参照ミス　31,43,59,90
参照機能　90
3症候群モデル　73
生産的思考　4
生成文法理論　23
精神分裂病の基本障害　27
精神分裂病の基本的障害　26
精神生理学　25,77
精神疾患患者の家族における思
　考障害　52

宣言的記憶　5,12,60
選択的注意　18
接近の法則　3
接線的談話（TLC）　34,115
刺激の過包含　30
思考，言語およびコミュニケー
　ション障害評価尺度
　33,34,110
思考の貧困（TLC）　112,113
思考過程の障害　26,34
思考形式の障害　25
思考内容　25
思考の定義　2
指向性　2
思考障害　34,111
思考障害に関連する生化学的知
　見　75
思考障害の疾患特異性　45
思考障害の縦断経過　49
思考障害指標（TDI）スコア・
　マニュアル　136
思考障害の素因と環境因　52
思考障害指標　35,186
思考障害についての解剖学的知
　見　72
思考障害と3症状群モデルとの
　関連　42
思考障害と年齢との関連　44
思考障害と脳画像所見との関連
　72
思考障害と脳局所血流　42
思考障害と妄想　41
思考障害と陽性症状・陰性症状
　との関連　41,42
色彩象徴（TDI）　153
視空間スケッチパッド
　6,12,64
新・新皮質　13
神経心理学　17

支離滅裂（KFTDS） 38
支離滅裂（TDI） 36,164
思路脱線 26
視床 14
疾患特異性 80
シナプス結合 13
シナプス結合強度 10
神経伝達物質 75,79
神経細胞 13
新近効果 19,63
新近性の法則 4
支離滅裂 26
支離滅裂(TLC) 34,117
シルヴィウス裂 23
視床 15
視床下部 14
疾患特異性 45
素因 31,52,56,79
側頭葉 15
側頭葉てんかん 48
側頭葉部分切除術 74
疎通性 31,40
躁病 47,49,53
早発性痴呆 26
想起 20
双生児研究 55
躁うつ病 54
スパン課題 57,90
ストループテスト 19,88
ストループ効果 88
推論 6,8
数唱課題 58
社会生活技能訓練 81
社会性の欠如 28
処理資源の配分 77
処理水準モデル 6
初頭効果 19,63
初頭効果と思考障害 63
症状依存的 79

小児思考形成障害尺度 33
小児思考形式障害評価尺度 38
小脳 14,15
生得観念 3
Scale for the Assessment of Thought, Language, and Communication（TLC） 110
self monitoring 74
semantic mismatch 78
semantic priming 12
Slow Negative Wave 78
Social Skills Training （SST） 81
span of apprehension task, span of apprehension test （SPAN, SAT） 18,57,90
Stroop Test 88
supervisory attentional system 74

T

対比の法則 3
帯状回 14,19,88
対語課題 61
単調さ 26
単語・文章生成系 9
単語発見困難（TDI） 36,148
単語記憶課題 60,62,63
短期貯蔵システム 7,22
短期記憶 6
転導されやすさ 26
てんかん 73
てんかん性精神病 48
手続き記憶 60
手続き的記憶 5
特異な象徴（TDI） 153
頭頂葉 15

統語法 90
途絶(TLC) 34,124
トレイルメーキングテスト 88
タイプ・トークン比 30,63
TDI 33,35
TLC 33,34,186
TLC障害 111
Tower of Hanoi Test 87
Tower of London Test 17,25,87
Trail Making Test 88
type-token ratio（TTR） 30,63

U

迂遠(TLC) 34,121
迂遠さ 26
ウェルニッケ野 23
ウィスコンシンカード分類テスト 25,29,69,84
運動学習 6
うつ病 47

V

ヴィゴツキ（Vygotsky） 9,28

W

ワイナー（Weiner） 30
Wisconsin Card Sorting Test （WCST） 25,29,84
working memory 64

Y

融合反応（TDI） 143
欲動 14

陽性思考形式障害　26,35,41
陽性思考障害　47,51,58,59,73
陽性症状　26
養子研究　55,56

Z

前頭葉　15,24,84,88

前頭葉機能　29,74
前頭葉損傷　69
前頭葉背外側部　22
前頭前野　13,20

© 2002

2 刷　2003 年 9 月 20 日
第 1 版発行　2002 年 3 月 29 日

思考障害
評価法と基礎

定価はカバーに表示してあります

共著者	畑　　哲　信
	岩　波　　　明
	中　込　和　幸
	丹　羽　真　一

検印省略

発行所　株式会社新興医学出版社
発行者　服　部　秀　夫

〒113-0033 東京都文京区本郷 6 丁目26番 8 号
電話　03 (3816) 2853
FAX 03 (3816) 2895

印刷　株式会社 春恒社　　ISBN 4-88002-606-9　　郵便振替 00120-8-191625

- 本書の複製権・翻訳権・譲渡権・公衆送信権（送信可能化権を含む）は株式会社新興医学出版社が所有します。
- JCLS <㈱日本著作出版権管理システム委託出版物>
  本書の無断複写は著作権法上での例外を除き禁じられています。複写される場合は，その都度事前に㈱日本著作出版権管理システム（電話 03-3817-5670, FAX 03-3815-8199）の許諾を得てください。